# 장기이식과 간호

# Organ Transplantation and Nursing Care

하희선 · 김명숙 · 김인옥 · 윤지선 · 이순행
임경춘 · 정영선 · 정재심 · 홍정자 · 황영희 공저

계축문화사

# 집필진 (가나다순)


## 김명숙

1989년 서울대학교 의과대학 간호학 학사
2004년 서울대학교 간호대학원 간호학 석사
2013년 서울대학교 간호대학원 간호학 박사
현) 서울아산병원 외래간호1팀장
울산대학교 산업대학원 임상전문간호학 겸임교수

## 김인옥

2001년 고려대학교 간호대학 간호학 학사
2006년 고려대학교 교육대학원 간호교육학 석사
현) 서울아산병원 장기이식센터 장기이식코디네이터(노인전문간호사)

## 윤지선

1998년 동의대학교 간호학 학사
2007년 서울대학교 보건대학원 보건학 석사
2018년 울산대학교 산업대학원 임상전문간호학 석사
현) 서울아산병원 간이식 · 간담도외과 임상전문간호사
서울아산병원 전문간호사회 회장

## 이순행

1986년 서울대학교 의과대학 간호학 학사
2003년 가톨릭대학교 생명대학원 의료윤리학 석사
현) 서울아산병원 PI팀장
울산대학교 산업대학원 임상전문간호학 겸임교수
전) 병원중환자간호사회 회장

## 임경춘

1989년 서울대학교 의과대학 간호학 학사
1996년 서울대학교 간호대학원 간호학 석사
2005년 University of California at San Francisco (UCSF) 박사
2005년 Gerontological Nurse Practitioner (UCSF) Post-Master
현) 성신여자대학교 간호대학 간호학과 교수
노인전문간호사교육과정협의회 회장
한국전문간호사협회 노인전문간호위원회 위원장
전) 한국간호교육평가원 노인전문간호사 자격시험 준비위원회 위원장

### 정영선

1989년 서울대학교 의과대학 간호학 학사
2001년 서울대학교 간호대학원 간호학 석사
2010년 서울대학교 간호대학원 간호학 박사 수료
현) 서울아산병원 간호부원장
　울산대학교 산업대학원 임상전문간호학 겸임교수

### 정재심

1982년 서울대학교 의과대학 간호학 학사
1987년 서울대학교 보건대학원 보건학 석사
2002년 서울대학교 간호대학원 간호학 박사
현) 울산대학교 산업대학원 임상전문간호학 교수
　한국기초간호학회 회장, 한국근거기반간호학회 회장
　한국간호교육평가원 전문간호사 자격시험 위원장
전) 대한감염관리간호사회 회장

### 하희선

1983년 서울대학교 의과대학 간호학 학사
1986년 서울대학교 의과대학원 간호학 석사
현) 서울아산병원 장기이식센터 장기이식코디네이터(노인전문간호사)
전) 대한장기이식코디네이터협회 회장
　서울아산병원 전문간호사회 회장

### 홍정자

1989년 중앙대학교 의과대학 간호학 학사
2001년 중앙대학교 의과대학원 간호학 석사
현) 서울아산병원 장기이식센터 장기이식코디네이터
전) 서울아산병원 장기이식센터 장기이식코디네이터(노인전문간호사)
　서울아산병원 코디네이터회 회장

### 황영희

2001년 서울대학교 간호대학 간호학 학사
2006년 서울대학교 간호대학원 간호학 석사
2013년 서울대학교 간호대학원 간호학 박사
현) 울산대학교 의과대학 간호학과 조교수

# 머리말

PREFACE

빠르게 변화하는 의료환경에서 장기이식은 보편적인 치료법으로 자리매김하고 있으며, 이식 성적의 눈부신 발전으로 이식인들의 삶의 질도 향상되고 있습니다.

장기이식은 기증자의 숭고한 사랑과 희생으로 꺼져 가는 생명이 불씨처럼 되살아 나는 순간이라고 할 수 있습니다. 또한 장기이식은 수혜자가 건강을 회복하고 정상적인 생활을 되찾음으로 인하여 온 가족이 건강해지고 삶을 풍요롭게 하는 기적적인 방법입니다.

우리나라에서 장기이식은 이식 선진국에 비하여 20~30년 늦게 시작하였지만, 이식 시행 건수 뿐 아니라 다양한 첨단의 시술방법, 이식성적 등에서 성과를 인정받아, 이제는 많은 해외의 학자들이 장기이식 연수를 받기 위하여 한국을 찾아오고 있으며, 국내 여러 병원의 의료진이 해외로 나가 이식기술을 전수하고 있습니다.

국내에서 1969년 첫 신장이식을 시작한 지 50주년을 맞은 2019년은 무척 의미 있는 해입니다. 지금까지는 각 장기의 이식을 시작하고 새로운 방법들을 부단히 개발하였다면, 앞으로는 재도약의 시기가 될 것이라 예측되는데, 장기이식 성적의 향상과 면역억제제의 발전에 힘입어 인류의 건강과 행복한 삶에 더욱 기여할 수 있기를 기대합니다.

이식환자들이 점점 증가하면서 이식을 담당하는 의료진의 수도 많이 늘고 다양해졌으며, 특히 이식환자와 기증자 간호를 담당하는 간호사도 많아지고 분야도 다양해졌습니다. 장기이식에 있어서 간호사의 직접 간호는 물론 교육과 상담 등의 역할은 장기이식의 성적 향상에 매우 중요하다고 할 수 있습니다. 그러나 간호분야에서 아직 장기이식과 관련된 전문적인 정보와 책이 부족한 실정입니다. 이에 장기이식 환자와 기증자의 간호를 담당하는 간호사들의 이해를 돕고자 임상에서 장기이식 간호를 전담하고 있는 간호사들과 간호학 교수들이 뜻을 합하여 「장기이식과 간호」 책을 준비하게 되었습니다.

오랜 기간 동안 장기이식 환자들을 만나고 간호하면서, 경험하고 느꼈던 부분들을 엮어 실무를 담당하는 간호사들에게 도움이 되었으면 하는 내용들, 그리고 이식 분야의 간호를 담당했던 선배로서 후배들에게 남기고 싶은 내용 위주로 구성하였습니다.

제1부에서는 장기이식의 역사와 현황, 관련 법률, 윤리, 면역, 감염관리 등 장기이식에 공통적으로 관련되는 분야와 장기기증자 관리, 장기이식코디네이터의 역할 등을 다루었습니다.

제2부에서는 각 장기이식환자들에게 제공되는 치료와 간호를 병동, 수술실, 중환자실, 외래 등으로 나누어 다루었습니다.

제3부에서는 환자교육과 상담, 이식 수혜자의 스트레스 관리와 삶의 질, 그리고 장기이식 분야에서의 전문직의 발전방향을 제시하였습니다.

아직 첫걸음이라 부족한 부분이 많으리라 생각됩니다. 책 내용 중 오류나 부족한 부분은 너그러이 이해해주시기 바라며, 기회가 된다면 다음 판에 수정 보완하여 더 알찬 책으로 거듭날 것을 약속 드립니다. 앞으로 장기이식 선진국이라는 명성에 맞도록 장기이식 간호 분야의 지식과 간호 실무를 다루는 책들이 많이 발간되어 간호사들에게 도움이 되기를 기대합니다.

이 책이 출간되기까지 진료와 교육 그리고 연구 등으로 바쁘신 가운데 감수를 담당해 주신 여러 교수님께도 이 지면을 빌어 감사를 드립니다. 책 전체의 내용에 조언을 아끼지 않으신 서울아산병원 장기이식센터 소장이신 황신 교수님을 비롯하여 각 전문 분야의 감수를 담당해주신 신 · 췌장이식외과 김영훈 교수님, 심장내과 김재중 교수님, 호흡기내과 홍상범 교수님, 감염내과 이상오 교수님, 흉부외과 최세훈 교수님과 김호진 교수님께 깊은 감사를 드립니다.

마지막으로 책의 출간을 위하여 아낌없이 지원해주신 계축문화사 임직원 여러분께도 깊이 감사드립니다.

2019년 11월

저자 일동

# 차례

CONTENTS

## 제1부 총론

## 제3부 전문직 간호

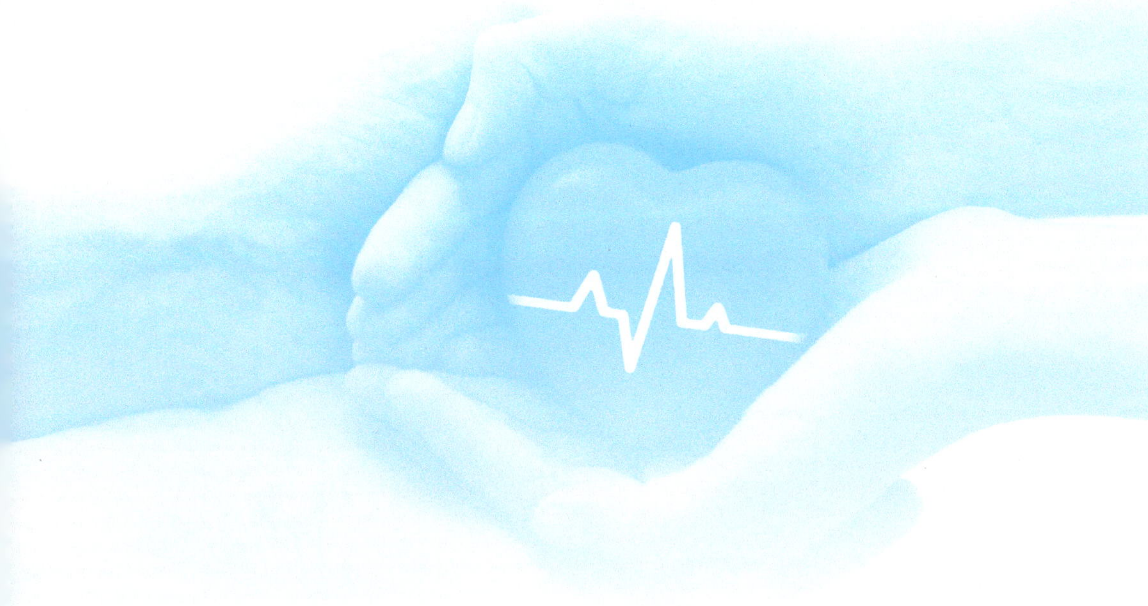

# 총 론

## 제1부

# 1

# 제 1 장 장기이식의 역사와 현황

장기이식은 기존의 치료법으로는 치료하기 힘든 각 장기의 말기질환을 앓고 있는 환자의 장기를 뇌사상태 또는 살아있는 사람에게서 기증된 건강한 장기로 대체하는 수술이다. 이러한 장기이식은 1950년대 이후 인간의 수명연장과 건강한 삶의 영위를 위한 의학의 꿈을 실현시키는 과정으로 발전하여 왔다. 그동안 의학과 이식 술기의 발전과 장기보존술의 개선, 면역억제제의 개발 등에 힘입어 장기이식은 말기장기부전 환자들의 치료방법으로 확립되었을 뿐 아니라 삶의 질을 높여주는 치료로 인정을 받게 되었으며, 눈부신 발전을 거듭하여 첨단 의학의 결정체라 불리고 있다.

## 1 세계 장기이식의 주요 역사

1900년대 이후 기초의학의 연구와 동물실험으로 발전된 장기이식이 1954년 일란성 쌍생아간의 신장이식을 효시로 1963년에는 간이식과 폐이식이 시행되었고, 1966년에는 췌장이식, 1967년에는 심장이식에 성공하면서 모든 장기의 이식이 가능하게 되었으며, 세계 장기이식의 주요 역사는 다음과 같다(표 1-1).

**표 1-1 세계 장기이식의 주요 역사**

| 연도 | 내용 | 국가 |
|---|---|---|
| 1909년 | 세계 최초 이종 신장이식 | 베를린 |
| 1954년 | 세계 최초 생체 신장이식 | 미국 보스턴 의과대학 |
| 1958년 | 사람백혈구항원(human leukocyte antigen, HLA) 첫 기술 | |
| 1961년 | Azathioprine 개발 | |
| 1963년 | 세계 최초 간이식 | 미국 콜로라도 대학 |
| | 세계 최초 폐이식 | 미국 미시시피 대학 |
| 1966년 | 세계 최초 췌장이식 | 미국 미네소타 대학 |
| 1967년 | 세계 최초 심장이식 | 남아프리카공화국 |
| 1978년 | Cyclosporin의 임상 사용 | 영국 |
| | HLA DR 항원 규명 | |
| 1981년 | 세계 최초 심장-폐 동시이식 | 미국 스탠포드 대학 |
| 1983년 | Tacrolimus의 임상 사용 | |

## 2 국내 장기이식의 주요 역사

우리나라에서는 1969년에 가톨릭의대 서울성모병원에서 가족간의 신장이식이 성공적으로 이루어진 이래, 1979년에는 뇌사 신장이식, 1988년에는 뇌사 간이식이 처음 시행되었으며 1992년 국내 최초의 췌장이식과 심장이식이 성공하기에 이르렀다. 이를 계기로 의료계, 법조계에서는 본격적으로 뇌사에 관한 논의가 시작되었는데, 당시 우리나라에서는 관습적으로 심장사만을 사망으로 인정하였으므로 뇌사자로부터의 장기이식은 많은 문제를 제기하였다. 미국과 유럽 등 대부분의 나라가 뇌사를 사망으로 인정하고 있었으나, 우리나라와 일본 등은 뇌사가 법적으로 인정되지 않은 상태였다. 당시 이식이 가능한 장기 중 간, 심장, 폐, 췌장 등은 뇌사상태의 환자에서 기증이 가능하여, 뇌사인정에 관한 법적인 근거가 없음에도 불구하고 뇌사자의 장기기증은 해를 거듭할수록 증가하였다. 이에 1993년 대한의학협회에서는 「뇌사에 관한 선언」을 발표하여 뇌사판정에 관한 규정을 마련하기에 이르렀다. 이

**표 1-2 국내 장기이식의 주요 역사**

| 연도 | 내용 | 병원 |
|---|---|---|
| 1969년 | 국내 최초 생체 신장이식 | 가톨릭의대 서울성모병원 |
| 1979년 | 국내 최초 뇌사 신장이식 | 한양의대 한양대학병원 |
| 1988년 | 국내 최초 뇌사 간이식 | 서울의대 서울대학병원 |
| 1992년 | 국내 최초 뇌사 신장-췌장 동시이식 | 울산의대 서울아산병원 |
| | 국내 최초 뇌사 췌장이식 | 울산의대 서울아산병원 |
| | 국내 최초 심장이식 | 울산의대 서울아산병원 |
| 1993년 | 「뇌사에 관한 선언」 발표 | 대한의학협회 |
| 1994년 | 국내 최초 생체 간이식 | 울산의대 서울아산병원 |
| 1996년 | 국내 최초 뇌사 폐이식 | 연세의대 강남세브란스병원 |
| 1997년 | 국내 최초 심-폐 동시이식 | 가천의대 길병원 |
| 1999년 | 국내 최초 간-신장 동시이식 | 울산의대 서울아산병원 |
| | 「장기등이식에관한법률」 국회 통과 | |
| 2000년 | 「장기등이식에관한법률」 시행<br>질병관리본부 장기이식관리센터 운영 시작 | |
| 2001년 | 국내 최초 생체 소장이식 | 성균관의대 삼성서울병원 |
| 2005년 | 국내 최초 심장-신장 동시이식 | 울산의대 서울아산병원 |
| | 국내 최초 생체 췌장이식 | 울산의대 서울아산병원 |
| 2006년 | 국내 최초 생체 신장-췌장 동시이식 | 울산의대 서울아산병원 |
| 2007년 | 국내 최초 간-심장 동시이식 | 울산의대 서울아산병원 |
| 2008년 | 국내 최초 뇌사 소장이식 | 성균관의대 삼성서울병원 |
| 2009년 | 한국장기조직기증원 운영 시작 | |
| 2011년 | 국내 최초 복강내 다장기이식 | 울산의대 서울아산병원 |
| 2012년 | 국내 최초 간-폐 동시이식 | 울산의대 서울아산병원 |
| 2013년 | 국내 최초 간-심장-폐 동시이식 | 울산의대 서울아산병원 |
| 2017년 | 국내 최초 생체 폐이식 | 울산의대 서울아산병원 |

후에는 이 규정에 의하여 뇌사를 판정하였고, 뇌사 장기기증에 의하여 새 삶을 찾는 환자의 수도 점차 증가하게 되었다.

1996년에는 국내 최초의 폐이식이 성공하였고, 각 장기이식과 뇌사자 장기기증이 점차 증가되면서 차츰 법적인 근거의 필요성에 따라 1999년에 「장기등 이식에 관한 법률」이 제정되었고, 2000년 2월부터 법률의 시행과 함께 질병관리본부 장기이식관리센터(Korean Network for Organ Sharing, KONOS)가 운영되기 시작하였다. 그동안 각 이식의료기관에서 자체적으로 뇌사자를 관리하고 이식을 시행하던 체제에서 국가관리체제로 전환됨에 따라 이후 몇 년간은 뇌사자의 수가 감소했었으나, 2009년에 장기기증 설득과 뇌사판정부터 적출 후 시신인도까지의 과정을 지원하는 장기구득기관인 한국장기조직기증원(Korea Organ Donation Agency, KODA)이 설립되어 운영되고 있으며, 2011년 6월부터 「장기등 이식에 관한 법률」 개정안의 시행으로 뇌사추정자의 신고를 의무화함으로써, 뇌사자가 점차 증가하고 있다.

## 3 장기이식 현황

장기이식이 성공적인 치료법으로 확립되기 위해서 극복되어야 할 세 가지는 기증장기의 확보, 이식 기술의 향상, 거부반응의 예방이라 할 수 있다.

장기이식 기술의 발전과 장기이식 성적과 생존율의 향상으로 장기이식 건수는 점차 증가하고 있으나, 이식대기자에 비하여 장기기증자의 부족현상은 점점 심화되고 이식대기기간도 점차 길어지고 있다. 기증장기의 확보를 위하여 생체 기증자뿐 아니라 뇌사자의 장기기증률을 늘리고, 혈액형부적합이식이나 확장범주기증자를 이용한 이식 등이 활발히 이루어지고 있다. 또한 거부반응의 예방을 위하여 다양한 면역억제제의 개발과 면역거부반응에 관한 연구가 활발히 이루어지고 있다.

### 1) 장기기증 현황

국내에서 뇌사 장기기증자의 수는 2016년 573명에 이르기까지 꾸준히 증가하였으나 2017년 515명, 2018년 449명으로 약간 감소하는 추세이다. 장기이식을 기다리는 대기자의 수는 점점 증가하여 2017년 27,701명에 이르고 있다. 장기에 따라 차이는 있으나 대기기간은 더욱 늘어나고 있는 실정이다. 최근 국내 뇌사 장기기증자, 장기이식 대기자와 이식 장기별 대기기간은 다음과 같다(표 1–3).

**표 1–3 국내 뇌사 장기기증 현황**

| 연도 | | 2011 | 2012 | 2013 | 2014 | 2015 | 2016 | 2017 |
|---|---|---|---|---|---|---|---|---|
| 뇌사자 수(명) | | 368 | 409 | 416 | 446 | 501 | 573 | 515 |
| 장기이식 대기자 수[1](명) | | 16,764 | 19,243 | 21,901 | 20,151 | 22,241 | 24,611 | 27,701 |
| 뇌사 이식 대기기간(일) | 신장 | 1,799 | 1,732 | 1,861 | 1,822 | 1,904 | 1,934 | 1,955 |
| | 간 | 262 | 322 | 252 | 244 | 267 | 176 | 155 |
| | 췌장 | 1,044 | 1,018 | 872 | 822 | 852 | 1,020 | 1,432 |
| | 심장 | 142 | 166 | 151 | 177 | 203 | 214 | 234 |
| | 폐 | 53 | 102 | 91 | 96 | 118 | 116 | 116 |

주) 1. 연도말 장기이식 대기자(골수, 안구 제외) 누계임.
출처: 2017년도 장기등 이식 및 인체조직 기증 통계연보.

세계적으로 뇌사 장기기증이 가장 활성화되어 있는 나라는 스페인이며, 2018년에 인구 백만 명당 뇌사 장기기증자 수는 48명이었다. 우리나라의 경우는 인구 백만 명당 뇌사 장기기증자 수는 8.66명이었으며, 뇌사 장기기증자에 비하여 생체 장기기증자가 많아 인구 백만 명당 55.49명이었다. 주요 이식 국가별 뇌사와 생체 장기기증 현황은 다음과 같다(표 1–4).

**표 1–4 주요 이식 국가별 뇌사와 생체 장기기증 현황(2018년 기준)**

| 국가 | 스페인 | 미국 | 이탈리아 | 영국 | 독일 | 한국 |
|---|---|---|---|---|---|---|
| 뇌사 기증자 수(명) | 2,241 | 10,721 | 1,681 | 1,619 | 955 | 449 |
| 뇌사 기증률 (명/인구 백만 명) | 48.00 | 33.32 | 27.73 | 24.52 | 11.50 | 8.66 |
| 생체 기증자 수(명) | 289 | 6,833 | 312 | 1,054 | 695 | 2,876 |
| 생체 기증률 (명/인구 백만 명) | 6.19 | 21.24 | 5.15 | 15.96 | 8.40 | 55.49 |

출처: www.irodat.org.

## 2) 국내 장기이식 현황

최근 5년간 국내 장기이식은 이식 건수가 점차 증가하며 눈부신 발전을 거듭하여 왔다. 우리나라는 뇌사 이식에 비하여 생체 이식이 많으나 점차 뇌사 이식의 비율이 증가하고 있으며, 그 현황은 다음과 같다(표 1-5).

표 1-5 최근 5년간 국내 장기이식 현황 (단위: 명)

| 연도 | | 2014 | 2015 | 2016 | 2017 | 2018 |
|---|---|---|---|---|---|---|
| 신장 | 뇌사 | 808 | 901 | 1,059 | 903 | 807 |
| | 생체 | 1,001 | 991 | 1,177 | 1,260 | 1,299 |
| | 계 | 1,809 | 1,892 | 2,236 | 2,163 | 2,106 |
| 간 | 뇌사 | 404 | 456 | 508 | 450 | 369 |
| | 생체 | 863 | 944 | 965 | 1,032 | 1,106 |
| | 계 | 1,267 | 1,400 | 1,473 | 1,482 | 1,475 |
| 췌장 | 뇌사 | 55 | 57 | 74 | 62 | 58 |
| 심장 | 뇌사 | 118 | 145 | 156 | 184 | 176 |
| 폐 | 뇌사 | 55 | 64 | 89 | 93 | 92 |

출처: 2017년도 장기등 이식 및 인체조직 기증 통계연보.
www.irodat.org.

## 3) 장기이식 생존율

장기별 이식 건수가 점점 증가함과 동시에 그 방법이 다양해지고 기술이 발전하였고, 이식에 필요한 약물의 개발과 발전으로 인하여 이식생존율이 점차 향상되며 놀라운 속도로 발전하여 이제 국내 장기이식의 수준은 해외의 이식을 선도하는 수준에 이르렀으며, 해외 환자의 이식 건수와 해외 의료진의 연수도 계속 증가하고 있다. 장기별 이식 생존율(환자 생존율)은 다음과 같다(표 1-6).

**표 1-6 장기이식 생존율(환자 생존율)** (단위: %)

| 장기 | 이식유형 | 1년 생존율 | | 3년 생존율 | | 5년 생존율 | |
|---|---|---|---|---|---|---|---|
| | | 한국 | UNOS | 한국 | UNOS | 한국 | UNOS |
| 신장 | 뇌사 | 96.3 | 96.2 | 93.9 | 91.2 | 92.0 | 83.1 |
| | 생체 | 98.6 | 98.8 | 97.6 | 96.1 | 96.3 | 92.0 |
| 간 | 뇌사 | 78.0 | 91.2 | 72.6 | 82.8 | 69.6 | 75.0 |
| | 생체 | 89.8 | 92.3 | 83.3 | 88.4 | 80.7 | 83.9 |
| 췌장 | 뇌사 | 96.3 | 91.9 | 93.8 | 87.9 | 91.8 | 79.9 |
| 심장 | 뇌사 | 86.0 | 90.9 | 79.8 | 85.2 | 76.0 | 78.1 |
| 폐 | 뇌사 | 60.5 | 87.7 | 51.1 | 69.7 | 48.7 | 55.5 |

출처: 2017년도 장기등 이식 및 인체조직 기증 통계연보.
UNOS 통계(2008~2015). https://optn.transplant.hrsa.gov/data/view-data-reports/national-data/#.

# 4 장기별 이식의 역사와 현황

## 1) 간이식

말기 간부전이나 간암의 치료법으로 확립된 간이식은 1963년 미국의 스타즐에 의하여 사람에서의 첫 간이식이 성공한 이래, 수술 방법과 면역억제제의 발전에 힘입어 날로 그 수가 증가하고 있다. 다른 장기에 비하여 면역학적으로 거부반응이 적은 편이고, 이식된 간이 수용되어 이식 전 HLA 검사나 HLA 교차검사가 꼭 필요하지는 않다. 미국에서는 2018년에 뇌사 간이식 7,855예, 생체 간이식 401예를 시행하였다.

우리나라에서는 1988년 서울대학병원에서 뇌사상태가 된 13세 소년의 간을 윌슨병으로 말기 간부전을 앓고 있던 13세 소녀에게 이식을 하는데 성공하였고, 1992년부터 점차적으로 증가하여 2018년에 뇌사 간이식 369예, 생체 간이식 1,106예를 시행하였으며, 2018년 말까지 18,000예 이상의 간이식을 시행하였다.

간이식 성적도 이식 술기와 면역억제제의 발전으로 눈부시게 향상되어, 국내의 경우 뇌사 간이식 1년 생존율 78.0%, 3년 생존율 72.6%, 5년 생존율 69.6%, 11년 생존율 62.4%이며,

생체간이식 1년 생존율 89.8%, 3년 생존율 83.3%, 5년 생존율 80.7%, 11년 생존율 74.4%에 이르고 있다. 국내 간이식의 주요 역사는 다음과 같다(표 1-7).

표 1-7 국내 간이식의 주요 역사

| 연도 | 내용 | 병원 |
|---|---|---|
| 1988년 | 국내 최초 뇌사 간이식 | 서울의대 서울대학병원 |
| 1992년 | 국내 최초 뇌사 축소간이식 | 서울의대 서울대학병원 |
| 1994년 | 국내 최초 소아 생체 간이식 | 울산의대 서울아산병원 |
| 1997년 | 국내 최초 성인 생체 간이식 | 울산의대 서울아산병원 |
| 1998년 | 국내 최초 분할간이식 | 서울의대 서울대학병원 |
| 1999년 | 국내 최초 간-신장 동시이식<br>세계 최초 변형우엽 간이식 | 울산의대 서울아산병원 |
| 2000년 | 세계 최초 2:1 간이식 | 울산의대 서울아산병원 |
| 2007년 | 국내 최초 간-심장 동시이식 | 울산의대 서울아산병원 |
| 2012년 | 국내 최초 간-폐 동시이식 | 울산의대 서울아산병원 |
| 2013년 | 국내 최초 간-심장-폐 동시이식 | 울산의대 서울아산병원 |

## 2) 신장이식

어떠한 원인으로든지 신장의 기능이 상실되어 말기신부전증이 되면 혈액이나 복막투석 그리고 신장이식을 고려할 수 있는데, 신장이식이 투석요법보다 비용이나 효과 면에서 우수하고, 생존율이 더 좋으며, 특히 직장생활을 포함한 일상생활 만족도가 더 높다.

1954년에 미국 보스톤의 머레이교수가 일란성 쌍생아에서 시행한 신장이식이 성공한 이래, 면역억제제 사용의 개선과 임상경험의 축적 등으로 장기이식 중에서는 가장 많이 시행하고 있으며, 성적도 가장 좋다. 미국에서는 2018년에 뇌사 신장이식 15,877예, 생체 신장이식 6,432예를 시행하였다.

우리나라에서는 1969년 처음으로 생체 신장이식에 성공하여, 비록 외국에 비하여 15년 이상 늦게 시작하였으나, 이후에 주로 가족간의 신장이식을 꾸준히 시행하였으며, 1979년 뇌사 신장이식을 시행하였고, 1990년대 이후 뇌사 신장이식의 시행건수가 점차 늘어 2018년 뇌사 신장이식 807예, 생체 신장이식 1,299예를 시행하였다. 2018년 말까지 26,000예 이상의 신장이식을 시행하였다. 이식 주요 국가에서 뇌사 신장이식이 생체 신장이식보다 많으나 국내에서는 생체 신장이식이 뇌사 신장이식보다 많다.

신장이식의 성적은 꾸준히 향상되어 왔으며, 국내의 경우 뇌사 신장이식 1년 생존율 96.3%, 3년 생존율 93.9%, 5년 생존율 92.0%, 11년 생존율 85.1% 이며, 생체 신장이식 1년 생존율 98.6%, 3년 생존율 97.6%, 5년 생존율 96.3%, 11년 생존율 91.1%에 이르고 있다. 국내 신장이식의 주요 역사는 다음과 같다(표 1-8).

**표 1-8 국내 신장이식의 주요 역사**

| 연도 | 내용 | 병원 |
|---|---|---|
| 1969년 | 국내 최초 생체 신장이식 | 가톨릭의대 서울성모병원 |
| 1979년 | 국내 최초 뇌사 신장이식 | 한양의대 한양대학병원 |
| 1992년 | 국내 최초 뇌사 신장-췌장 동시이식 | 울산의대 서울아산병원 |
| 1999년 | 국내 최초 간-신장 동시이식 | 울산의대 서울아산병원 |
| 2005년 | 국내 최초 심장-신장 동시이식 | 울산의대 서울아산병원 |
| 2006년 | 국내 최초 생체 신장-췌장 동시이식 | 울산의대 서울아산병원 |

## 3) 췌장이식

과거 반세기 이상 인슐린 치료법은 많은 당뇨병환자들에게 도움을 주었으나, 인슐린 치료만으로는 심한 당뇨병 환자들의 신장, 시력, 말초혈관 등의 합병증을 예방할 수 없었다. 체내 인슐린 생성은 변화하는 혈당에 따라 자동적으로 조절되는데, 체외에서 투여하는 방법으로는 이를 완전히 조절하기 어렵기 때문이다.

이를 해결하기 위하여 1966년 미국 미네소타 대학의 릴리하이교수가 첫 췌장이식을 시행한 이래 꾸준히 증가하여 미국에서는 2018년에 췌장이식 1,034예, 췌장-신장 동시이식 836예를 시행하였다.

우리나라에서는 1992년 서울아산병원에서 처음으로 성공하였으며, 췌장 단독이식, 췌장-신장 동시이식, 생체 췌장 부분이식, 신장이식 후 췌장이식, 췌장이식 후 신장이식 등 다양하게 시행하고 있다. 2018년 췌장이식은 58예를 시행하였으며, 2018년 말까지 650예

이상의 췌장이식을 시행하였다.

전체 혹은 부분 췌장이식은 혈당자동조절이 기대되므로 특히 인슐린 의존성 당뇨병환자에서 유효한 방법으로 기대되며, 췌도이식은 인슐린을 분비하는 췌장도세포를 분리하여 이식하는 방법으로 이는 비교적 안전하나 성공률이 아직은 만족할만하지 않아 활발히 시행되고 있지 않다. 당뇨병의 합병증으로 말기 신부전증이 온 경우에는 신장이식과 췌장이식을 동시 혹은 단계적으로 시행하면 더욱 효과적이며 성적이 좋다.

췌장이식의 성적은 꾸준히 향상되어 왔으며, 국내의 경우 1년 생존율 96.3%, 3년 생존율 93.8%, 5년 생존율 91.8%, 11년 생존율 85.7%에 이르고 있다. 국내 췌장이식의 주요 역사는 다음과 같다(표 1-9).

**표 1-9 국내 췌장이식의 주요 역사**

| 연도 | 내용 | 병원 |
|---|---|---|
| 1992년 | 국내 최초 뇌사 신장-췌장 동시이식 | 울산의대 서울아산병원 |
| | 국내 최초 뇌사 췌장이식 | 울산의대 서울아산병원 |
| 2005년 | 국내 최초 생체 췌장이식 | 울산의대 서울아산병원 |
| 2006년 | 국내 최초 생체 신장-췌장 동시이식 | 울산의대 서울아산병원 |

## 4) 심장이식

심장이식은 20세기 초 미국에서 많은 동물실험을 거쳐 준비하였으나, 1967년 12월 남아프리카 공화국의 버나드에 의해 최초의 심장이식이 성공하였다. 이 환자는 수술한 지 3주가 되어 폐렴으로 사망하였으나, 이 심장이식의 결과는 전세계적으로 큰 반향을 불러 일으켰다. 초기의 심장이식은 거부반응의 문제로 장기생존이 불가능하였기 때문에 1980년 초반까지 대부분의 심장센터에서는 심장이식을 중단하기에 이르렀으나 거부반응 진단을 위한 심근내막생검술의 도입 그리고 면역억제치료법의 개발, 특히 cyclosporin의 사용으로 면역억제에 좋은 효과를 얻게 됨에 따라 그 후 세계 각국에서 널리 시행되고 보편화되었다. 미국에서는 2018년에 심장이식 3,443예를 시행하였다.

우리나라에서는 1992년 첫 심장이식이 성공한 이래 2018년에는 176예를 시행하여 2018년 말까지 1,500예 이상에 이르렀다. 국내의 경우 심장이식 후 1년 생존율 86.0%, 3년 생존율 79.8%, 5년 생존율 76.0%, 11년 생존율 66.0%에 달하여 좋은 성적을 보이고 있으나 기증 심장의 부족이 심장이식의 발전에 가장 큰 장애요소이다. 국내 심장이식의 주요 역사는 다음과 같다(표 1-10).

**표 1-10 국내 심장이식의 주요 역사**

| 연도 | 내용 | 병원 |
|---|---|---|
| 1992년 | 국내 최초 심장이식 | 울산의대 서울아산병원 |
| 1997년 | 국내 최초 심장-폐 동시이식 | 가천의대 길병원 |
| 2005년 | 국내 최초 심장-신장 동시이식 | 울산의대 서울아산병원 |
| 2007년 | 국내 최초 심장-간 동시이식 | 울산의대 서울아산병원 |
| 2013년 | 국내 최초 심장-간-폐 동시이식 | 울산의대 서울아산병원 |

## 5) 폐이식

폐이식은 다른 장기에 비하여 임상에서 비교적 늦게 성공하였다. 1963년 미시시피대학의 하디교수가 세계 최초의 폐이식을 시행하여 환자가 18일 동안 생존하였다. 1983년 캐나다 토론토대학병원의 쿠퍼교수가 폐섬유증 환자에서 일측 폐이식을 성공한 이래 1988년 이후 전 세계적으로 시행하고 있다. 폐이식에서 특히 적합한 기증 폐를 얻기가 어려운 것은 뇌사 상태의 많은 경우에서 기증 폐의 손상이 있기 때문이다. 어떠한 장기이식보다도 기증장기가 부족하며, 수술 기법이 까다롭고 합병증이 많이 발생하여 획기적인 증가를 기대하기는 어려운 실정이었다. 최근에는 폐이식이 전 세계 여러나라에서 보편적으로 시행되고 있다.

미국에서는 2018년에 폐이식 4,542예를 시행하였고, 우리나라에서도 2018년에 92예로 2018년 말까지 600예 이상 시행하였다. 2017년 10월에는 생체 폐이식을 성공적으로 시행하여 좋은 경과를 보이고 있으며, 2018년 10월에는 「장기등 이식에 관한 법률 시행령」이 개정되어 생체 폐이식이 합법화되었다.

국내의 경우 폐이식 후 1년 생존율 60.5%, 3년 생존율 51.1%, 5년 생존율 48.7%이다. 국내 폐이식의 주요 역사는 다음과 같다(표 1-11).

**표 1-11 국내 폐이식의 주요 역사**

| 연도 | 내용 | 병원 |
|---|---|---|
| 1996년 | 국내 최초 폐이식 | 연세의대 강남세브란스병원 |
| 1997년 | 국내 최초 폐-심장 동시이식 | 가천의대 길병원 |
| 2012년 | 국내 최초 폐-간 동시이식 | 울산의대 서울아산병원 |
| 2013년 | 국내 최초 폐-심장-간 동시이식 | 울산의대 서울아산병원 |
| 2017년 | 국내 최초 생체 폐이식 | 울산의대 서울아산병원 |

## [참고문헌]


국가통계포털. http://kosis.kr/index/index.do

김수태, 박용현, 이건욱, 김상준, 윤여규, 김선회 등. (1988). 한국 최초 간이식예 보고. 대한이식학회지, 2(1), 27-36.

김용순. (1998). 장기이식 -원리와 실제-. 서울: 현문사.

김해균, 이두연, 백효채, 문동석, 배기만, 한재열 등. (1999). 폐섬유증 환자에서의 폐이식. 대한이식학회지, 13(1), 165-169.

대한간이식연구회. (2005). 간이식과 새로운 삶. 서울: 대한이식학회.

박기일, 조백환, & 김유선. (2004). 신장이식 -이론과 실제-. 서울: 의학문화사.

박정규. (2004). 이식면역학의 역사적 고찰. Immune network: official journal of the Korean association of immunobiologists.

서경석. (2016). 최고 기술 수준의 수술 - 간이식, 제43회 대한민국학술원 국제학술대회 초록집. 127-135.

서보양. (1990). 장기이식의 발전. 영남의대학술지. 7(2), 1-11.

송명근, 서동만, 이재원, 김재중, 박성욱, 송재관 등. (1993). 심장이식 1례 보고. The Korean Journal of Thoracic and Cardiovascular Surgery, 26(3), 224-227.

이승규. (2016). 간이식의 과거, 현재, 미래. 제43회 대한민국학술원 국제학술대회 초록집. 113-119.

질병관리본부 장기이식관리센터. (2018). 2017년 장기등 이식 및 인체조직 기증 통계 연보. 서울: 질병관리본부.

질병관리본부 장기이식관리센터. (2019). 2019 장기·인체조직 등록기관 업무가이드. 서울: 질병관리본부.

한영자, 김명희, 이경환, 김남순 & 김동진. (2002). 장기이식 현황 및 정책과제. 한국보건사회연구원.

한영자, 이연희 & 주미현. (2003). 뇌사자관리 활성화 방안. 한국보건사회연구원·국립의료원.

American Nurses Association. (2016). Transplantation nursing-scope and standards of practice. 2nd edition. MA: Silver Spring.

Cupples, S., Lerret, S., McCalmont, V., & Ohler, L. (2017). Core curriculum for transplant nurses. 2nd ed. Philadelphia: Wolters Kluwer.

International Registry in Organ Donation and Transplantation, http://www.irodat.org

Jeremy, R. C., Mark, D., & Celia, W. (1997). Organ and tissue donation for transplantation, New York: Arnold.

Katherine, M. S., & Linda, M. H. (1990). Nursing care of the transplant recipient, Philadelphia: W. B. Saunders Company.

Matesanz, R., & Miranda, B. (1996). Organ donation for transplantation-the spanish model. The National Transplant Organization: Groupo Aula Medica, S. A.

United Network for Organ Sharing. http://www.unos.org

https://optn.transplant.hrsa.gov/data/view-data-reports/national-data

# 제2장 장기이식 관련 법률

## 1 「장기등 이식에 관한 법률」의 제정 배경

1967년 남아프리카공화국 버나드 교수팀에서 세계 최초로 뇌사자로부터의 심장이식수술이 시행된 이래로 미국을 포함한 서구 각국의 의학계에서 뇌사에 대해 활발히 논의하고, 법제화를 위한 노력이 시작되었다. 1968년 미국 하버드의대에서 의사, 법률가, 신학자들로 구성된 뇌사정의특별위원회가 구축되어 뇌사를 죽음의 기준으로서 불가역성 혼수설을 발의하였고, 호주 시드니 세계의사협회 총회에서 사망의 결정에 뇌사를 신중히 고려하기로 한 선언이 채택되었다. 1970년부터 1988년 전반에 거쳐 캐나다, 프랑스, 노르웨이, 스페인, 이탈리아, 호주, 그리스, 핀란드 등 유럽 및 세계 각국에서 뇌사를 의학적 사망으로 인정하고 뇌사자 장기이식에 대한 합법적 장치가 마련되었다. 아시아의 경우 일본이 우리나라 보다 앞서 1996년 장기이식법안이 국회를 통과하여 1998년 뇌사가 합법화되었다.

우리나라에서는 1979년 1월 뇌사자로부터 신장이식 수술이 처음 시행하여 성공하였으나 당시 장기기증에 있어 뇌사상태를 사망으로 간주하고 이를 합법화 하는 근거가 마련되어 있지 않아 장기이식 분야에서 뇌사에 대한 법제화의 필요성이 의학계를 비롯한 사회 각 계층에서 꾸준히 대두되어 왔다. 이후로 점차 의학 발달로 증가하고 있는 장기 등의 이식을 공정하고 효율적으로 관리하고, 불법적으로 이루어지는 장기 등의 매매행위를 근절하여 인도적 차원에서 합법적 장기등의 이식을 보호함과 아울러 국민보건 향상에 이바지하고자 1999년 「장기등 이식에 관한 법률」(이하 장기법)이 제정(1999.2.8 법률 제5858호)되었고, 2000년 2월 9일부터 시행하였다.

# 2 「장기등 이식에 관한 법률」 고찰

우리나라 장기이식의 발전을 위하여 긍정적인 장기기증 문화를 확산시켜 나가고, 장기이식과 적출이 적법한 환경에서 안전하게 시행될 수 있도록 지속적으로 법률과 관련 규정 등은 개정되어 왔다. 1999년 2월 장기법이 제정된 이후로 2018년 10월 현재까지 여러차례 법률, 시행령, 시행규칙 조항 등이 개정되었다(표 2–1, 표 2–2).

## 1) 장기등 이식에 관한 법률

[시행 2019. 1. 15.] [법률 제16256호, 2019. 1. 15., 일부개정]

표 2–1 장기등 이식에 관한 법률

| 구분 | 장기등 이식에 관한 법률 | |
|---|---|---|
| 제 1 장<br>총칙 | 제 1~7조<br>목적, 기본이념, 장기등기증자의 존중, 정의, 적용범위, 국가 및 지방자치단체의 의무, 생명나눔 주간 지정 및 공원 조성 등, 장기매매행위 등 금지 조항 | |
| 제 2 장<br>장기등이식윤리위원회<br>및 장기이식관리기관 | 제 8 ~ 10조<br>장기등이식윤리위원회, 위원회의 구성과 운영, 국립장기이식관리기관 조항 | |
| 제 3 장<br>장기등의 적출<br>및 이식 등 | 제11 ~ 12조 | 장기등의 적출 · 이식금지, 장기등의 기증에 관한 동의 조항 |
| | 제13 ~ 15조 | 장기이식등록기관, 장기등기증자 등의 등록, 장기등기증희망자의 등록 조항 |
| | 제16 ~ 21조 | 뇌사판정의료기관 및 뇌사판정위원회, 뇌사추정자의 신고 및 뇌사판정의 신청, 뇌사판정 등, 뇌사판정대상자관리전문기관, 장기구득기관, 뇌사자의 사망원인 및 사망시각 조항 |
| | 제22 ~ 27조 | 장기등의 적출 요건, 장기등의 적출 시 준수사항, 해부 또는 검시의 우선, 장기이식의료기관, 이식대상자 선정 등, 뇌사판정 의사의 장기등의 적출 등 금지 조항 |
| 제 4 장<br>장기등기증자 등에<br>대한 지원 | 제32 ~ 33조 | 장기등기증자 등에 대한 지원, 국립장기이식관리기관 등에 대한 지원 조항 |

| | | |
|---|---|---|
| 제 5 장<br>감독 | 제34 ~ 37조 | 보고 · 조사 등, 시정명령, 지정취소 등, 폐업 등의 신고 · 통보 및 자료이관 조항 |
| 제 6 장<br>보칙 | 제38 ~ 43조 | 협조의무, 국립장기이식관리기관 등의 명칭 사용금지, 권한위임, 청문, 장기등의 적출 · 이식 비용의 부담 등, 등록 수수료 조항 |
| 제 7 장<br>벌칙 | 제44 ~ 54조 | 벌칙, 자격정지의 병과, 양벌규정, 과태료, 과태료의 부과 · 징수절차 조항 |

출처 : 법제처 국가법령정보센터.(2019.1.18). http://www.law.go.kr/LSW/main.html.

## 2) 장기등 이식에 관한 법률 시행령, 시행규칙

[대통령령 제29230호, 2018. 10. 16.,일부개정], [보건복지부령 제606호, 2018. 12. 28., 타법개정]

**표 2-2 장기등 이식에 관한 법률 시행령 및 시행규칙**

| 구분 | 장기등 이식에 관한 법률 시행령 | 구분 | 장기등 이식에 관한 법률 시행규칙 |
|---|---|---|---|
| 제 1 조 | 목적 | 제 1 조 | 목적 |
| 제 2 조 | 장기등의 정의 | 제 2 조 | 국립장기이식관리기관 |
| 제 3 조 | 장기등이식윤리위원회 구성 | 제 3 조 | 장기이식 등록기관의 지정 |
| 제 3조-2 | 위원회 위원의 해임 및 해촉 | 제 4 조 | 등록에 관한 기록의 보존 |
| 제 4 조 | 위원장의 직무 등 | 제 5 조 | 장기등 기증자 등록신청 |
| 제 5 조 | 위원회의 회의 | 제 6 조 | 장기등 이식대기자 등록 신청 |
| 제 6 조 | 전문위원회 | 제 7 조 | 장기등 기증희망자 등록 신청 |
| 제 7 조 | 간사 | 제 8 조 | 국가 등의 장기등기증희망자 등록 신청 접수 |
| 제 8 조 | 수당 등 | 제 9 조 | 뇌사판정의료기관 통보 |
| 제 9 조 | 운영 세칙 | 제 10조 | 뇌사판정의료기관의 기준 |
| 제 10조 | 국립장기이식관리기관의 운영 | 제 11 조 | 뇌사추정자의 신고 |
| 제 11 조 | 국립장기이식관리기관의 업무 | 제 12 조 | 뇌사판정 신청 |
| 제 12 조 | 이식 금지 장기등 | 제 13 조 | 뇌사조사서 작성 |
| 제 13 조 | 이식대상자 선정 전에 적출 가능한 장기등 | 제 14 조 | 뇌사판정 관련 자료 |

| | | | |
|---|---|---|---|
| 제 14 조 | 살아있는 사람으로부터 적출 가능한 장기등 | 제 15 조 | 뇌사판정대상자관리전문기관의 지정기준 |
| 제 15 조 | 선순위자의 동의가 불가능한 경우 | 제 16 조 | 뇌사판정대상자관리전문기관 지정 |
| 제 16 조 | 등록기관의 지정기준 등 | 제 17 조 | 장기구득기관의 지정 |
| 제 17 조 | 등록기관의 업무 | 제 18 조 | 장기구득기관의 준수사항 |
| 제 18 조 | 뇌사판정위원회의의 구성 | 제 19 조 | 장기구득기관의 관할 지역 |
| 제 19 조 | 뇌사판정위원회의의 운영 | 제 20 조 | 장기구득기관의 업무 |
| 제 20 조 | 뇌사판정기관이 아닌 의료기관에서의 뇌사판정 절차 | 제 21 조 | 장기이식의료기관의 지정 |
| 제 21 조 | 뇌사판정의 기준 | 제 22 조 | 이식의료기관 외에 장기등의 적출이 가능한 의료기관의 기준 |
| 제 22 조 | 뇌사판정서 및 회의록 | 제 23 조 | 이식대상자 선정 승인 |
| 제 23 조 | 장기구득 전문 의료인 | 제 24 조 | 기록의 작성 및 제출 |
| 제 24 조 | 장기구득기관의 지정기준 | 제 25 조 | 기록의 보존 |
| 제 25 조 | 이식의료기관의 지정기준 | 제 26 조 | 장기등기증자 등에 대한 지원 |
| 제 26 조 | 이식대상자의 선정기준 | 제 26 조-2 | 장기등기증자 등에 대한 추모 및 예우사업 |
| 제 27 조 | 이식의료기관의 장이 이식대상자를 선정하는 경우 | 제 27 조 | 행정처분의 기준 |
| 제 28 조 | 비밀유지 업무 종사자 | 제 28 조 | 폐업 및 업무종료 신고 |
| 제 29 조 | 이관대상 자료 | 제 29 조 | 비용의 부담 |
| 제 29조-2 | 민감정보 및 고유식별정보의 처리 | 제 30 조 | 수수료 |
| 제 29조-3 | 규제의 재검토 | 제 31 조 | 규제의 재검토 |
| 제 30 조 | 과태료의 부과기준 | | |

출처: 법제처 국가법령정보센터.(2019.1.18). http://www.law.go.kr/LSW/main.html.

## 3) 법률 개정 사유 및 주요 골자

법률, 시행령, 시행규칙 등이 꾸준히 개정되었는데 개정 시기와 사유 및 주요 골자는 다음과 같다(표 2-3).

**표 2-3 법률 개정 사유 및 주요 골자**

| 법률 개정일 | 개정 사유 및 주요 골자 |
|---|---|
| 1999.9.7. 일부개정<br>법률 제6023호 | 가. 장기매매금지대상에 주고 받는 행위뿐 아니라 장기등을 주고 받기로 약속한 행위까지 추가 |
| | 나. 장기기증 동의시 가족 또는 유족 중 선순위자 2인을 확정할 때 손자가 아들보다 연장자인 경우 손자가 선순위자가 되는 문제점을 방지하고자 최근친순, 연장자순인 선순위자 2인으로 정함 |
| 2002.8.26. 일부개정<br>법률 제6725호 | 가. 뇌사자 가족 동의 절차에서 선순위자가 행방불명 등 부득이한 사유로 동의를 할 수 없는 경우 그의 차순위자의 동의로 변경 |
| | 나. 뇌사판정위원회를 구성하는 위원수를 7인 이상 10인 이하에서 6인 이상 10인 이하로 변경 |
| | 다. 국립장기이식관리기관의 장은 뇌사자를 전문적으로 관리하기 위하여 뇌사판정대상자관리전문기관(HOPO) 지정 |
| | 라. 매매방지를 위해 생체기증자는 본인과 그 가족에게 건강상태 등을 설명하는 외에 본인 여부를 확인하는 절차 신설 |
| | 마. 각막의 경우 장기이식의료기관에서 이식대상자를 직접 선정 |
| 2004.01.29 일부개정<br>법률 제7150호 | 법률 제7조 장기등이식윤리위원회 ⇨ 생명윤리및안전에관한법률로 조항의 용어 개선 및 보완 |
| 2006.09.27. 일부개정<br>법률 제8008호 | 가. 운전면허증 등에 장기기증희망의사자 표시 신설 |
| | 나. 가족이 없는 뇌사자의 경우 진료의사 외 법정대리인까지 뇌사판정 신청범위를 확대하고, 뇌사판정위원회의 뇌사 판정요건을 재적위원 과반수 출석과 출석위원 전원 찬성으로 조건완화 |
| | 다. 미성년자의 장기 또는 골수 기증 시 부모 중 1인이 행방불명 등으로 동의를 할 수 없는 경우 부모 중 나머지 1인과 가족 중 선순위자 2인의 동의로 동의요건 완화 |
| | 라. 배우자, 가족에게 골수기증하는 경우 국립장기이식관리기관의 승인 없이 할 수 있게 절차 완화 |
| | 마. 국가 예산 내에서 뇌사자 장제비 · 진료비 · 위로금 등을 지급, 생체 기증자 입원기간 등을 공무원의 경우 병가로, 근로자의 경우 유급휴가로 처리, 지원 |
| 2008.02.29. 일부개정<br>법률 제8852호 | 정부조직법의 개정에 따른 개정으로 장기등 이식에 관한 법률 개정 |

| | |
|---|---|
| 2010.01.18. 일부개정<br>법률 제9932호 | 보건복지정책 재편하에 보건복지가족부는 "보건복지부"로 명칭 변경 |
| 2010.05.31. 전면개정<br>법률 제10334호 | 가. 기증자에 대한 차별금지 및 위반시 처벌 및 과태료 부과 |
| | 나. "각막"을 "안구"로, "장기기증희망자" 용어 변경 |
| | 다. 정신질환자, 지적(知的)장애자의 생체 장기기증 시 정신과 전문의가 본인 동의 능력을 갖춘것으로 인정한 경우에 가능 하도록 조정 |
| | 라. 가족 또는 유족의 동의를 선순위자 1명의 서면동의로 완화 |
| | 마. 공공기관이 장기이식등록은 가능하나 장기이식대기자 등록에 관한 업무는 이식등록기관 중 장기이식 의료기관이 수행 |
| | 바. 장기등기증희망자의 등록 절차 정비 |
| | 사. 뇌사판정위원회 구성 : 4명~6명 이하로 조정 |
| | 아. 뇌사판정위원회 활용을 통해 뇌사판정업무 수행 |
| | 자. 뇌사추정자 신고제 도입 |
| | 차. 뇌사추정자 및 뇌사판정대상자 파악과 관리, 뇌사판정 및 장기적출 절차의 진행 지원, 장기등 기증설득 및 장기등기증자에 대한 지원 등의 업무를 수행하는 장기구득기관 제도 도입 |
| | 카. 뇌사자 사망시간 규정(뇌사판정위원회가 뇌사판정한 시각) |
| | 타. 뇌사 장기기증 동의 조건 |
| | 하. 장기이식 사후 경과 데이터베이스를 구축 |
| 2011.08.04. 일부개정<br>법률제11005호 | 정신과 ⇨ 정신건강의학과로 용어 변경 |
| 2013.07.30. 일부개정<br>법률 제11976호 | 가. 직장에서 제도적 차별 방지를 위해 순수기증자에 한해 인정하던 신체검사 또는 적출 등 필요해 받는 병가 또는 유급휴가를 지정 기증하는 생체 기증자까지 확대 적용 |
| | 나. 의료인과 의료기관 종사자를 대상으로 한 꾸준한 장기기증 교육을 시행하여 뇌사 장기기증 활성화 |
| 2017.10.24. 일부개정<br>법률 제14928호 | 가. 장기등기증자의 이웃사랑과 희생정신을 기리고, 생명나눔문화를 확산하기 위해 매년 9월 중 두번째 월요일부터 1주간을 생명나눔 주간으로 지정 |
| | 나. 장기등기증자에 대한 지원항목에서 '위로금'을 삭제하는 대신 국가장기등기증자 및 그 유족에 대한 추모 및 예우사업을 실시할 수 있도록 하며, 벌칙 벌금액을 징역 1년당 1천만원 수준으로 정비 |

| | |
|---|---|
| 2018.12.11. 일부개정<br>법률 제15900호 | 장기등이식윤리위원회 위원중 공무원이 아닌 위원이 과반수가 되도록 하고, 국립 장기이식관리기관의 장으로 하여금 장기등 기증자 예우 및 지원을 위한 표준지침을 마련, 이를 관련기관이 따르도록 권고할 수 있는 법적 근거 마련하고, 장기이식 등록기관 등의 폐업신고가 '수리를 요하는 신고'임을 명확히 하려는 것임 |
| 2019.01.15. 일부개정<br>법률 제16256호 | 가. 의료기술의 발전으로 새로운 형태의 장기기증 이식사례가 증가함. 2017년 2월 국내최초 팔이식이 시행됨. 법률 제4조 '장기등'의 범위에 뼈, 피부, 근육, 신경, 혈관 등으로 구성된 복합조직으로서의 손, 팔, 또는 발, 다리가 추가됨 |
| | 나. 골수와 같이 이식이 이루어지고 있는 '말초혈'을 살아있는 사람으로부터 적출 가능한 장기 등에 포함할 필요성이 제기됨. 시행령 '제2조(장기 등의 정의)에 '말초혈'을 살아있는 사람으로부터 적출가능한 '장기등'으로 신설 |
| | 다. 뇌사환자는 폐손상을 동반하는 경우가 많아 뇌사자가 기증한 폐의 이식 건수는 다른 장기의 이식 건수에 비하여 훨씬 적음. 살아있는 사람으로부터 적출 가능한 장기 등에 '폐'추가 |

출처: 법제처 국가법령정보센터.(2019.1.18). http://www.law.go.kr/LSW/main.html.

## [참고문헌]


김용순. (1998). 장기이식-원리와 실제. 서울: 현문사. 3-22.

대한의사협회. (1999). 뇌사 및 뇌사자 장기이식 현황보고서. 서울: 대한의사협회. 6-8.

법제처 국가법령정보센터. (2019). 장기등 이식에 관한 법률. retrieved 2019. January 18. available at http://www.law.go.kr/LSW/main.html

조원현. (2018). 국내장기기증 현황과 기증감소의 해결방안. Korean Journal of Transplantation. 32, 38-39.

질병관리본부 장기이식관리센터. (2016). 2016년 장기이식관리 업무안내. 서울: 질병관리본부.

질병관리본부 장기이식관리센터. (2018). 장기등 기증자등 지원에 관한 규정. retrieved at 2018. December 10. available at http://www.konos.go.kr/konosis/common/bizlogic.jsp

질병관리본부 장기이식관리센터. (2019). 2019 장기·인체조직 등록기관 업무가이드. 서울: 질병관리본부.

# 제 3 장 장기이식과 윤리

전 세계적으로 장기이식이 활발하게 이루어짐에 따라 윤리적인 문제들이 새롭게 대두되고 있어 장기이식과 관련된 윤리적인 이슈들을 심도 있게 검토하고 바른 방향을 제시해야 할 필요성이 커지고 있다. 이식 관련 문제와 더불어 이식을 위한 장기와 조직의 부족으로 장기 암거래 등의 문제도 제기되고 있는 실정이다. 그러므로 장기이식에 참여하는 의료진은 장기의 기증과 이식에 관한 이슈와 고려사항 등에 대해 철저한 교육을 받아야 한다.

## 1 윤리적 고려사항

환자와 가족에게 장기 및 기타 조직을 기증하는 방식을 자세히 설명하여 최선의 의사결정을 할 수 있도록 지원하기 위해서는 다음과 같은 사항을 고려한다.

### 1) 최선의 치료 여부 판단

장기이식 수술이 윤리적으로 환자에게 최선의 치료방법인지를 고려한다. 예를 들어 신장이식의 경우 장기이식을 하지 못하더라도 혈액투석이라는 다른 치료방법이 있으므로 이 두 가지 가운데 어느 것이 더 환자에게 효과적인지를 판단하고 방법을 선택한다. 장기이식을 결정할 때는 다른 치료 방법으로 장기 기능이 회복될 수 없는지, 의료진의 의견에 따라 과도

하게 치중된 의사결정을 하는 것이 아닌지를 신중히 고려한다. 생존가능 기간이나 생명의 위협 정도, 시행되었던 치료방법을 감안하는 것은 물론, 가능하다면 다양한 진료과의 의료진이 의논하여, 이식수술이 의학적으로 반드시 필요한가를 판단하고 결정할 수 있는 시스템을 구축하는 것이 필요하다. 미국에서는 장기이식을 결정할 때 의사 이외에 성직자, 과학자, 법학자들로 구성된 윤리문제 심의기구(ethics review board)의 의견을 듣도록 권하고 있다.

### 2) 기증자 분류에 따른 절차 준수

장기이식의 필요성이 결정되면 생체 기증인지 뇌사 기증인지에 따라 발생하는 윤리적 고려사항이 다르다는 것을 인식해야 한다. 생체 기증인 경우 반드시 교차시험(matching)에 따른 예후가 양호한 사람을 선택하여 혈액형 및 적합성검사를 시행한다. 부모나 형제 등 가족은 물론이고 혈연관계가 아닌 장기기증자 중에 적합성검사에 적합한 사람이 없다고 하여 적합성검사 결과가 좋지 않은 사람을 강제로 장기기증자로 선택하는 일이 생기지 않도록 모니터하는 과정이 필요하다. 또 기증자는 인간 생명의 존엄성을 생각하여 자발적으로 희생적인 사랑의 마음으로 장기를 제공해야 한다. 만일 형제나 자매가 가장 적절한 생체 기증자로 선택되더라도 그 배우자나 가족들의 반대가 있을 때는 이를 결정하기 어려울 수 있으므로 관련 가족들과 충분히 논의하고 가족들의 동의를 얻은 후에 시행한다. 이식이 필요한 환자는 가족의 장기를 기증받아 삶을 연장하려는 간절한 마음으로 이성을 잃고 가족에게 장기제공을 지속적으로 요구하게 되는데, 이런 상황에 이르면 의학적인 결정이 더 어렵게 되므로 윤리적인 판단이 필요하다.

### 3) 장기매매 금지

장기기증은 어떤 형태로든 매매로 이루어져서는 안 된다. 즉 생체 기증이든지 뇌사 기증이든지 장기기증자가 어떤 대가도 받아서는 안 된다는 뜻이다. 매매를 조건으로 장기이식이 시행되면 이는 형법상 문제가 되기 때문에 생체 기증자를 선택할 때는 반드시 장기기증의 의사를 확인하고 수술과정으로 인한 위험도를 알려야 하며, 다른 치료방법과 이에 따른 예후에 대해서 정직하고 충분하게 설명하여 어떤 의무감이나 경제적인 대가를 바라지 않고 '사랑'의 마음으로 임할 수 있도록 도와야 한다.

### 4) 정확한 뇌사판정

뇌사자에게서 장기를 적출할 때 우선 문제가 되는 것은 뇌사여부에 대한 판정이다. 뇌사 기증의 경우 기증할 장기가 기능을 잃기 전에 이식하여야 하므로 자발호흡과 뇌기능의 비가역적인 정지 등을 죽음의 판단 기준으로 인정하는 등 죽음에 대한 정의가 변화하고 있다. 뇌사의 판정에는 반드시 장기이식과 관계되지 않은 6명[신경(외)과 전문의를 포함한 전문의 2인 이상 포함]의 위원으로 구성된 위원회를 개최하여 확인하여야 한다. 또한, 이식 수술팀은 수액 및 전해질 요법과 체온유지 등을 통해 기증자의 장기 기능을 최대한 유지하여야 하지만, 기증자의 생명에 영향을 주는 어떠한 처치도 해서는 안 된다. 가족을 잃고 슬픔과 괴로움으로 고통 받는 유가족들이 충분한 시간을 가지고 의사결정을 해야 함에도 불구하고, 되도록 빠른 시간 내에 이식수술이 이루어져야 하는 상황이어서 장기기증을 재촉하는 것은 여러 가지 윤리적 문제가 발생할 수 있음을 인식해야 한다. 국내에서는 최근 사후 장기기증에 대한 등록제도가 시행되고 있어 이러한 어려움은 많이 줄어들 것으로 예상된다.

### 5) 우선순위에 따른 공정한 장기수혜

장기이식에 있어서 고려해야 할 부분은 장기의 수요와 공급 문제이다. 뇌사 기증된 장기의 수혜자가 한 사람일 경우에는 큰 문제가 없지만 적합성검사에서 두 사람 이상이 유사한 결과가 나왔을 때 어느 환자를 우선적으로 선택할 것인가 하는 문제는 간단하지 않다. 이런 경우 기다린 순서를 참작하거나 수술 후 환자가 지역사회로 복귀할 잠재능력과 재활 가능성 등이 기준이 될 수는 있다. 하지만 나이가 많다거나 장애가 있거나 지식수준이 낮다고 해서 우선순위에서 밀려나는 일이 생기지 않도록 가이드라인을 설정하고 지키도록 하는 것이 무엇보다도 필요하다. 뇌사자로부터 장기를 제공받는 경우라 하더라도 본인이나 보호자의 자유의사 또는 허락이 반드시 있어야 하며, 이식을 받음으로써 수혜자에게 위험 부담을 넘어서는 이점이나 혜택이 분명할 때 수술을 시행해야 한다. 한편 윤리학자 J. 넬슨은 장기이식의 다섯 가지 윤리적 표준을 제시하였다(표 3-1).

**표 3-1 장기이식의 윤리적 표준**

| |
|---|
| 1) 장기이식이 환자를 치료하는 데 최후의 수단이어야 한다. |
| 2) 장기이식의 1차적 목적은 환자의 건강증진이어야 한다. |
| 3) 수술 받는 환자의 자율적인 동의가 있어야 한다. |
| 4) 환자의 가족과 장기기증자를 보호해야 한다. |
| 5) 장기이식은 치료비용을 능가하는 이익을 얻을 수 있어야 한다. |

# 2 윤리원칙

생명을 살리기 위하여 장기이식이라는 첨단 의료를 활용하는 것은 희망적인 현상이지만 기증자와 수혜자 안전을 지키기 위하여 윤리적인 측면을 충분히 고려한다. 장기이식을 하기로 결정하는 기증자, 수혜자 그리고 가족 모두가 의사결정 시 기준으로 삼아야 하는 네 가지 윤리원칙을 소개하고자 한다.

## 1) 자율성 존중의 원칙

자율성(autonomy) 존중은 개인이 삶의 계획에 따라 스스로 의사결정을 하는 행동과정의 한 형태이다. 다시 말하면 개인의 독립적이고 자립적인 결정을 위한 자주성을 의미하며 인격존중의 원리라고 할 수 있다. 자율성에는 다음 두 가지가 있다.

첫째, 자신이 원하는 행동은 무엇이든지 할 수 있으며, 스스로 결정하여 선택하는 행동은 방해를 받거나 어떤 형태로든 장애가 없이 독자적이어야 한다.

둘째, 자신이 선택하여 행한 행동이 존중되어야 함을 의미한다. 권리는 이 원리에서부터 나온다. 의료진은 환자를 치료하는 과정에 있어 향후 치료계획과 방법 및 필요한 약품의 효능과 부작용 등을 환자에게 상세히 설명하고, 환자가 자발적인 선택을 하며 치료에 동의하도록 한다. 사전동의서(informed consent)에 서명하는 행위는 자율성의 원리가 의료행위에 적용된 대표적인 예라고 할 수 있다.

## 2) 선행의 원칙

선행(beneficence)은 타인을 돕기 위해 적극적이고 긍정적인 마음을 베푸는 것이다. 일반적으로 이타적이고 포용적인 것으로 여겨지며 의료진의 의무이자 윤리적 행위로서, 친절과는 구별되어야 한다. 예를 들어 임종이 가까운 환자가 계속 치료의 보류나 치료 중단을 원할 때, 그 요구를 들어주고 환자의 자율성을 존중하는 것이 선한 행위인지, 무해성의 의무를 위반하는 행위인지 고려해야 한다. 선행의 원리는 선을 행할 것을 원하거나 바랄 뿐 아니라 실제로 그러한 행위를 하도록 요구하는 것이다. 선행을 행하는 것은 칭찬 받을 만하고 덕을 실천하는 일이기는 하나 도덕적 의무를 넘어서는 일이기 때문에 누구나 당연히 할 수 있는 일은 아니기 때문이다. 도덕이 우리에게 요구하는 모든 것은 정의와 약속을 지키는 것이지 선행은 아니기 때문이다. 선행의 원리가 말하는 요점은 환자에게 해가 되거나 악한 일을 해서는 안 되고 오히려 그러한 상황이 발생되지 않도록 방지해야 하며, 악영향을 제거하고 선한 결과가 나올 수 있도록 도와야 한다는 의미이다.

## 3) 악행금지의 원칙

악행금지와 무해성(non maleficence)은 동일한 개념으로 활용되는 용어로 고의적으로 해가 되는 일은 하지 않고, 오히려 악한 상황에 노출되지 않도록 방어해주고 피할 수 있도록 위험을 제거하는 것이다. 이는 히포크라테스 선서의 주축이 되는 원리로, 의료인은 환자에게 해가 되는 것은 어떠한 행위도 해서는 안 된다는 의미이다. 즉, 치료과정에서 환자에게 육체적으로나 정신적으로 상처를 주어서는 안 된다는 뜻이다. 그러므로 환자는 불공평하게 취급당하거나 의사결정을 하거나 행동을 선택할 때에 지나친 제재를 받아서는 안 된다. 예를 들어, 환자를 치료할 때 수반되는 여러 가지 부작용으로 환자에게 해를 끼치게 된다면 이 치료는 즉시 중지해야 한다.

## 4) 정의의 원칙

정의(justice)의 원칙은 분배원리로써 주로 자원의 공정하고 균등한 분배를 다룬다. 인간이 공유해야 할 자원, 의료혜택 등을 정의에 입각해서 모든 사람에게 공정하게 분배해야 한다. 정의의 개념은 시대의 변화 또는 적용하는 사람들의 생각에 따라 다소 다르게 사용되어 왔기 때문에 이 원리를 올바르게 다루는 것은 결코 쉬운 일이 아니다. 인간에게 가장 공평하게 책임과 이익이 분배되어야 하는 기준은 다음과 같다.

첫째, 각자에게 동일한 몫을 분배한다.

둘째, 각자에게 개인의 필요에 따라 분배한다.

셋째, 각자에게 개인의 노력에 따라 분배한다.

넷째, 각자에게 사회적 공헌도에 따라 분배한다.

다섯째, 각자에게 개인의 능력에 따라 분배한다.

실제로 모든 사람에게 의료지원 혜택을 줄 수 없을 때 누구를 선택할 것인가의 문제가 발생할 수 있다. 또한 국가가 의료보험 혜택을 개인의 재산이나 직위 등에 관계없이 국민 모두에게 골고루 분배해야 하는가, 아니면 국가적 차원에서 의료보험 혜택을 국민 각자에게 부여할 필요가 없다고 보는가 하는 문제가 있을 수 있으나 위에서 언급한 기준을 상황에 적합하게 적용한다면 의사결정 단계에서 기준에 의한 합일점을 찾을 수 있을 것이라 기대한다.

# 3 결 론

의료지식과 기술의 발전으로 인공호흡기 사용과 장기이식 등이 가능해지면서 생명을 연장시킬 수 있게 되면서 심폐소생술의 금지, 치료의 중단, 안락사, 뇌사 및 장기이식 등과 관련된 윤리적인 문제가 대두되고 있다. 특히, 장기이식은 면역억제제와 수술기법의 발달로 나날이 증가하고 있으며, 뇌사 이식에 비하여 생체 이식이 급격히 늘어나고 있다. 또한 임상에서 환자를 대상으로 시행되는 연구나 각종 검사 및 시술에 따른 정보제공과 관련한 문제들이 끊임없이 발생하고 있는 실정이다. 따라서 의료현장에서 생길 수 있는 다양한 윤리적인 문제들을 여러 각도에서 살펴보아야 한다. 우선 윤리적 민감도를 올리기 위한 교육의 기회를 가져야 하고, 여러 상황들을 통하여 의사결정 모형들을 학습함으로써 누구나 윤리적인 의사결정이 가능하도록 노력해야 할 것이다. 우리나라는 공정한 장기이식이 이루어질 수 있도록 「장기등 이식에 관한 법률」이 1999년 제정되어 2000년부터 시행되고 있어 법률에 의거한 장기분배 원칙을 준수하려 노력하고 있다. 하지만 기증자가 매우 부족한 상황이고 많은 수의 이식대기자가 기다리고 있기 때문에, 누구에게나 공평하고 공정한 기준으로 기증이 이루어질 수 있도록 이 법률을 정확히 준수하기 위한 사회적 합의와 노력이 필요하다.

## [참고문헌]

김병수. (2014). 한국생명공학 논쟁: 생명공학 논쟁으로 본 한국사회의 맨얼굴. 고양: 알렙.

박은정. (1992). 뇌사와 장기이식의 법윤리. 서울: 철학과 현실.

김일순. (1993). 새롭게 알아야 할 의료윤리. 서울: 현암사.

김중호. (2002). 의학 윤리란 무엇인가. 서울: 성바오로.

김재중. (2015). 의료분쟁과 법. 서울: 율곡출판사.

박재형 등. (1997). 의료윤리의 새로운 문제들. 서울: 예영커뮤니케이션.

김양중. (2011). 안락사는 살인인가: 사례로 만나는 의료윤리의 쟁점들. 서울: 한겨레출판사.

황경식 & 김성동. (1995). 실천윤리학. 서울: 철학과현실사.

한성숙. (2006). 한국간호사윤리강령 개정 및 윤리선언 제정. 대한간호협회 간호윤리세미나 자료집. 서울.

한성숙 등. (2008). 간호윤리학 3판. 서울: 대한간호협회출판부.

# 제 4 장 장기이식과 면역

## 1 개 요

면역반응은 외부 물질의 침입에 대한 면역계의 집합적이고 협동적인 반응을 말하며 선천면역과 적응면역으로 나눈다. 선천면역(innate immunity)은 항원과의 접촉없이 자연적으로 형성된 면역반응으로 감염에 빠르게 반응하며 관여하는 주성분은 상피세포, 포식세포(호중구, 대식세포), 수지상세포(dendritic cell), 자연살해세포(NK cell), 보체계(complement), 기타 염증매개자 등이다. 적응면역(adaptive immunity)은 감염성 인자에 지속적으로 노출되어 방어능력이 증가되는 면역반응으로 노출된 항원에 림프구와 항체 등이 작용한다(그림 4-1).

사이토카인은 여러 유형의 세포로부터 분비되는 단백질로 적응면역 및 선천면역을 구성하는 세포들의 활성을 조절하여 면역반응과 염증반응을 매개한다. 적응면역 동안 생산되는 사이토카인은 림프구의 성장과 분화를 자극하고 여러 종류의 작동세포들을 활성화시켜 미생물과 항원을 제거하는 역할을 한다. 단핵포식세포에 의해 생성되면 모노카인(monokine), 림프구에 의해 생성되면 림포카인(lymphokine)이라고 불리기도 한다. 사이토카인 중 선천면역에 작용하는 종류는 종양괴사인자(TNF-α), 인터루킨 1, 10, 12 (IL-1, IL-10, IL-12), 케모카인, 제1형 인터페론(IFN)이 있고, 적응면역에 작용하는 종류는 인터루킨 2, 4, 5 (IL-2, IL-4,IL-5), 제1형 인터페론 감마(INF-γ) 등이 있다. 이 장에서는 장기이식에서 중점적으로 작용하는 적응면역에 초점을 두어 기술하고자 한다.

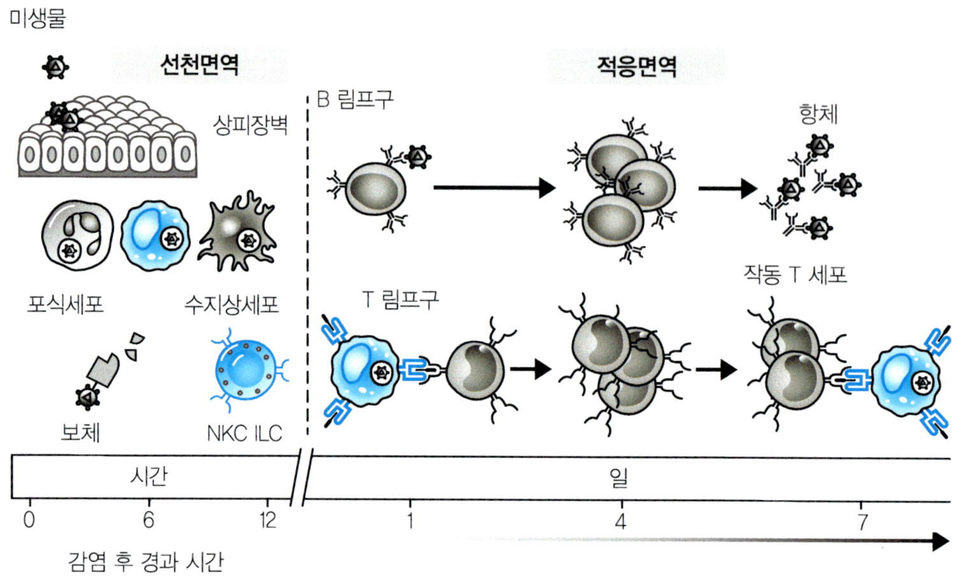


그림 4-1 선천면역과 적응면역

선천면역반응은 감염에 대한 초기의 방어기전이다. 적응면역반응은 림프구가 활성화된 후에 발달하게 된다. 선천면역반응과 적응면역반응의 속도는 감염에 따라 다를 수 있다.
ILC, 선천림프세포(innate lymphoid cell); NKC, 자연살해세포(natural killer cell).
출처: 세포분자면역학 교재 연구회. (2016). 세포분자면역학. 서울: 범문에듀케이션.

## 1) 적응면역반응의 유형

적응면역반응에는 세포매개면역(cell-mediated immunity)과 체액면역(humoral immunity)이 있다. 세포매개면역은 T 림프구에 의해 매개되며 포식된 항원이나 미생물을 파괴하거나 감염된 세포를 사멸시킨다. 한편 체액면역은 B 림프구에 의해 생성된 항체에 의해 매개되며 항체는 항원을 인식하고 다양한 작동기전에 의해 항원을 제거한다(그림 4-2).

## 2) 적응면역계에 작용하는 세포

적응면역계에 작용하는 주된 세포는 림프구, 항원제시세포(antigen-presenting cells, APCs), 그리고 작동세포(effector cell)이다.

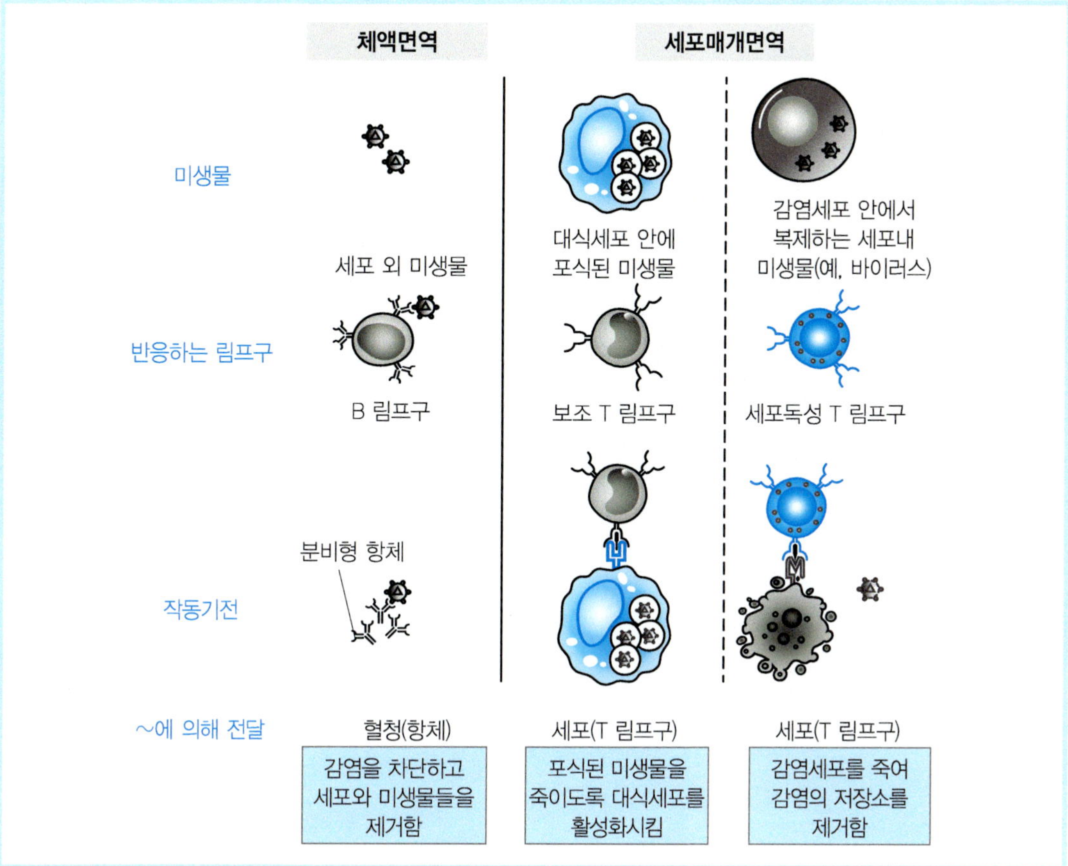


그림 4-2 적응면역의 유형

체액면역에서 B 림프구는 세포 외 미생물에 의한 감염을 제거하는 항체를 분비한다. 세포매개면역에서, 보조 T 림프구는 포식된 미생물을 죽이도록 대식세포를 활성화시키거나 직접 감염세포를 죽이도록 세포독성 T 림프구를 활성화시킨다.
출처: 세포분자면역학 교재 연구회. (2016). 세포분자면역학. 서울: 범문에듀케이션.

### (1) 림프구

림프구는 항원을 특이적으로 인식하고 반응하는 세포로 골수에서 생성되며 체액면역과 세포매개면역의 매개자로 다음과 같이 분류한다. B 림프구는 체액면역의 매개자로 항원을 인식하고 항체생성 형질세포(plasma cell)로 분화하여 항체를 생산한다. T 림프구는 골수에서 미성숙한 상태로 생성되어 흉선에서 분화되고 성숙되며 기능적으로 보조(도움, helper) T 림프구, 세포독성(cytotoxic) T 림프구, 조절(regulatory) T 림프구로 분류한다. 보조 T 림프구는 항원제시세포 표면에 존재하는 항원을 인식하여 사이토카인을 분비하고 대식세포, B 림프구 및 T 림프구의 증식과 분화를 촉진한다. 세포독성 T 림프구는 바이러스, 세포내 미생물에 감염되었지만 항체가 접근할 수 없거나 포식작용으로 파괴되지 않는 세포를 직접 파괴한다(그림 4-3).

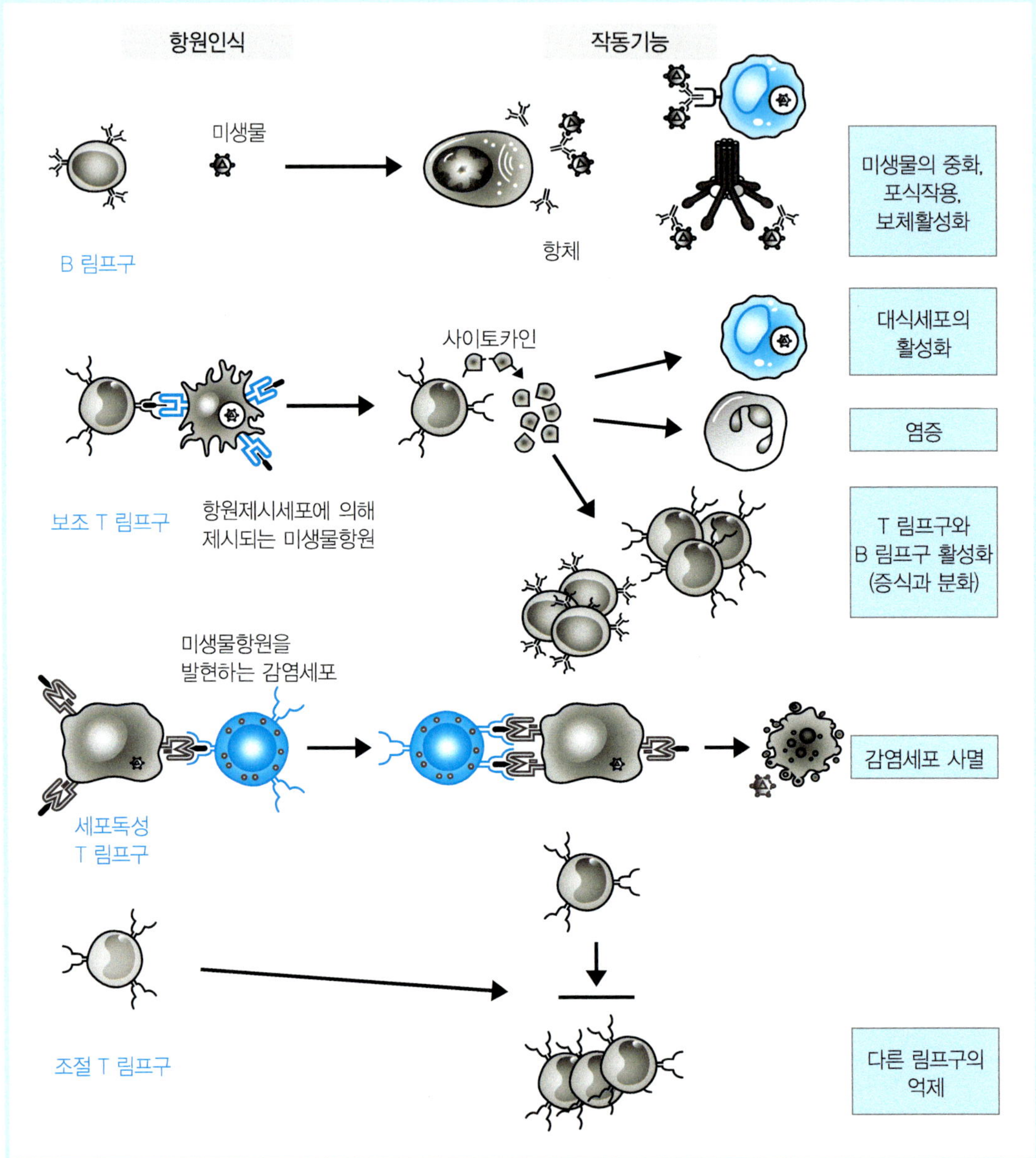


**그림 4-3** 림프구의 종류

B 림프구는 항원을 인식하여 항체분비세포로 발달한다. 보조 T 림프구는 항원제시세포의 표면에 있는 항원을 인식하여 면역 및 염증의 각기 다른 기전들을 자극하는 사이토카인을 분비한다. 세포독성 T 림프구는 감염세포에 표식된 항원을 인식하여 감염된 세포들을 죽인다. 조절 T 림프구는 면역반응을 억제하거나 방지한다(예, 자가항원에 대해).

출처: 세포분자면역학 교재 연구회. (2016). 세포분자면역학. 서울: 범문에듀케이션.

### (2) 항원제시세포

항원제시세포는 항원을 림프구에 제시하고 림프구의 증식과 분화를 자극하도록 특수화된 세포이다. 상피세포나 림프기관에 존재하는 수지상세포, B 림프구, 대식세포(macrophages)가 외부로부터 들어온 미생물 항원을 포획하여 림프기관으로 운반하고, 면역반응이 일어나도록 미감작 T 림프구에 항원을 제시하는 역할을 한다(그림 4-4).

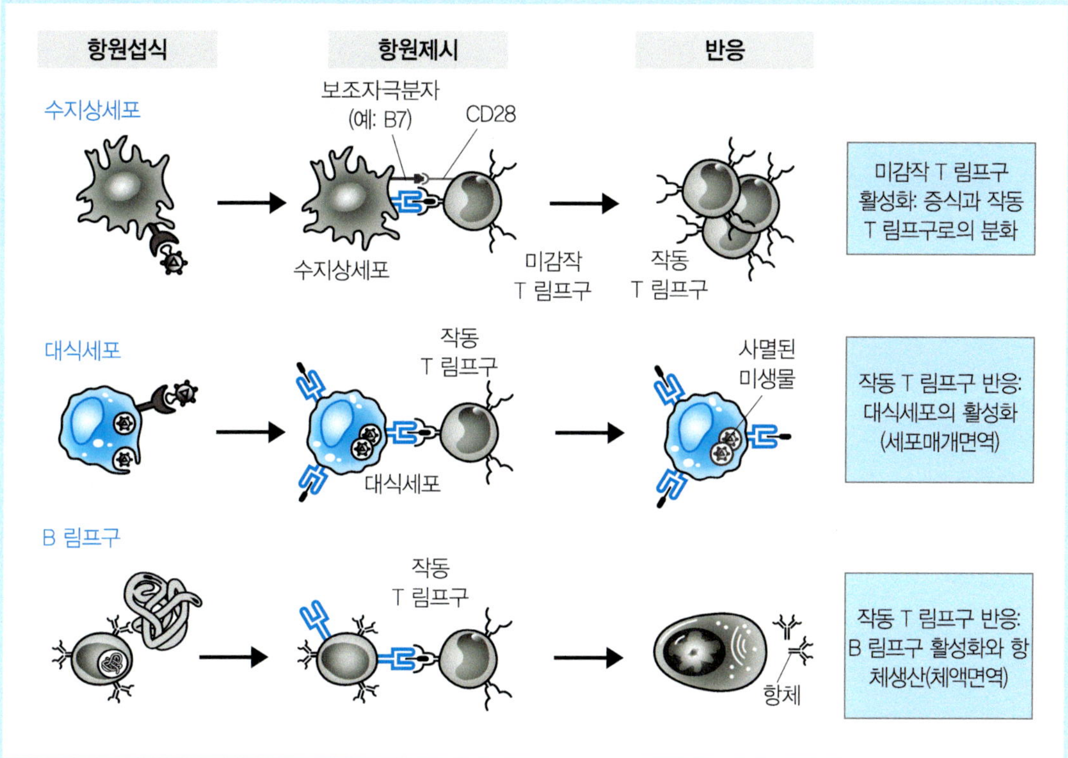


**그림 4-4** 항원제시세포의 기능

세 종류의 주된 항원제시세포들이 각기 다른 시기와 각기 다른 면역반응에서 보조 T 림프구에 항원을 제시하는 기능을 한다. 작동 T 림프구가 사이토카인을 생산하고 표면분자를 발현시켜 대식세포와 B 림프구를 활성화시킨다.
출처: 세포분자면역학 교재 연구회. (2016). 세포분자면역학. 서울: 범문에듀케이션.

### (3) 작동세포

T 림프구, 단핵포식세포, 기타 백혈구가 활성화되어 다양한 면역반응에서 항원을 제거하는 역할을 하고 이들을 작동세포라고 한다. 활성화된 작동 T 림프구는 사이토카인을 생산하고 대식세포와 B 림프구를 활성화시키는 역할을 한다(그림 4-4).

# 2 장기이식 후 면역기전

동종이식(allograft)은 사람간의 장기이식처럼 동일종 내에서 유전적으로 서로 다른 두 개체 간에 시행하는 장기이식을 말한다. 기증자 조직에 대한 수혜자의 면역반응은 이식 실패를 초래할 수 있으며 적응면역반응에 의해 거부반응이 야기된다.

## 1) 동종이식 면역반응

### (1) 동종항원 인식

동종이식편에서 비자기(non-self, 외부물질)로 인식되는 분자를 동종항원(alloantigen)이라고 하며 이식편을 자기 또는 비자기로 인식할 것인가는 한 종의 여러 개체 간에 서로 다른 조직적합유전자에 의해 결정된다. 장기이식 시 기증자와 수혜자가 유전적으로 동일하지 않다면 수혜자의 면역계는 이식된 조직이나 장기를 항원으로 인식하고 면역학적 거부반응을 유발하게 된다.

이식조직에서 첫번째로 중요한 항원은 주혈액형 ABO 항원으로 만약 혈액형이 일치하지 않으면 급격한 거부반응이 초래된다. 그러나 첫 1개월을 생존하면 이식조직은 ABO 일치 장기이식처럼 생존할 수 있다.

두 번째 항원은 주조직적합복합체(major histocompatibility complex, MHC) 분자로, 이것은 항원제시세포 표면에 발현되는 세포막 단백질로서 외부 항원에서 유래한 펩티드를 T 림프구가 인식할 수 있는 형태로 제시한다. 그러나 주조직적합성복합체 분자 외에도 수혜자의 면역반응을 유발하는 다형항원이 있다. 이 항원들은 MHC에 비해 일반적으로 약하거나 천천히 진행되는 이식 거부반응을 일으키며 부조직적합항원(minor histocompatibility complex antigen)으로 불린다. 동종항원인 주조직적합성 항원이 백혈구에서 발견되었기 때문에 주조직적합복합체를 주조직적합항원(human leukocyte antigen, HLA)이라고도 한다. 이는 장기이식 시 자기와 비자기를 인식하는 능력이 있고 면역세포 간의 제어기능을 담당하는 것으로 적혈구를 제외한 모든 혈액세포 표면에 존재한다. 사람백혈구 항원은 아래의 두 가지로 분류하며 HLA class I 유전자는 HLA-A, HLA-B, HLA-C가 있고, 이 유전자에 결합된 외부 펩티드는 세포독성 T 림프구가 인식한다. HLA class II 유전자는 HLA-DP, HLA-DR, HLA-DQ가 속해 있고, 이 유전자에 결합된 외부 펩티드는 보조 T 림프구가 인식한다. 장기이식에 있어서는 HLA-A, HLA-B, HLA-DR이 중요하며 이중 DR 항원은 이식거부반응과 좀 더 밀접한 관계가 있는 항원이다. 따라서, 장기이식 결과에 영향을 미치는 것은 기증자 및 수혜자 사이에 존재하는 항원의 차이, 기증자 수혜자 사이의 특이 반응성, 면역억제제 투여법 등이 있다.

### (2) T 림프구의 활성화

기증자의 동종항원을 수혜자의 T 림프구 수용체가 인식하여 안정된 결합이 이루어지고 T 림프구 활성화를 위해서는 아래의 신호전달이 필요하다. MHC 복합체와 T 림프구 수용체가 결합하는 신호 1 (signal 1), CD 28-B7 (CD80,86) 등을 통해 전달되는 보조자극에 의한 신호 2 (signal 2), 인터루킨과 같은 사이토카인에 의한 신호 3 (signal 3)에 의해 T 림프구가 활성화된다. 활성화된 T 림프구는 사이토카인 분비[예, T 림프구의 증식인자로 작용하는 인터루킨 2 (IL-2) 등], T 림프구 증식, 작동 및 기억세포로 분화하여 대식세포 및 B 림프

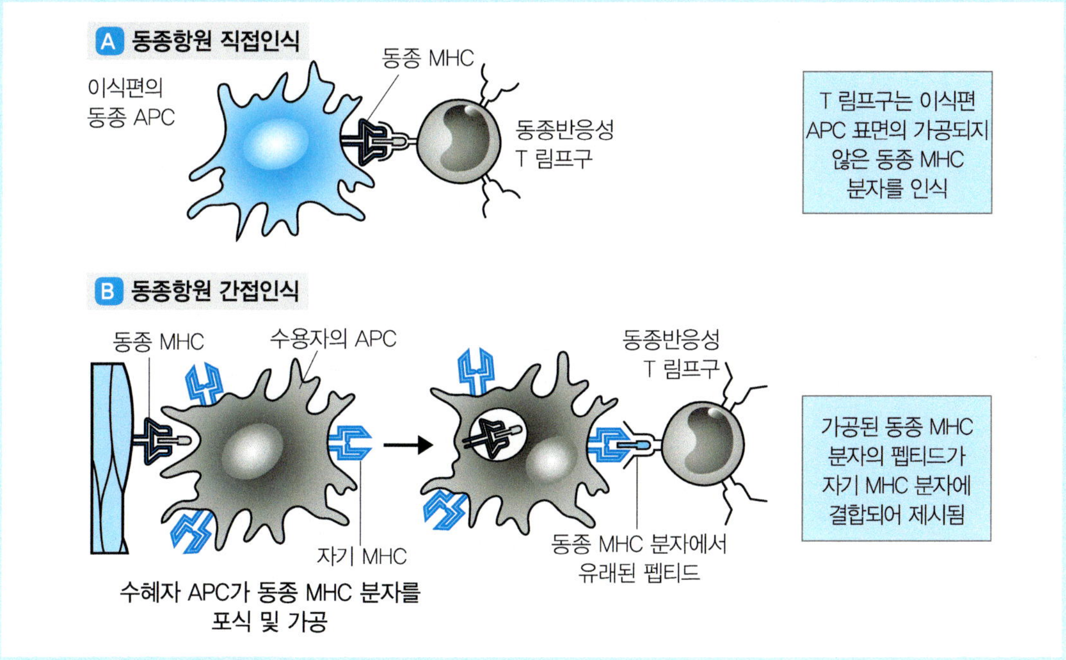


**그림 4-5** 동종항원의 직접인식과 간접인식

A, 동종항원 직접인식은 T 림프구가 이식편상의 온전한 동종 MHC 분자에 직접 결합할 때 일어난다. B, 동종항원 간접인식은 이식편세포로부터 온 동종 MHC 분자가 수혜자의 항원제시세포에 의해 포식되어 가공된 후, 동종 MHC 분자의 다형 아미노산잔기로 구성된 펩티드가 수혜자(자기) MHC 분자에 결합되어 제시될 때 일어난다.
APC, 항원제시세포(antigen-presenting cell)
출처: 세포분자면역학 교재 연구회. (2016). 세포분자면역학. 서울: 범문에듀케이션.

구를 활성화시킨다.

동종 반응성 보조 T 림프구는 사이토카인을 생산하는 작동세포로 분화하여 지연형 과민반응과 유사하게 사이토카인 매개 염증 반응을 통해 이식편 손상을 일으키고 활성화된 세포독성 T 림프구는 세포독성 세포로 분화하여 이식편의 세포를 죽인다. 동종항원 직접인식에 의한 세포독성 T 림프구는 동종이식편의 급성 거부반응에 가장 중요하며, 직 · 간접 인식에 의해 자극되는 보조 T 림프구는 만성 거부반응에서 더 큰 역할을 하는 것으로 생각되어지고 있다(그림 4-5, 4-6).

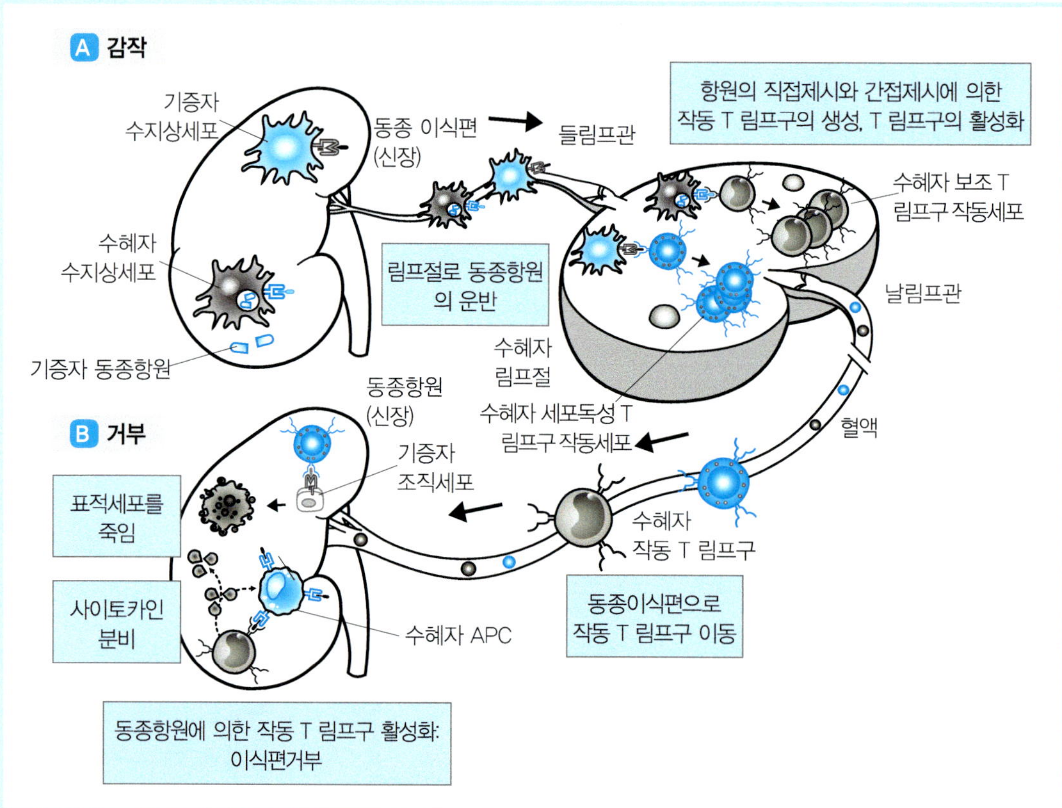


**그림 4-6 동종반응성 T 림프구의 활성화**

A, 동종항원 직접인식의 경우, 이식편 내 기증자 수지상세포는 이차림프조직으로 이동하여 동종 MHC 분자를 숙주 T 림프구에게 제시한다. 동종항원 간접인식의 경우, 동종이식편에 들어간 수혜자 수지상세포는 기증자 MHC 분자를 이차림프조직으로 운반하고, 이 MHC 단백질에서 유래된 펩티드를 기증자의 동종반응성 T 림프구에 제시한다. 두 경우 모두 T 림프구는 활성화되고 작동세포로 분화한다. B, 동종반응성 작동 T 림프구는 동종이식편 안으로 이동하여 동종항원에 의하여 재활성화되며 손상을 매개한다.

출처: 세포분자면역학 교재 연구회. (2016). 세포분자면역학. 서울: 범문에듀케이션.

## 2) 동종이식편 거부반응 유형과 기전

거부반응은 이식된 조직을 숙주가 비자기로 인식하고 이를 제거하고자 하는 반응으로 동종 장기이식의 거부반응은 조직병리학적 특성과 이식 후 거부에 소요되는 시간에 의해 아래와 같이 구분할 수 있다.

### (1) 초급성 거부반응(hyperacute rejection): 체액성 거부반응

초급성 거부반응은 이식편 혈관과 수혜자 혈관을 연결한 후 수 분에서 수 시간 내에 이식편 혈관에 빠르게 혈전폐색이 나타나는 것이 특징이며 이것은 이식 전부터 수혜자 혈액 내에 존재하는 항체가 기증자 혈관 내피세포에 결합하여 발생한다. 항체는 혈관내피세포에 부착하여 보체를 활성화시키며 이로 인해 혈관내피세포가 손상되고 혈전생성 및 혈관폐색이 일어난다. 초급성 거부반응은 동종항원에 노출되기 전부터 높은 역가로 존재하는 IgM에 의해 매개되며 적혈구의 ABO 혈액 항원에 대한 동종항체가 좋은 예이다. 이식 전 기증자, 수혜자의 ABO 혈액형이 동일한 경우를 선별하기 때문에 항 ABO 항체에 의한 초급성 거부는 임상적으로 문제가 되지 않으며 HLA 교차검사를 시행하여 초급성 거부반응을 예방할 수 있다.

### (2) 급성 거부반응(acute rejection): 세포매개성, 체액성 거부반응

이식 후 1주일이 지나 발생하며 이식편의 혈관내피세포나 실질조직에 존재하는 MHC 분자 등의 동종항원에 대해 반응하는 T 림프구와 항체에 의해 매개되며 이식편 혈관, 실질조직이 손상되는 것을 말한다. 경증의 급성 거부반응의 경우 진행성 이식 장기의 기능장애, 부종, 압통의 증상이 나타나고 드물게 고열이 동반된다. 보조 T 림프구의 사이토카인 분비는 림프구, 대식세포의 국소침윤 증가, 미세혈관 손상, 조직괴사를 일으키는 염증반응을 촉진하며, 세포독성 T 림프구는 이식세포 직접파괴를 초래한다. 신장과 같은 혈관이 발달된 장기에서는 혈관내피세포가 급성거부의 일차 표적세포이며 미세혈관성 혈관내막염은 급성 거부반응의 초기에 흔하게 나타난다. 신장이식의 경우 세뇨관염이 발생되며 급성 거부반응은 부신피질스테로이드의 다량 투여로 회복될 수 있다.

### (3) 만성 거부반응(chronic rejection): 세포매개성 거부반응

장기간에 걸쳐 섬유화, 이식편의 기능소실, 혈관이상이 특징적인 소견이며 이식 전

donor specific HLA antibody (DSA)는 만성 거부반응과 관련성이 있다. 발병기전이 명확하지 않으나, 섬유화는 사이토카인으로 인한 섬유모세포의 자극과 면역반응으로 나타나며 평활근세포의 증식에 의한 동맥폐쇄를 이식편 동맥경화증이라고 한다. 신장이식 후에는 혈관장애성 고혈압과 현미경적 및 육안적 혈뇨를 동반한 단백뇨가 나타나는 사구체병증(glomerulopathy), 간이식에서는 섬유화된 비기능성 담관, 심장이식 후에는 관상동맥질환, 폐이식 후에는 폐쇄성 기관지염이 만성 거부반응으로 나타나는 소견이다. 만성 거부반응은 치료에 잘 반응하지 않고 진행하며, 수개월 내지 수년에 걸쳐 이식 장기의 기능이 단계적으로 악화된다.

# 3 이식거부반응의 예방과 치료

## 1) 이식장기 생존율을 향상시키는 방법

이식 후 거부반응을 최소화하는 방법은 기증자와 수혜자 간 동종항원의 차이를 최소화하는 것으로 조직적합도를 검사하여야 한다. 조직적합도의 검사종류는 ABO 혈액형, HLA 항원검사, HLA 교차검사(HLA crossmatch), HLA 항원 선별검사(panel reactive antibody, PRA) 등이 있다.

### (1) ABO 혈액형 검사

고형장기 이식에서는 기증자와 수혜자의 ABO 혈액형이 적합해야 한다. 기증자의 ABO 혈액형 항원이 혈관내피세포 및 세뇨관 상피세포에 표현되어 수혜자의 ABO 항체가 이식장기를 공격하므로, ABO 부적합 상태에서 장기이식을 시행하면 초급성 거부반응이 일어난다. 동종성 ABO 혈액형 항원에 특이적인 IgM은 초급성 거부반응을 일으킨다.

### (2) HLA 항원검사

HLA class I에는 HLA-A, HLA-B, HLA-C 항원이 있고, HLA class II에는 HLA-DR, HLA-DP, HLA-DQ 항원이 있다. HLA class I 항원 중에는 HLA-B 항원이 가장 심한 다형현상을 보인다. HLA-C는 항원성이 약하여 장기이식에 고려되는 것은 주로 HLA-A,

HLA-B 항원이다. HLA class II 항원 중에는 HLA-DR 항원이 다형현상이 가장 심하며 장기이식에 주로 고려된다. 신장이식에서 기증자와 수혜자 간에 일치하는 HLA 유전자수가 많을수록 이식 생존율이 높아진다.

#### (3) HLA 교차검사

교차검사의 목적은 기증자의 HLA 항원에 반응하는 HLA 항체가 수혜자 혈청에 존재하는지 조사하는 것으로 이식 후 발생하는 초급성 거부반응을 예방하기 위해 시행한다. 즉, 이미 형성되어 있는 세포독성 HLA 항체를 조사하는 것으로 이것은 임신, 수혈, 장기이식 등으로 인한 면역반응으로 형성된다.

이식하는 장기에 따라 HLA 교차검사 결과가 매우 중요한데 신장, 췌장이식의 경우에는 양성인 경우 초급성 거부반응으로 이식이 실패할 가능성이 높음을 의미한다. 그러나 간이식의 경우 교차검사의 결과가 장기의 생존율과 관련이 거의 없다. 심장이나 폐이식의 경우에는 수혈, 임신 또는 다른 이물질에 노출된 후 다양한 림프구 항체들이 생성될 수 있으므로 이러한 경우에는 HLA 교차검사를 시행하여 음성인 경우에 성공적인 이식을 기대할 수 있다.

#### (4) HLA 항원 선별검사

뇌사자 장기이식을 대기하는 환자에서 혈청 내 HLA 항체 유무를 확인하고 그 특이성을 동정하기 위해 HLA 항원 선별검사를 실시한다. 이 검사는 이식대기자의 혈청을 HLA 항원 정보를 아는 수십 명의 림프구로 구성된 패널과 반응시켜 양성인 경우 림프구 패널 중 몇 퍼센트에 반응하는지를 보고하는 것이다. 이 검사를 통하여 교차검사 적합 기증자를 만날 수 있는 가능성과 장기이식 대기기간을 예측할 수 있으며 교차검사 양성반응을 나타낼 기증자의 HLA 항원형을 알 수 있어 불필요한 교차검사를 줄일 수 있다.

### 2) 장기이식 후 면역억제제의 사용

장기이식 후 사용하는 면역억제제의 종류는 다음과 같다

#### (1) 칼시뉴린 억제제

칼시뉴린은 전사인자(nuclear factor of activated T cell, NFAT)를 탈인산화시키는 세포

질내 세린/트레오닌 단백질 분해효소로 TCR 신호전달을 통해 활성화된다.

칼시뉴린 억제제(calcineurin inhibitors, CNIs)는 칼시뉴린에 결합하여 세포질 전사인자인 NFAT 활성화를 억제하여 인터루킨 2와 기타 사이토카인 유전자의 전사를 차단한다. 이것은 인터루킨 2 생산을 억제하여 인터루킨 2 의존적인 T 세포의 증식과 활성화를 차단하여 면역억제 기능을 한다.

약물의 종류로는 cyclosporine (Sandimun®, Cipol®, Implanta®), tacrolimus (Prograf®, Tacrobel®, Advagraf®) 등이 있으며 부작용으로 신독성, 신경독성(tremor, psychosis), 당뇨병, 고혈압 등이 발생할 수 있다.

### (2) 대사길항제(antimetabolite)

대사길항제는 T 림프구 내에서 퓨린의 합성(DNA 합성)을 차단하여 림프구의 증식과 활성화를 억제한다. 대사길항제는 CNIs, 스테로이드 용량 감량을 목적으로 병용 투여한다. 약물의 종류로는 mycophenolate mofetil (MMF: Cellcept®, Myconol®, Myrept®), mycophenolate sodium (Myfortic®), azathioprine이 있으며 부작용으로 골수기능억제, 간독성, 소화기계 증상 등이 발생할 수 있다.

### (3) mTOR (mammalian target of rapamycin) 억제제

mTOR라 불리는 단백질 인산화 효소에 결합하여 T 림프구 증식을 억제한다. Cyclosporine에 의한 인터루킨 2 합성 차단과 mTOR 억제를 통한 인터루킨 2 자극에 의한 T 림프구 증식을 차단하여 강력한 면역억제 효과를 나타낸다. 종양발생이 CNIs 보다 적고 카포시 육종을 치료하는 효과가 입증되어 이식 후 종양이 발생하였을 경우 대체 면역억제제로 선호된다. 약물의 종류로는 sirolimus (Rapamune®), everolimus (Certican®)가 있다. 단독 사용 시에는 신독성 부작용 문제가 없으나, cyclosporine과 병동 시 신독성, 지질대사 이상, 상처치유지연, 골수억제 작용, 단백뇨 등의 부작용이 발생할 수 있다.

### (4) 스테로이드

스테로이드는 비특이적 T 림프구 및 대식세포 억제, 사이토카인 생산 억제, 항염증 반응을 나타낸다. 약물의 종류로는 prednisolone, methylprednisolone, deflazacort이 있다.

부작용으로 쿠싱 증후군, 체중증가, 골다공증, 당뇨, 고혈압 등이 발생할 수 있다.

## 3) 면역억제제 치료의 예

### (1) 유도요법

거부반응을 예방하기 위해 수술 전 또는 수술 중에 면역억제제를 투여하여 이후 투여할 면역억제제의 필요 용량을 감소하거나 시기를 늦출 수 있다. 이식의 종류, 이식경험, 거부반응 발현 유무 등에 의하여 약물요법의 종류를 결정한다.

유도요법에 사용되는 약물을 basiliximab (Simulect®)으로 인터루킨 2 수용체의 alpha chain (CD25)에 작용하여 인터루킨 2 매개반응을 차단하며 급성 거부반응을 예방할 수 있다. 또한 이 약물의 사용은 CNIs 및 스테로이드와 병용투여 했을 때 급성 거부반응의 빈도를 줄일 수 있다.

### (2) 유지요법

CNIs를 기본으로 기전이 다른 2~3종류의 면역억제제를 병합요법으로 사용하며 이식 후 3개월부터 서서히 감량하여 6~12개월 정도에 유지용량에 도달하도록 한다(표 4-1).

**표 4-1 면역억제제 치료의 유지요법**

| | 약물 | | | |
|---|---|---|---|---|
| 2제 요법 | CNIs | 스테로이드 | | |
| 3제 요법 | CNIs | 스테로이드 | MMF | |
| 4제 요법 | CNIs | 스테로이드 | MMF | basiliximab<br>antithymocyte immunoglobuline (ATG) |

*CNIs: Calcineurin inhibitors, MMF: mycophenolate mofetil.

### (3) 거부반응 치료요법

#### ① 세포매개성 거부반응의 경우

고용량의 스테로이드를 정맥주사로 투여하여 경구로 서서히 감량하거나 고용량의 스테로이드 치료가 충분하지 않은 경우 antithymocyte immunoglobuline을 투여할 수 있다.

#### ② 체액성 거부반응의 경우

- 혈장교환술(plasmapheresis): 동종반응성 항체 제거

- **면역글로불린 요법**: 정맥주사 면역글로불린(IVIG)은 보체반응을 감소시키고 항체를 중화시키며 T 림프구, B 림프구의 작용을 조절하는 등 다양한 기전으로 작용
- rituximab (MabThera®): anti-CD 20 항체로 B 림프구 억제효과가 있으며 급성 항체매개거부에서 사용
- bortezomib (Velcade®): 골수 내에서 형질세포의 사멸을 유도하여 항체 생산을 억제하여 항체매개 거부반응의 치료로 사용

## [참고문헌]


세포분자면역학 교재 연구회. (2016). 세포분자면역학. 서울: 범문에듀케이션.

최명애, 이경숙, 정재심, 안경주, 채영란, 신기수 등. (2018). 보건의료인을 위한 병태생리학. 6판. 서울: 계축문화사.

최스미, 박명숙, 박혜숙, 방활란, 서인희 & 전상은. (2015). 알기 쉬운 핵심약리학. 파주: 수문사.

Danovitch. G. M. (2017). Handbook of kidney transplantation. 6th ed. Philadelphia: Wolters Kluwer.

Neuberger, J. (2014). Liver transplantation. New Jersey: Wiley Blackwell.

# 제 5 장 장기이식과 감염관리

고형장기이식 환자의 감염으로 합병증 발생률이 증가하고 이는 장기이식 수혜자 사망의 주요한 원인이 될 수 있다. 이식환자가 면역기능의 저하로 인하여 감염의 발생에 취약해지면, 바이러스에서부터 세균, 진균에 이르기까지 다양한 원인미생물에 의한 감염이 발생할 수 있다. 이중 일부는 매우 빠르게 진행하여 치명적인 상태로 악화될 수 있다.

조혈모세포이식 환자들과 달리 고형장기이식 환자들은 호중구가 급격히 감소하는 시기를 거치지 않으므로 감염의 원인 미생물에 차이가 있을 수 있다. 고형장기이식은 고도로 복잡하고 기술적인 수술을 받게 되어서 장기이식 직후에는 다른 외과 수술을 받은 환자들과 유사하게 수술부위감염이 발생하여 세균감염이 주로 문제가 될 수도 있다. 고형장기이식 후에는 평생 면역억제제를 복용하여야 하므로 면역저하상태가 장기간 지속되어 다양한 기회감염(opportunistic infection)이 발생할 위험도 증가한다.

고형장기이식의 경우 감염이 발생하면 이식편 거부반응 같은 비감염성 질환과의 감별이 어려울 때가 많고, 면역억제제와의 상호작용 때문에 적절한 항균제 또는 항진균제가 투여되지 못할 수도 있다. 특히, 이식 후 첫 1~3개월 사이에 고강도 면역억제제가 투여되면서 세포성, 체액성 면역이 저하되어 감염 발생의 위험이 높아지므로 이 기간 동안의 감염 발생을 최소화하는 것이 중요하다.

# 1 이식대기자에 대한 감염 사정

## 1) 이식대기자 감염 사정

장기이식의 성공적인 결과를 위하여 사전에 주의 깊은 신체사정과 평가가 필수적이다. 적절한 치료를 위하여 현존하는 감염 뿐만 아니라 잠재감염(latent infection) 여부를 확인해야 한다. 장기이식 수혜자가 노출될 가능성이 있는 감염의 위험요인을 조기에 규명해야 하고, 이식 후 감염 예방과 이식 성과 향상을 위하여 숙련된 감염내과 전문의에게 신속한 협진을 요청한다.

이식 전 사정의 목표는 이식에 금기가 될 수 있는 상황인지 확인하고, 임상적으로 문제가 없으면 이식 이전에 감염을 치료하며, 이식 후의 감염발생 위험을 인식하고 예방하기 위한 전략을 수립하고, 예방접종을 포함하여 감염예방 방법을 적용하기 위함이다(표 5-1, 그림 5-1).

**표 5-1 이식대기자의 감염질환 사정**

| 분류 | 검사 종목 |
|---|---|
| 신체사정 | 영양상태: 악액질(cachexia), 비만, 피부(피부 병소)<br>눈, 귀, 코, 목<br>호흡기계(수포음, 건성수포음, 호흡음)<br>순환기계(마찰음, 잡음, 심내막염)<br>소화기계(설사, 출혈, 궤양)<br>비뇨생식기계[전립선 검사, 파파니콜로 도말검사(Papanicolaou test)] |
| 혈액검사 | 백혈구수감별 포함 전혈구<br>전체 대사(complete metabolic panel)<br>Cytomegalovirus IgG, IgM<br>*Toxoplasma gondii* IgG, IgM<br>Herpes simplex virus I, II IgG, IgM<br>Varicella zoster titer<br>Epstein-Barr virus IgG, IgM<br>매독혈청(rapid plasma reagin test)<br>HIV 1, 2<br>Hepatitis A, B, C<br>Lyme titer(필요한 경우)<br>당화헤모글로빈(glycosylated hemoglobin) (필요한 경우) |

| | |
|---|---|
| 다른 검사 | 흉부 X-선<br>CT스캔(필요한 경우)<br>부비동CT스캔(재발되는 부비동염 과거력, 낭성섬유증 환자)<br>복부초음파<br>결핵(Tuberculin skin test, Quantiferon gold)<br>소변, 소변배양<br>대변배양(필요한 경우)<br>대변기생충(필요한 경우)<br>치과검진 |
| 장기별 검사 | 심장이식: *Toxoplasma gondii IgG, IgM*<br>폐이식: *Aspergillus species, Burkholderia capacia* 호흡기보균확인을 위한 객담배양 |

출처: Cupples, S., Lerret, S., McCalmont, V., Ohler, L. (2017). Core curriculum for transplant nurses. 2nd ed. Philadelphia: Wolters Kluwer.

### 2) 기증자 감염 사정

기증자가 전파하는 감염은 수혜자의 유병률이나 사망률과 관련이 있다. 기증자에서 수혜자로의 예기치 못한 감염전파는 수술 술기의 발달, 면역억제, 감염예방에도 불구하고 드물지만 발생가능한 합병증이다. 기증자에 대한 감염관련 검사는 그림을 참조한다(그림 5-1).

## 2 예방접종

장기이식 수혜자는 이식 후 면역억제 상태에 있게 되므로 이식 후 백신의 효과는 일반인에 비해 감소한다. 따라서 이식을 기다리는 동안 예방접종을 통해 면역을 획득하는 것이 중요하다. 이식 전에 미리 예방접종과 과거력에 대한 조사와 항체 형성 유무에 대한 검사가 필요하다. 모든 예방접종은 이식 전에 이루어지면 가장 좋으나, 불활성화 사백신은 이식 후에 투여하여도 비교적 안전하다. 생백신은 이식 후에는 투여할 수 없으므로 홍역, 볼거리, 풍진, 수두 백신 등은 이식 전에 완료되어야 한다. 이식 전에 시행하는 모든 예방접종은 늦어도 이식 2주 전에 완료되도록 한다.

**기증자 검사**

역학적 과거력
혈청검사(VDRL, HIV, CMV, EBV, HSV, HBV, HBsAg, HBsAb, HCV)
혈액과 소변 배양
흉부 X-선
현재 감염(적절한 치료)
가능성이 있는 감염(예, 뇌염, 패혈증)
역학적 과거력과 최근 노출력에 따르는 특수면역, 핵산, 항원검사(예, *Pneumocystis jirovecii*, west Nile virus, HIV, HCV 등)

**이식대기자 검사**

역학적 과거력
예방접종력
혈청검사(VDRL, HIV, CMV, EBV, HSV, HBV, HBsAg, HBsAb, HCV)
튜베르쿨린 피부 검사
혈액과 소변 배양검사
흉부 X-선 검사
현재 감염
- 과거 균장착: 예방적 치료
- 현성감염: 적절한 치료

가능성이 있는 감염(예, 뇌염, 패혈증)
역학적 과거력과 최근 노출력에 따르는 특수면역, 핵산, 항원검사(예, *S. stercoralis*, Histoplasma, Toxoplasma, Coccidioidis, HBV 또는 HCV의 바이러스 혈청 농도)

→

**위험사정**

감염 고위험
- 림프구제거를 동반한 유도치료
- 고용량 스테로이드
- 혈장분리교환술(plasmapheresis)
- 거부반응 고위험
- 조기 거부반응
- 이식편 기능이상
- 기증자나 수혜자의 현성 또는 잠재감염
- 술기관련 합병증
- 봉합부위 누출
- 출혈
- 창상감염 또는 치유지연
- 기도삽관의 연장
- 수술용 혈관, 요로 카테터 삽입기간 연장

감염 저위험
- 면역학적 내성
- 적절한 HLA 매칭
- 성공적 수술
- 적절한 예방적 항생제
- 효과적인 항바이러스 예방약
- *Pneumocystis jirovecii*감염에 대한 예방약
- 적절한 예방접종

**그림 5-1** 이식 당시의 감염 위험도 평가

기증자로부터 전달되거나 이식대기자에서 활성화된 감염의 위험은 이식 당시에 평가할 수 있다. 기증자 및 이식대기자 선별검사는 과거력과 혈청검사에 근거한다. 타당도가 높은 분자 및 단백질 기반의 분석법을 사용하면 장기이식의 안전성을 향상시키면서 잠재적으로 감염된 이식편의 사용을 확대시킬 수 있다. 이식대기자의 위험은 수술, 역학적 특성 및 면역억제의 강도에 따라 결정된다. VDRL (Venereal Disease Research Laboratory) 검사, HIV (human immunodeficiency virus), CMV (cytomegalovirus), EBV (Epstein-Barr virus), HSV (Herpes simplex virus), VZV (Varicella Zoster virus), HBV (Hepatitis B virus), HBsAg (B형 간염 표면 항원), HBsAb (B형 간염 표면 항원에 대한 항체), HCV (Hepatitis C virus) 등이 있다.

출처: Fishman, J.A., Marr, K.A., & Thomer, A. R. (2015). Infection in the solid organ transplant recipient. Available at http://www.uptodate.com/contents/infection-in-the-solid-organ-transplant-recipient? source=search_result&search=solid+organ+transplant&selectedTitle=1%7E150#H28.

## 1) 이식 전후 수혜자의 예방접종

홍역, 볼거리, 풍진(measles-mumps-rubella, MMR) 예방접종은 이식 후 면역억제제를 복용하면 접종 금기가 되므로 이식 전에 대기자의 검사 결과를 바탕으로 추가 접종이 필요하면 일정에 따라 접종한다. 이식 후에 백신을 투여해야 하는 경우, 그 시기는 일반적으로 면역억제제가 어느 정도 기저상태에 도달한 시점인 이식 후 3~6개월에 재시작하는 것을 추천한다. 하지만 인플루엔자는 발병률이 높고 이식환자에서 이환율과 사망률이 높으므로, 여러 연구를 통하여 이식 후 조기에 예방접종을 시행하여도 비교적 안전하고 예방효과도 건강한 사람에 비하여 열등하지 않은 것으로 알려져 있다. 따라서 인플루엔자는 이식 후 1개월부터 유행시기가 오기 전에 불활성화 백신으로 투여할 수 있다.

이식 전에 항체가를 확인한 후 면역력이 없는 경우 장기이식 두 달 전에 접종을 마쳐야 하는 감염으로는 홍역, 볼거리, 풍진, 수두가 해당된다. 이식과 상관없이 항체가를 확인하여 접종하는 것은 A형 간염, B형 간염이며, 항체가와 상관없이 접종해야 하는 것은 인플루엔자이고 인플루엔자는 매년 접종해야 한다. 접종력만을 확인하여 접종하는 것은 Tdap(파상풍, 디프테리아, 백일해) 혹은 Td(파상풍, 디프테리아)이다. 폐알균 백신과 대상포진 백신에 대하여는 아직 추가적인 연구가 필요하다. 간이식의 경우에는 비장절제술이 동시에 이루어지기도 하는데, 이런 경우에는 비장절제술을 계획하는 단계에서 고형장기이식 이외에 비장절제환자에게 필요한 예방접종도 시행해야 한다. 국내에서는 수막알균 백신으로 멘비오(Menveo®) 주사제를 사용할 수 있다. 이식 전후에 수혜자에게 권장하는 예방접종 목록은 다음과 같다(표 5-2).

## 2) 수혜자 가족과 의료종사자의 예방접종

환자 본인 이외에도 수혜자의 가족 및 의료종사자에게 예방접종이 필요한 경우가 있는데, 특히 인플루엔자 백신은 반드시 가족도 함께 접종해야 한다. 가족 중에 홍역, 볼거리, 풍진, 수두 등 생백신으로만 예방이 가능한 질환에 걸릴 위험이 있는 소아가 있는 경우에는 반드시 가족의 백신 접종을 고려해야 한다. 예방접종을 실시한 소아의 백신으로 인해 면역저하환자에게 질병이 전파되었다는 보고는 없으나, 예방접종 후에 발진이 생긴 경우에는 이들 질환에 감수성이 있는 수혜자와의 접촉을 피한다(표 5-3).

표 5-2 이식환자에게 이식 전후에 권장되는 예방접종

| 예방접종 | 이식 전 | 이식 후 | 참고사항 |
|---|---|---|---|
| 사백신(killed vaccine) | | | |
| A형 간염(hepatitis A) | + | + | 항체보유 확인 |
| B형 간염(hepatitis B) | + | + | 항체보유 확인 |
| 인플루엔자(influenza) | + | + | 불활성화 백신 권장 |
| 폐알균(pneumococci) | + | + | 조합백신(conjugate vaccine)에 대한 자료는 제한적 |
| 파상풍, 디프테리아, 백일해(tetanus, diphtheria, pertussis (Tdap, Td) | + | + | |
| B형 헤모필루스 인플루엔자(hemophilus influenza B) | + | + | |
| 수막알균(meningococci) | + | + | 위험 정도(예, 비장절제술 환자)에 따라 접종 |
| 약독화백신(live attenuated vaccine) | | | |
| 홍역, 볼거리, 풍진(measles, mumps, rubella, MMR) | + | − | |
| 수두(varicella zoster) | + | −/+ | 안전성 자료가 불확실 |
| 대상포진(herpes zoster) | + | − | 이식환자에 대한 안전성 자료는 부족 |

출처: 김윤정 & 김상일. (2014). 장기이식환자에서의 예방접종. Korean Journal of Transplantation. 28, 195-199. http://dx.doi.org/10.4285/jkstn.2014.28.4.195.

표 5-3 수혜자 가족과 의료종사자의 예방접종

| 예방접종 | 이식 전 | 이식 후 | 참고사항 |
|---|---|---|---|
| 인플루엔자(influenza) | + | + | 생백신은 금기 |
| A형 간염(hepatitis A) | + | + | |
| B형 간염(hepatitis B) | + | + | |
| B형 헤모필루스 인플루엔자(hemophilus influenza B) | + | + | |
| 파상풍, 디프테리아, 백일해(tetanus, diphtheria, pertussis (Tdap, Td) | + | + | |
| 수두(varicella zoster) | + | + | |
| 홍역, 볼거리, 풍진(measles, mumps, rubella, MMR) | + | + | |

출처: 김윤정 & 김상일. (2014). 장기이식환자에서의 예방접종. Korean Journal of Transplantation. 28, 195-199. http://dx.doi.org/10.4285/jkstn.2014.28.4.195.

# 3 해외여행 시의 예방접종과 감염예방

## 1) 황열

황열은 아프리카나 남미를 방문하는 경우에 황열 예방접종 증명서가 필요한 경우가 있는데, 황열은 생백신이므로 이식 전에는 접종이 가능하지만 이식 후에는 금기이다. 일부 국가에서는 면역저하 환자의 경우 접종 증명서를 면제해 주는 경우가 있으므로 확인이 필요하다.

## 2) 수인성 감염병

수인성 감염병으로는 콜레라, 장티푸스, 세균성 이질, A형 간염 등이 있다. 장티푸스백신은 일반 성인에서 필수 접종은 아니지만, 이식환자 중 장티푸스 보균자와 밀접하게 접촉하는 가족이나 유행지역(동남아시아, 인도, 중동, 중남미, 아프리카 등)으로 여행 혹은 장기간 체류하는 경우 접종을 고려할 수 있다. 경구로 투여하는 장티푸스 생백신은 금기이며, 다당류 백신은 이식 후에도 접종이 가능하다. 콜레라 예방접종도 일반 성인에서 권장되지는 않으나 콜레라 유행지역으로 여행하는 경우 고려할 수 있으며, 국내에서 경구용 불활성화 백신으로 이식 후 투여가 가능하다. 이와 같은 수인성 감염질병은 발열, 피로, 식욕부진, 설사 등의 증상으로 나타난다. 여행 중 수인성 감염병을 예방하기 위해 수시로 손을 깨끗이 씻고, 물은 반드시 끓여 먹거나 포장된 물을 섭취해야 하며, 해외여행 중 길거리에서 판매하는 음식은 위생상태가 불량한 경우가 많기 때문에 먹지 않는 것을 권장한다. A형 간염의 경우 1차, 2차로 2회 접종을 하는데, 1차 접종을 한 후 6개월 지나서 2차 접종이 가능하기 때문에 여행을 가기 6개월 전 1차 예방접종을 받아야 한다. 따라서 A형 간염이 유행하는 지역으로 여행을 계획할 때는 6개월 이전부터의 준비가 필요하다.

## 3) 파상풍

파상풍은 피부의 상처를 통해 균이 침투하여 생기는 질병인데, 주위 근육이 수축하는 증상이 나타날 수 있다. 아메리카나 아시아 지역의 여행 시 필요에 따라 예방접종을 실시해야 한다. 파상풍 예방접종은 Td 또는 Tdap으로 접종하는데 생백신이 아니므로 이식 후 접종이 가능하나, 이식 후 백신의 효과에 대한 자료가 부족하므로 추가 연구가 필요하다.

### 4) 중동호흡기증후군

2015년 우리나라를 공포에 떨게 했던 중동호흡기증후군 즉 메르스는 명확한 감염원이나 감염경로를 알 수 없는 질환이다. 중동호흡기증후군은 감염된 후 14일 이내에 발열을 동반한 기침, 호흡기 증상이 나타난다. 낙타와 접촉하는 것이 중동호흡기증후군과 밀접한 관련이 있는 것으로 추정하고 있으므로, 중동지역을 여행할 때는 낙타 등 동물과의 접촉을 피해야 하며, 손을 자주 씻고 호흡기 증상이 있을 때는 꼭 마스크를 착용해야 한다. 그리고 발열이나 호흡기 증상이 있는 사람과의 밀접한 접촉은 피한다. 중동호흡기증후군은 현재 예방백신과 치료제가 개발되지 않아 예방수칙을 따르는 것이 최선의 방법이다.

### 5) 말라리아

말라리아는 아직 백신이 개발되지 않은 질병이기 때문에 가능한 모기에 물리지 않는 것이 예방을 위해 가장 중요하다. 동남아시아, 중부 아프리카, 중남미 등의 지역을 여행할 때에는 말라리아 예방약 복용을 권장하는데, 여행하는 지역에 따라 복용해야 하는 예방약제가 다르며, 일부 약제는 출발 일주일 전부터 복용을 시작해야 하는 경우도 있다. 또한 대부분의 항말라리아 약물은 간에서 배설 대사되며, 간에 심각한 손상이 있는 경우 간에서 해독작용이 원활하지 않아 약물 축적의 위험성이 존재한다. 반드시 전문의와 상담하여 본인의 몸 상태를 체크한 후 예방약제를 결정해야 한다.

### 6) 기타

뎅기열, 홍역, 수막알균뇌수막염, 광견병 등과 같은 다양한 질병에 노출될 수 있다. 해외여행을 계획하는 경우 질병관리본부 홈페이지에 접속하면, 방문하려는 국가의 감염병 발생 정보를 확인할 수 있다. 출국 전에 병원의 감염내과나 해외여행클리닉을 방문해서 상담 및 예방접종을 받는 것이 필수적이다.

# 4 이식 후 감염

감염 발생 초기의 정확한 진단과 적극적인 치료는 이식 후 좋은 성과를 이루는데 필수적이다. 감염의 원인은 흔한 바이러스와 세균으로 인한 감염부터 면역기능이 저하된 환자에게 발생하는 희귀한 기회감염까지 매우 다양하다. 면역억제는 미생물 침입 시에 발생하는 정상적인 염증반응을 손상시킨다. 장기이식 후 감염은 일반적으로 이식 후 1개월 이내, 6개월 이내, 6개월 이후의 세 시기로 구분한다(그림 5-2).

## 1) 이식 후 1개월 이내

아직 면역억제제의 효과가 최대에 이르지 않았고 이식수술과 관련된 일반적인 수술 후 감염이 더 문제가 되는 기간이다. 따라서 이 시기의 감염은 의료관련감염(healthcare-associated infection)을 흔히 일으키는 미생물들이 주요 원인이 된다. 특히 장기이식 수혜자 자신의 몸에 상재하고 있던 세균이나 칸디다와 같은 진균이 주로 문제가 되며, 수술부위 감염이나 중심정맥관, 인공호흡기와 같은 각종 의료기구 관련 감염이 주된 감염 부위이다. 드물지만 기증자 또는 이식장기(allograft)에서 기인하는 감염이 문제가 되기도 한다.

## 2) 이식 후 1개월에서 6개월 사이

이 시기에는 수술 후 상태로부터 어느 정도 회복이 되었고, 면역억제제의 강도가 최대에 이르는 시기이므로 각종 기회감염이 문제가 된다. 일반적으로는 고형장기이식 후 6개월 정도의 시점이 되면 면역억제제를 점차 줄이면서 최소로 유지하게 된다. 그러나 거부반응 등으로 면역억제제를 예정대로 줄이지 못하면 기회감염이 주로 발생하는 시기가 6개월 이후까지로 연장될 수도 있다. 이식 후 6개월까지는 보통 폐포자충 폐렴(*Pneumocystis jirovecii* pneumonia, PCP)을 예방하기 위해 trimethoprime/sulfamethoxazole (TMP/SMX)을 투약하게 된다. TMP/SMX을 예방적으로 투약하면 PCP 이외에도 *Listeria monocytogenes, Toxoplasma gondii, Nocardia*와 같은 기회감염들도 함께 예방되는 효과를 얻을 수 있다. 다양한 바이러스 감염, 진균 감염과 이식장기의 거부반응도 이 시기에 주로 문제가 된다.

## 3) 이식 후 6개월 이후

조혈모세포이식과는 달리 고형장기이식 후에는 면역억제제를 최소한의 용량이더라도 거의 평생 복용해야 하므로 기회감염의 가능성은 항상 가지고 있다. 그러나 이식 후 6개월부터는 면역억제제를 최소로 유지하게 되므로 주로는 지역사회에서 기인하는 일반적인 감염(community-acquired infection)을 먼저 생각해야 한다.

위와 같은 고형장기이식 후 주로 발생하는 감염에 대한 시기 구분은 일반적인 고형장기 전체에 적용되는 분류이다. 그러나 이식장기의 종류에 따라서는 이식 수술 후 회복 시기가 얼마나 길어지는지, 면역억제제를 이식 후 얼마 동안 강하게 유지하는지에 따라 조금씩 달라질 수 있다. 예를 들어, 간이식의 경우 다른 장기에 비해 기술적으로 매우 복잡하고 수술 시간도 길며 수술 중 오염의 가능성이 있는 복강 내에서 이루어지기 때문에, 수술 후 감염이나 의료관련감염이 주로 문제가 되는 첫 번째 시기가 이식 후 약 두 달 정도로 다른 고형장기이식에 비해 좀 더 연장될 수 있다

감염은 고형장기이식 후 일반적으로 예측 가능한 패턴으로 발생한다. 감염의 발달은 예방적 치료에 의해 지연되지만, 면역억제정도의 증가, 백혈구 감소증을 유발할 수 있는 약물에 의한 독성 작용, 또는 cytomegalovirus (CMV), hepatitis C virus (HCV) 또는 Epstein-Barr virus (EBV) 감염과 같은 면역 관련 바이러스 감염에 의하여 가속화될 수 있다. 장기이식 시 기증자 및 수혜자 선별, 수술의 기술적 결과 및 이식 거부를 예방하기 위해 필요한 면역 억제의 강도에 따라 시기별로 감염 위험에 차이가 있을 수 있다. 결과적으로 감염의 위험성에 대한 지속적인 평가는 예방과 면역억제치료를 조절하는데 사용된다.

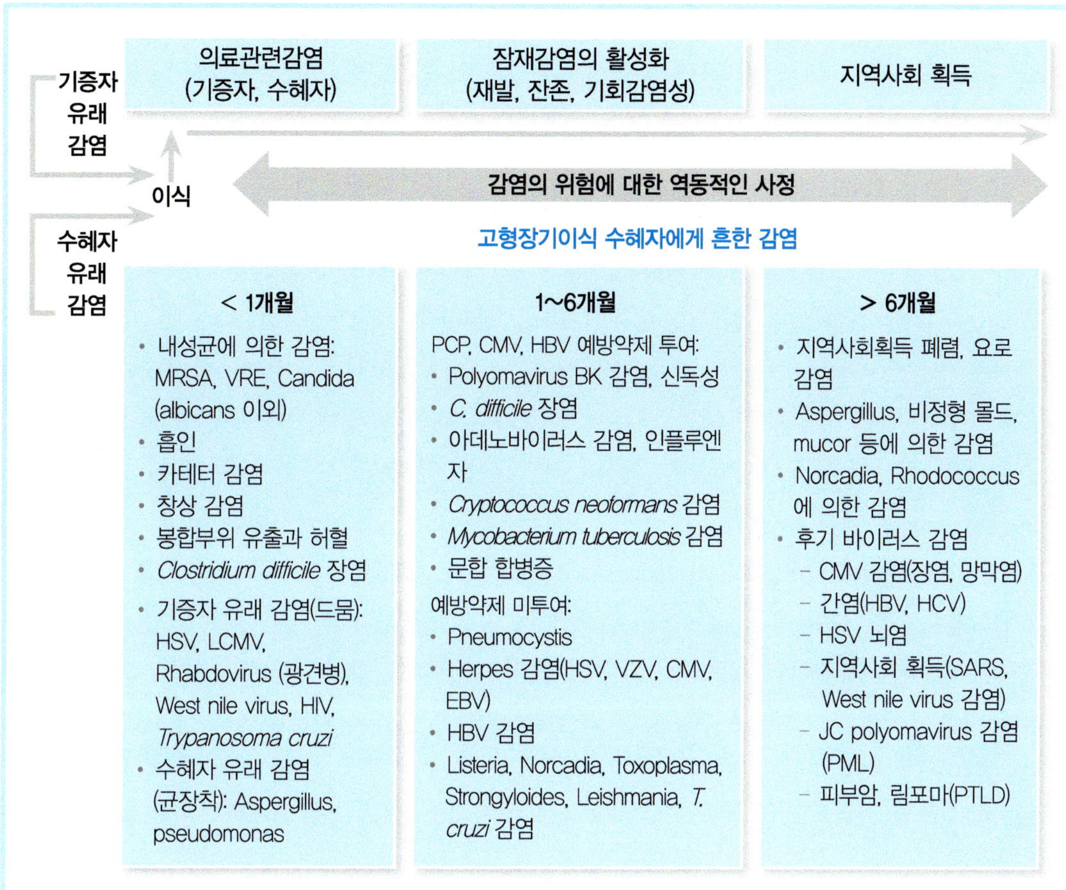


**그림 5-2** 장기이식 후 감염의 시기별 변화

MRSA (methicillin-resistant *Staphylococcus aureus*, 메티실린내성 황색포도알균), VRE (vancomycin-resistant *enterococcus*, 반코마이신내성 장알균), HSV (herpes simplex virus, 단순포진바이러스), LCMV (lymphocytic choriomeningitis virus, 림프성 흉막염 바이러스), HIV (human immunodeficiency virus, 인간면역결핍바이러스), PCP (*Pneumocystis jirovecii* pneumonia), HBV (hepatitis B virus, B형 간염 바이러스), VZV (varicella-zoster virus, 수두·대상포진 바이러스), SARS (severe acute respiratory syndrome, 중증급성호흡기증후군), PML (progressive multifocal leukoencephalopathy, 진행성 다병성 백혈구증), PTLD (post-transplant lymphoproliferative disorder, 이식 후 림프증식성장애)

출처: Fishman, J.A., Marr, K.A., & Thomer, A. R. (2015). Infection in the solid organ transplant recipient. Available at http://www.uptodate.com/contents/infection-in-the-solid-organ-transplant-recipient?source=search_result&search=solid+organ+transplant&selectedTitle=1%7E150#H28.

# 5 감염의 임상형태

미생물 침범과 관련된 염증 반응이 면역억제 요법에 의해 영향을 받기 때문에, 이로 인해 증상이 악화되고 임상 및 방사선학적 특징도 달라진다. 발열이 감염을 예측하는 지표로서 기능하지 못하여, 감염의 최대 40%는 발열을 일으키지 않으며(특히 진균 감염의 경우) 발열의 22%는 비감염성이었다. 임상 증상이 나타날 때 이미 감염이 진전(또는 전신 파종)되어 있는 경우가 많다.

혈청 양성 전환이 종종 지연되기 때문에 혈청학적 검사는 일반적으로 면역저하 상태에서 급성 감염의 진단에 유용하지 않다. 혈청학적 검사는 잠재적인 감염을 확인하거나 이식 이전의 감염 노출을 확인하는 데 활용된다. 미생물 배양검사는 항원기반검사(예: 효소결합면역흡착분석, enzyme-linked immunosorbent assays, ELISA) 또는 핵산기반분자분석(예: 중합효소연쇄반응, polymerase chain reaction, PCR)에 의하여 보완될 수 있다.

이식 수술 후 변형된 인체 구조는 감염의 물리적 징후를 변화시킬 수 있다. 진단은 종종 컴퓨터 단층 촬영(CT) 또는 자기공명영상(MRI)과 같은 영상검사로부터의 해부학적 자료를 필요로 한다.

병리검사와 미생물검사를 위한 조직 생검은 이식받은 사람에게 특정한 미생물학적 진단을 내리기 위해 필요하다. 이러한 임상 검체는 성공적인 치료의 기회를 높이고, 치료의 부작용을 최소화하며, 환자의 질병이 진행되어 더 이상 이러한 검사를 수행할 수 없기 전에 획득해야 하므로 임상 과정 초기에 수집해야 한다.

항균요법의 선택은 치료의 긴박성과 약물 독성 및 약물 상호작용의 발생으로 다른 환자보다 더 복잡하다. 항균제 내성은 면역저하 상태의 숙주에서 증가하며 항균 요법의 선택에서 반드시 고려되어야 한다. 항균제만으로는 종종 부적절하므로 국소감염을 치료하기 위해 종종 외과적 시술(예, debridement)이 필요하다.

약물 농도 모니터링은 면역억제 수준에 대한 전반적인 지침이 될 뿐, 환자는 예상보다 더 높거나 낮은 면역억제 수준을 타나낼 수 있다. 면역억제제의 부작용도 흔하게 발생한다.

이러한 모든 이유 때문에 장기이식 환자의 감염은 약물 치료와 예방접종을 포함하여 질병 예방에 중점을 두어야 한다. 일반적으로 광범위, 경험적 항생제보다는 원인미생물에 따른 항생제가 선호된다. 특정 항생제는 cyclosporin이나 tacrolimus와 심하게 상호작용하여 신독성을 발생시킬 수 있다. 특히 macrolide와 azoles은 가능한 한 피해야 하는데 이들 항생제는 cyclosporin, voclosporin, pimecrolimus, tacrolimus와 같은 칼시뉴린(calcineurin) 억제제의 혈중농도를 상승시키기 때문이다. 처방을 피하기 어려운 경우에는 칼시뉴린 억제제 혈중농도를 철저히 모니터해야 한다.

## 1) 세균감염

고형장기이식환자의 감염원으로 세균이 가장 흔한 원인미생물이다. 세균감염은 유병률과 사망률 증가와 관련되어 있고, 특히 최근에 빠르게 증가하는 다제내성세균이 많이 문제가 되고 있다. 다제내성세균으로는 그람음성간균(*Pseudomonas aeruginosa*, extended-spectrum β-lactamase (ESBL) 생성 Enterobacteriaceae 등)과 그람양성균(VRE, MRSA 등)이 흔하다. 모든 종류의 고형장기이식에서 가장 흔한 세균감염은 폐렴이다. 또한 일반적인 수술 환자들에서 발생하는 세균감염과 크게 다르지 않다. 고형장기이식 환자에서 세균감염증 예방은 일반적인 외과 수술의 예방적 항생제 지침에 준해서 시행한다. 각 이식장기별로 발생가능한 세균감염은 다음과 같다.

### (1) 간이식

간이식은 다른 고형장기이식에 비해 기술적으로 매우 복잡하고 수술 시간도 길며, 수술 중 오염의 가능성이 있는 복강 내에서 이루어지기 때문에 수술 후 세균 감염이 더 잘 발생할 수 있다. 국내 연구결과에 따르면, 생체 기증자 간이식 후 발생한 감염은 간농양, 감염된 담즙류(biloma)를 포함한 복강내 감염(38%)이 가장 흔하였고, 그 다음으로 원인병소가 확인되지 않은 일차 균혈증(17%), 폐렴(15%)의 순이었다. 이식 후 감염의 발생 시기는 이식 초기인 한 달 이내가 약 40%를 차지하였다. 이식 후 초기를 지나면 담관 협착과 같은 담도 합병증과 관련된 담도 감염이 가장 흔하고, 수술 후 담관 협착의 빈도는 생체 기증자 간이식에서 더 흔하다. 간이식 환자에서 담관염이 발생하면 일반적으로 고열과 복통을 동반하지만, 이러한 증상들은 이식거부반응에서도 비슷하게 나타날 수 있어서 주의가 필요하다.

### (2) 신장이식

신장이식 후 가장 흔한 감염은 요로감염이다. 우리나라의 한 대학병원에서 시행한 연구결과에 따르면, 신장이식 후 2년 이내에 31%의 환자가 요로감염을 경험하며 이 중 70%는 무증상 세균뇨이고 나머지 30%만 증상을 동반하는 방광염이나 신우신염이었다. 요로감염의 36%는 이식 후 1개월 이내에, 60%는 6개월 이내에 발생하여 이식 후 초기에 주로 발생하였다. 신장이식 후의 요로감염이 이식신장(allograft)의 기능소실(graft loss)과 관련이 있을 수도 있으므로, 증상을 동반하는 요로감염은 적절한 항생제 치료가 필요하다. 무증상 세균뇨 여부를 알기 위해 일반적으로 이식 후 초기에는 정기적인 소변배양 검사를 시행하지만, 무증상 세균뇨를 꼭 치료해야 하는지, 신장이식 후 요로감염을 예방하기 위해 일정 기간 예방 항생제 투약이 필요한지에 대해서는 아직 정해진 지침은 없다.

### (3) 췌장이식

가장 흔한 세균감염은 창상감염과 복강내 감염이며, 주로 장내세균에 의하여 발생한다. 외분비액(exocrine secretion)을 요로배액(urinary drainge)하는 경우에 방광 내에 세균이 많이 자라게 되면서 요로감염이 발생한다. 이 외에 복막(abdominal wall)의 연조직염(cellulitis), 췌장주위농양(peripancreatic abscess), 복막염(peritonitis) 등이 발생할 수 있다. 주요 원인 세균은 그람양성 구균과 그람음성 세균, 혐기성 세균이다.

### (4) 심장이식

가장 많이 발생하는 세균감염은 인공호흡기관련 폐렴이며 그람음성 간균(*Pseudomonas aeruginosa, Klebsiella pneumoniae*), 다른 장내세균군속(Enterobacteriaceae)이 주요 미생물이다. 이외에 황색포도알균(*Staphylococcus aureus*), 응고효소음성포도알균(coagulase-negative staphylococci)에 의한 흉골절개부위감염, 균혈증, 폐렴 등이 있다.

### (5) 폐이식

폐렴이 가장 흔하고 유병률이 72%까지 보고되기도 하였으며, 원인 미생물로 세균이 대부분이었다. 폐이식 수혜자의 폐렴 원인 세균은 그람음성 간균인 장내세균군속(Enterobacteriaceae)과 녹농균(*Pseudomonas aeruginosa*)이 가장 흔하고, 그 이외에 황색포도알균(*Staphylococcus aureus*), 인플루엔자균(*Hemophilus influenzae*), 폐렴사슬알균(*Streptococcus pneumoniae*) 등이다. 폐이식 후에는 기침 반사의 결함, 점막섬모의 청결 작용 부족, 허혈, 복부림프배액(abdominal lymph drainage), 재관류 시 손상(reperfusion injury) 등에 기인하여 폐렴이 많이 발생한다.

## 2) 바이러스 감염

고형장기이식 후의 바이러스 감염으로는 헤르페스군에 속하는 DNA 바이러스인 cytomegalovirus (CMV), herpes simplex virus (HSV), varicella-zoster virus (VZV), Epstein-Barr virus (EBV) 감염이 대표적이다. 이외의 중요한 DNA 바이러스로는 BK 바이러스, parvovirus B19, adenovirus 등이 있다. RNA 바이러스로는 influenza를 포함하여 지역사회에서 계절별로 유행하는 다양한 호흡기 바이러스들이 있다.

### (1) CMV 감염

CMV는 고형장기이식 후 성적에 안 좋은 영향을 줄 수 있는 가장 흔하고도 중요한 바이러스이다. CMV는 모든 체액을 통해 분비가 될 수 있어서 분만 과정이나 모유 수유, 또는 유치원이나 학교에 다니기 시작하여 친구들과 밀접한 접촉을 하면서 감염된다. CMV는 한번 우리 몸에 들어오면 평생 동안 감염 상태에 있게 된다. 정상적인 사람에서도 평소에는 활성화되지 않고 잠복감염 상태로 있다가 전신적인 상태가 안 좋아지면 일시적으로 재활성화가 될 수 있다. 우리나라 성인의 CMV 항체 양성률은 97~98%로 매우 높다.

이와 같이 우리나라 성인에서는 거의 대부분이 CMV 항체 양성이므로 고형장기이식 후의 CMV 감염은 주로 재활성화에 의한 것이다. CMV 재활성화 감염은 이식 후 3~12주 사이에 많이 발생한다. CMV 재활성화 감염이 모두 치료의 대상이 되지는 않는데, 감염의 일부에서만 증상을 동반하고 항바이러스제 치료가 필요한 질병을 일으킨다. 가장 흔히 침범하는 장기는 위, 소장, 대장 등의 위장관이고, 간이식 환자에서는 다른 고형장기이식 환자보다 간염의 형태로 나타나는 경우가 흔하다. 국내 연구에서 이식 전에 이미 CMV 항체 양성인 신장이식 환자에서 이식 후 CMV 감염은 약 54~61%에서 생기지만 증상을 동반한 CMV 질병은 약 4~5%에서 발생하였다. 심장이식 후에는 CMV 감염은 59%에서, CMV 질병은 7%에서 발생하였다. 간이식 후에는 14%에서 CMV 질병이 발생하였다.

### (2) HSV 감염

우리나라 사람들은 어릴 때 이미 HSV에 감염이 되어 잠복 감염 상태에 있는 경우가 대부분이다. 가장 흔한 예로 HSV는 건강한 사람도 피곤하면 재활성화되어 입가에 물집이 잡혔다가 시간이 지나면서 저절로 좋아진다. 장기이식 환자와 같이 면역기능이 떨어진 상태에서는 구강과 인두에 물집이나 궤양을 형성하는 HSV 감염이 생길 수 있고, 또한 식도염, 항문

성기 질환 등도 일으킬 수 있다. 감염의 가장 심한 형태로는 전신에 HSV가 퍼지는 파종성(disseminated) 감염이 생길 수 있으나, 조혈모세포이식 환자에 비하여 고형장기이식 환자에서는 발생이 훨씬 드물다.

### (3) VZV 감염

VZV가 재활성화되면 대상포진이 발생한다. 국내 대학병원에서 시행한 연구결과에서 신장이식 후 5% 정도의 환자에서 대상포진이 발생하였는데, 발생한 경우 이식 후 2개월 이내에 52%가, 1년까지 81%가 발생한다고 하였다. 이식 후 대상포진의 발생률은 이식 후 예방적 바이러스제 투약에 따라 차이가 있는데, CMV 예방을 위해 일정 기간 항바이러스제를 투약하는 경우라면 VZV에 대해서도 같이 예방이 된다.

### (4) EBV와 이식 후 림프구 증식성 질환

EBV는 대부분 어릴 때 일차 감염이 발생하지만 이 때는 증상이 없거나 가볍게 앓고 지나간다. 일부 건강한 젊은 성인에서는 일차 감염에 의해 발열, 인두통, 림프절 종대 등이 나타나는 전염성단핵구증이 발생하기도 한다. 고형장기이식 후 다른 헤르페스균에 의한 바이러스 감염은 바이러스증후군이나 조직침범 질병을 일으키는 반면에, EBV 감염은 이식 후 림프증식성 질환(post-transplant lymphoproliferative disorder, PTLD)과 관련이 있다는 것이 임상적으로 문제가 될 수 있다. PTLD는 저절로 좋아지는 경우에서부터 악성림프종에 이르기까지 다양한 임상양상을 보인다.

### (5) BK virus 감염

BK virus는 폴리오마바이러스(poliomavirus)에 속하는 이중 가닥 DNA 바이러스이다. 1971년에 신장이식 환자의 소변에서 처음 분리되었고, 1978년에 신장이식 후 요관협착(ureter stricture)을 일으킬 수 있다는 것이 밝혀졌다. 1995년에 BK virus 감염이 신장이식 후 거부반응과 유사한 임상양상을 보일 수 있다는 것이 알려지면서 신장이식에서 중요한 바이러스로 간주되고 있다. BK virus는 어릴 때 상기도 감염의 형태로 일차 감염이 된 후 비뇨생식관에 잠복감염 상태로 있게 되고, 성인의 약 80% 정도가 항체 양성 반응을 나타낸다. 신장이식 후 재활성 감염이 될 수 있는데, 이 중 일부에서 거부반응과 유사한 임상양상을 보이는 BK virus 신증(BK virus associated nephropathy)을 일으킨다. BK virus 신증은 이식신의 조직검사를 통해 확진할 수 있다.

BK virus는 신장이식 후 29% 환자의 소변에서 검출되고 13%에서는 혈액에서도 분리되며 약 6%의 환자에서는 BK virus 신증이 발생한다. BK virus 신증은 신장이식 후 약 7개월 전후로 많이 발생하며, BK virus 신증이 발생하면 약 44%에서 결국 이식신의 기능이 소실된다는 점에서 임상적으로 매우 중요한 바이러스이다. 국내 연구들에서는 신장이식 후 약 1~5%에서 BK virus 신증이 생기고 이 중 22~29% 에서 이식신 기능소실이 발생하였다.

### (6) Parvovirus 감염

Parvovirus B19는 단일 가닥 DNA 바이러스로 호흡기 비말을 통해 주로 겨울에서 봄 사이에 감염이 된다. 주로 소아에서 전염성 홍반(erythema infectiosum)을 일으킨다. 우리나라 성인에서는 항체 양성률이 약 60% 정도이다. 면역기능이 정상인 사람은 감염이 되면 평생 면역을 획득하지만 고형장기이식 환자와 같은 면역저하자에서는 골수세포에 잠복해 있다가 재활성화 감염이 생길 수 있다. Parvovirus B19이 주로 적혈구의 전구세포에서 복제가 되므로 고형장기이식 후 지속적인 빈혈의 증상으로 나타나는 경우가 가장 흔하다. 이외에 드물게 범혈구감소증(pancytopenia), 간염, 심근염, 폐렴, 혈관염 등을 일으킬 수 있다. 대부분 이식 후 3개월 이내의 초기에 발생한다. 우리나라의 한 대학병원에서 신장이식 후 정기적으로 parvovirus B19를 정량 real-time PCR로 추적 조사한 자료에 따르면, 59%에서 감염이 있었고 지속적인 빈혈이 나타난 환자는 11%이었다.

### (7) Adenovirus 감염

Adenovirus는 이중 가닥의 DNA 바이러스이다. 정상인에서도 일 년 내내 호흡기 감염, 위장관염, 결막염 등 다양한 형태의 질병을 일으킨다. 고형장기이식 후 초기에 소아 환자의 6%, 성인의 10%에서 adenovirus에 의한 발열, 위장관염, 방광염 등을 경험하지만 대부분 저절로 좋아진다. 고형장기이식 후 adenovirus에 의한 심한 출혈성 방광염이나 치명적인 폐렴이 발생한 증례보고들이 있지만 드물다.

### (8) 인플루엔자와 호흡기 바이러스 감염

지역사회에서 계절별로 유행하는 다양한 호흡기 바이러스 감염이 고형장기이식 환자들에서도 발생할 수 있다. Influenza A와 B virus, respiratory syncytial virus, parainfluenza virus, coronavirus, rhinovirus와 human metapneumovirus 등이 있다. 호흡기 바이러스들은 대부분 상기도 감염을 일으키지만 간혹 치명적인 폐렴을 일으키기도 한다.

## 3) 진균감염

진균은 둥근 모양의 효모(yeast)와 실 모양의 사상균(mold)으로 나뉜다. 효모에는 Candida와 Cryptococcus가 대표적이다. 사상균은 Aspergillus가 대표적이지만, 이외에도 Zygomycetes, Phaeohyphomycetes와 Hyalohyphomycetes에 속하는 사상균도 고형장기 이식 환자에서 드물게 감염을 일으킨다.

### (1) 칸디다 감염

고형장기이식 환자에서 발생하는 진균감염 중 가장 흔한 것은 칸디다(candida) 감염이다. 침습성 칸디다 감염의 대부분은 칸디다혈증(candidemia)이며 이식 후 초기에 중심정맥관과 관련하여 주로 발생한다. 칸디다혈증의 원인균으로는 *C. albicans*, *C. parapsilosis*와 *C. tropicalis*가 흔하다.

### (2) 크립토코쿠스 감염

크립토코쿠스증(cryptococcosis)은 고형장기이식 환자의 약 2.8%에서 발생하며, 칸디다 감염과 아스페르길루스증 다음으로 세 번째로 흔한 진균 감염이다. 침습성 칸디다 감염은 이식 직후 초기에 많이 발생하는 데 반해, 크립토코쿠스증은 이식한지 1년 이후에 주로 발생한다. 고형장기이식 후 발생하는 크립토코쿠스증은 두 군데 이상을 침범한 파종성 감염이 61%로 가장 흔하고, 폐에 발생하는 경우가 54%, 뇌수막염과 같은 중추신경계 침범이 52% 정도이다. 이외에도 흔하지는 않지만 피부 연조직 등 다양한 부위에서 발생할 수 있다. 폐에 발생하는 경우 결절(nodule), 종괴(mass), 또는 공동(cavity)의 형태로 나타나는데, 증상이 없이 우연히 발견되기도 한다. 증상이 없는 폐 병변으로 발견된 경우라도 파종성 감염인지를 확인하기 위해 뇌척수액 검사를 시행해야 하며, 혈청 크립토코쿠스 항원 검사가 필요할 수도 있다.

### (3) 침습성 아스페르길루스증

고형장기이식 환자에서 아스페르길루스는 칸디다 감염 다음으로 두 번째 흔한 진균 감염의 원인으로, 치명적인 침습성 아스페르길루스증(invasive aspergillosis)을 일으킬 수 있다. 가장 흔한 형태는 침습성 폐아스페르길루스증(invasive pulmonary aspergillosis, IPA)이지만, 전신의 어느 곳에서나 다 생길 수 있고 파종성 감염을 일으키기도 한다.

#### (4) 아스페르길루스 이외의 사상균 감염

접합균에 의한 감염은 과거에는 접합균증(zygomycosis)으로 부르다가, 요즘은 Mucorales 목(order)에 속하는 진균들이 가장 흔하다고 하여 털곰팡이증(mucormycosis)으로 부른다. 털곰팡이증을 일으키는 진균의 종류는 매우 다양하며, Rhizopus, Mucor, Absidia, Cunninghamella 속(genus) 등이 이에 속한다. 털곰팡이증에서 가장 잘 알려진 침범 부위는 코–눈–뇌 털곰팡이증(rhino–orbito–cerebral mucormycosis)이지만, 이외에도 전신의 어디에나 다 침범할 수 있다.

갈색사상균(Fusarium, Scedosporium 등)과 초자양사상균(Alternaria, Exophilia 등)에 속하는 사상균도 고형장기이식 환자에서 드물게 감염을 일으킨다. 고형장기이식 환자에서 사소한 상처 후에 피부연조직 감염이 생겼으나 일반적인 항생제 치료에도 좋아지지 않고 상처가 수 개월 동안 지속되는 경우를 간혹 보게 된다. 이런 환자들에서 갈색사상균과 초자양사상균에 속하는 다양한 사상균이 원인이 될 수 있다.

#### (5) 주폐포자충 감염

체내에 잠복해 있던 *Pneumocystis jirovecii*가 재활성화되면서 발병하거나 또는 공기 전파를 통해 사람 간에 감염이 전파될 수 있어서 최근 여러 보고에서 병원 내 유행이 확인되어 왔다. 면역저하 환자에서 폐렴을 일으켜서 주폐포자충폐렴(*P. jirovecii* pneumonia, PCP)으로 잘 알려져 있다. 과거 PCP 예방요법을 시행하기 이전에 조혈모세포 및 고형장기이식 환자에서 PCP 발생률은 약 5~15%였으며, 폐이식 및 심폐이식 환자들이 가장 고위험군으로서 10~40%에 달했고, 간 및 신이식 환자는 2~15%의 발생률이 보고되었다. 고형장기이식 환자들은 PCP 예방을 위해 이식 후 일정 기간 동안 항생제를 투약한다. PCP 예방이 보편화되기 전에는 이식 장기에 따라 PCP 발생률이 높았으나, 예방이 보편화되면서는 발생률이 줄었다.

### 4) 마이코박테리아 감염

#### (1) 결핵

국내 고형장기이식 후 결핵의 발생률은 신장이식에서 3~4%, 간이식에서 1.5% 정도이다. 골관절, 중추신경계, 파종성 결핵이 아니라면 고형장기이식 환자들도 6개월간의 표준치료로 충분하다.

### (2) 비결핵 마이코박테리아 감염

비결핵성 마이코박테리아(nontuberculous mycobacteria, NTM)는 *Mycobacterium tuberculosis*와 *M. leprae*를 제외한 마이코박테리아를 말한다. NTM은 주위 환경에 널리 분포하고 있고, 임상적으로나 조직학적으로 결핵균 감염증과 구분이 어려워서 임상검체에서 NTM이 분리되었을 때 오염균이나 집락균이 아닌 병원균인지를 판단하기가 쉽지 않다.

NTM 감염증은 주로 폐질환, 림프절염, 피부연조직 감염, 파종성 질환 등으로 분류한다. 이 중 폐질환이 NTM 감염증의 90% 이상을 차지하는 가장 흔한 형태로, 일반적으로 만성 호흡기 질환을 가진 환자들에서 주로 발생한다. NTM 폐질환은 폐결핵과 달리 다른 사람에게 전염력이 없으며 질병의 진행이 비교적 느리므로, 진단이 되었다고 바로 치료를 해야 하는 것은 아니고 임상경과에 따라 치료시작 여부를 신중하게 결정하여야 한다. 고형장기이식 환자가 다른 기저질환자에 비해 더 빠르게 진행하거나 예후가 나쁘다는 증거는 없으므로, 고형장기이식 환자들에게도 마찬가지로 적용이 된다.

고형장기이식 환자에서 NTM 감염은 피부연조직 감염으로 나타나는 경우가 더 흔하다. 사소한 상처 또는 의료시술 후에 피부연조직 감염이 생겼으나 일반적인 항생제 치료에도 좋아지지 않고 상처가 수개월 동안 지속되는 경우가 있는데, 이때 진균뿐 아니라 NTM이 원인이 되는 경우들이 있다. NTM 중에서도 어떤 마이코박테리아가 원인인지에 따라 항생제 선택이 크게 달라지므로 마이코박테리아 배양 검사를 시행하는 것이 중요하다. 항생제 치료만으로 좋아지지 않으면 수술적 절제를 고려하여야 한다.

## 5) 기생충 감염

원충(protozoa) 감염이 대부분으로 이중 *Toxoplasma gondii*와 *Cryptosporidium parvum*이 가장 흔하다.

### (1) 톡소포자충

톡소포자충증(toxoplasmosis)은 전형적으로 *T. gondii* 잠재감염의 활성화로 발생한다. 이 병원체가 심장 근육에서 잠복하기 때문에 심장, 심장 · 폐이식에서 좀 더 흔하게 발생한다. 예방약을 투여하지 않을 경우 혈청 양성인 기증자로부터 혈청 음성인 수혜자로 이식되었을 경우 발생률이 50%까지 증가할 수 있다. 미국에서의 연구에 의하면 심장이식에서 톡소포자충증의 전반적인 발생률은 4~12%이었다. 감염은 전형적으로 이식 후 2개월에 발생하고, 이식 거부반응의 증상과 유사하여 진단을 확정하기 위하여 심내막심장근육생검(endomyocardial biopsy)이 필요하다.

### (2) 작은와포자충

작은와포자충(*Cryptosporidium parvum*)은 감염으로 인하여 면역저하자에게 설사가 발생할 경우 매우 치명적이다. 탈수와 탈진을 교정하기 위하여 입원이 필요하며 원위 소장부에의 감염이 흔하지만, 간담도(hepatobiliary tree)에 감염이 발생할 수도 있다. 감염환자에게서 원충이 배출될 수 있으므로 감염예방을 위하여 표준주의가 적용되어야 한다. 이 감염은 분변-구강 경로나 물을 통하여 전파된다. 이 원충에 의하여 물이 오염된 지역에 거주하는 장기이식 수혜자는 물을 5분간 끓여서 사용하거나 병에 든 생수를 사용해야 하고, 수돗물이나 우물물로 제조된 얼음 조각을 사용하면 안 되고, 수도꼭지에는 필터를 설치해야 한다.

### (3) 분선충

분선충(*Strongyloides stercoralis*)은 주로 아열대 지역이나 고온 다습한 지역에 많이 분포하며, 기생 세대와 자유 세대로 생활사가 분류되는 선충류이다. 면역기능이 정상인 경우에는 분선충 감염이 있어도 증상이 경미하거나 무증상인 경우가 많으나, 스테로이드제제 등 면역 억제제를 투여받거나, 만성질환이나 악성종양으로 면역기능이 저하된 환자에서는 피부를 통해서 감염이 되면 반복해서 자가감염(autoinfection)이 발생하고, 대량의 자가감염에 의한 중감염(hyperinfection)을 초래하여 치명적일 수 있다. 이런 중감염이 있으면 사망률이 약 77%에 이른다.

## 6 감염의 예방

감염을 예방하기 위하여 의료종사자, 의료기관, 환자와 가족이 주의해야 할 사항은 다음과 같다.

### 1) 의료종사자와 의료기관

손위생을 철저히 실시한다. 이식 후 관리지침에 따라 술기 시(예, 중심정맥관 드레싱 교환 등)에 무균술을 철저히 적용한다. 이식 후 관리지침에 따라 역격리를 적용하고 청소를 철저히 수행한다. CMV 음성인 수혜자에게는 백혈구제거(leukocyte-depleted), CMV 음성 혈액제제를 사용하며 혈액에는 고효율 백혈구 필터를 사용한다. 침습적 카테터나 연결 줄은 가능한 빨리 제거한다. 관리지침에 따라 아니면 정해진 시간에 이식 후 감염감시를 실시한다. 전염성이 있는 환자를 담당하는 의료종사로부터의 교차오염을 피한다. 병원 내 고위험 구역(예, Aspergillus 아포가 있을 가능성이 높은 건축구역 등)을 통해 환자 이송 시 특정 마스크를 착용한다. Legionella 감염을 예방하기 위하여 샤워기, 화장실 설비, 에어콘 등에 대하여 감시를 실시한다. 공조체계가 잠재적으로 오염되었을 것으로 의심되는 경우(예, 건축공사)에는 고효율공기필터를 적용한다.

### 2) 수혜자와 가족

손을 자주 철저히 씻고, 질병의 징후가 있는 사람과의 접촉을 피한다. 날음식이나 덜 조리된 동물성 식품을 피하고, 날음식과 조리된 음식의 교차오염을 피한다. 저온살균(파스테리제이션)이 되지 않은 제품을 피하며, 생과일과 채소는 섭취 전 충분히 세척한다. 동물관련 잠재적인 감염원(예, 동물 우리, 새장, 어항, 애완동물)을 피한다. 최근에 바이러스 생백신(구강 폴리오, 수두, MMR 백신)을 접종받은 사람이나 유아와의 밀접한 접촉을 피한다. 이식 후 1년간은 진균감염의 잠재적 요인(예, 식물, 생화)을 피한다. 환자와 가족들은 금기가 아니라면 매년 인플루엔자 예방접종을 실시한다. 마실 물이 안전하지 않은 것으로 의심되면 물을 끓이거나(최소한 1분 이상) 증류수를 마신다. 금지약물(마약)을 사용하지 않으며, 안전한 성생활지침을 따른다. 말라리아와 다른 백신이 필요한 지역으로 여행을 가는 경우 장기이식 담당의사나 감염내과 의사에게 상담을 받는다.

# 7 결론

면역억제제의 발전으로 고형장기이식 후 거부반응이 줄고 장기 생존율은 개선되었지만, 이와 함께 감염의 위험은 증가하였다. 고형장기이식 환자에서는 매우 다양한 기회감염이 발생할 수 있다. 이식 후 시기별로 어떤 감염이 주로 문제가 되는지, 그리고 이식장기 별로 특히 문제가 되는 감염에는 어떤 종류가 있는지에 대한 이해가 필요하다.

면역이 억제된 환자는 예방접종에 대한 반응이 더 적게 나타날 수 있으므로 이식 전에 예방접종 여부를 재확인하는 것이 중요하다. 예방접종은 가능한 한 질병 초기에 투여하는 것이 좋은데, 심한 말기 장기부전 환자의 경우에는 예방접종의 효과가 저하될 수 있기 때문이다. 면역이 저하된 환자는 상대적으로 병원성이 낮은 미생물에, 그리고 정상인보다 더 적은 양으로도 감염이 발생할 수 있다.

이식 환자에서의 감염 진단은 면역반응의 부전, 다른 감염의 존재, 발견 당시에 이미 진행된 상태, 여러 약물 동시 투여에 대한 독성 부작용, 이식수술 후의 해부학적 변화 때문에 다른 환자에 비하여 어려울 수 있다.

감염원이 해부학적 또는 기술적 비정상과 관련하여 발생하는 경우에는 비정상 상태를 수술로 교정하는 것이 필수적이며 항생제 치료만으로는 실패할 가능성이 높다. 항생제 치료는 정해진 기간만으로 제한하지 않고, 미생물의 양에 근거하여 처방된다. 미생물의 양이 많으면 항생제 치료의 기간과 강도가 증가된다. 항생제 치료는 감염이 근절된 것이 임상적으로 진단적 검사로 확인될 때까지 지속한다.

### [참고문헌]

김남중. (2018). 이식환자의 감염관리. Retrieved at Jan 4. Available at. http://tip.daum.net/openknow/59329074

김윤정 & 김상일. (2014). 장기이식환자에서의 예방접종. Korean Journal of Transplantation 28, 195-199. http://dx.doi.org/10.4285/jkstn.2014.28.4.195.

김현식, 김유은, 윤은영, 주지현, 마정은, 이기동 등. (2010). 폐암환자에서 급성호흡부전과 장천공을 동반한 분선충 감염증 1예. Tuber Respir Dis. 68, 29-33.

이상오. (2013). 고형장기이식 환자에서 흔히 보는 감염. 대한내과학회지, 84(2), 145-157.

질병관리본부. (2015). 해외여행을 위한 말라리아 예방지침. 11-1352159-000184-01. Retrieved Nov. 20, 2017. Available at http://www.cdc.go.kr/CDC/contents/CdcKrContentLink.jsp?fid=51&cid=61535&ctype=1

하영은 & 백경란. (2013). 이식 환자의 감염 예방. 대한내과학회지, 84(2), 168-178.

Cupples, S., Lerret, S., McCalmont, V., & Ohler, L. (2017). Core curriculum for transplant nurses. 2nd ed. Philadelphia: Wolters Kluwer.

Fishman, J, A., Marr, K, A., & Thomer, A. R. (2015). Infection in the solid organ transplant recipient. Available at http://www.uptodate.com/contents/infection-in-the-solid-organ-transplant-recipient?source=search_result&search=solid+organ+transplant&selectedTitle=1%7E150#H28

Fishman, J, A. (2007). Infection in solid-organ transplant recipients. The New England Journal of Medicine. 357, 2601-2614.

Sawyer, R, G., Crabtree, T, D., Gleason, T, G., Antevil, J, L., & Pruett, T, L. (1999). Impact of solid organ transplantation and immunosuppression on fever, leukocytosis, and physiologic response during bacterial and fungal infections. Clinical Transplantation. Jun, 13(3), 260-5.

# 제 6 장 장기기증자 관리

장기기증은 다른 사람의 장기 기능 회복을 위하여 대가 없이 자신의 특정한 장기를 제공하는 것을 말하며, 생체 기증과 뇌사 기증으로 구분된다. 생체 기증과 뇌사 기증에 따른 기증 기준과 기증 과정, 기증 후 관리는 다음와 같다.

## 1 생체 장기기증자 관리

생체 장기기증자란 다른 사람 장기의 기능회복을 위하여 대가 없이 자신의 특정한 장기를 제공하는 사람으로, 이식에 필요한 장기의 일부를 적출하여도 기증자의 건강에 유해하지 않을 경우에만 기증이 가능하다.

### 1) 생체 장기기증의 기준

#### (1) 생체 기증이 가능한 장기

생체 장기기증은 살아있는 상태에서 기증하는 것으로, 생체 기증이 가능한 장기는 신장 두 개 중 하나, 간, 췌장, 폐, 췌도, 소장 등을 말한다.

### (2) 생체 장기기증자의 기준

생체 기증자의 나이가 16세 미만인 경우는 골수에 한하여 기증이 가능하며, 16세 이상의 미성년자는 배우자, 직계 존비속, 형제자매, 4촌 이내 친족에게만 기증이 가능하고, 19세 이상인 경우는 자신의 장기이식 대상자를 선정할 수 있다.

생체 장기기증 유형은 다음과 같다.

① 친족 간 장기기증은 8촌 이내의 친족 범위 내에서 기증이 이루어지는 경우이다.

② 타인 간 장기기증은 사실혼 부부, 친구 또는 직장 동료 등과 같이 기증자와 이식대상자의 오랜 기간 친분관계가 있어 기증하는 경우이다.

③ 순수기증은 아무 조건 없이 불특정인에게 장기를 기증하기로 하여 질병관리본부 장기이식관리센터(Korean Network for Organ Sharing, KONOS)의 이식대상자 선정 절차를 거쳐 기증하는 경우이다.

④ 외국인의 생체 장기기증은 4촌 이내 친족간의 범위에서 장기이식법을 적용하여 이식대상자 선정 승인 신청 시 해당 국가에서 발급받은 가족관계 확인서류와 신분확인서류를 한국어로 번역(공증)한 서류를 대사관 내지 영사관을 통해 인증 받아 제출해야 한다.

### (3) 생체 장기기증 동의

장기기증을 하기 전에 동의가 필요한데, 19세 이상인 성인의 경우 본인이 동의한 경우에 한하여 적출이 가능하며, 16세 이상인 미성년자의 장기기증 시에는 부모 2인의 동의를 확인하여야 하며, 부모 중 1인이 부득이한 사유로 동의할 수 없을 경우에는 부모 중 나머지 1인과 가족 순위에 따른 선순위자 1인의 동의를 받아야 한다.

가족의 순위(장기등 이식에 관한 법률 제4조 제6호)는 배우자, 직계비속(자식), 직계존속(부모), 형제자매, 4촌 이내의 친족이다.

정신질환자, 지적장애인의 경우 정신건강의학과 전문의가 본인 동의 능력을 갖춘 것으로 인정하는 경우만 기증이 가능하며, 장기이식등록기관 뿐 아니라, 기존에 진단 및 진료를 받았던 기관에서 각각 정신건강의학과 전문의의 확인을 받아야 한다.

## 2) 생체 장기기증 과정

### (1) 생체 장기기증 절차

생체 기증자와 이식대상자는 장기이식의료기관에서 진료를 통하여 기본 신체검사와 이식적합 판정을 위한 검사를 시행하여 장기기증 가능 여부를 파악한 후, KONOS로부터 이식대상자 선정승인을 받아야 한다. 승인 이후 기증 수술이 가능하며, 수술 후에는 중환자실이나 병실에서 치료를 받게 되며, 퇴원 후에는 외래관리를 통하여 회복 과정을 거치게 된다(그림 6-1).

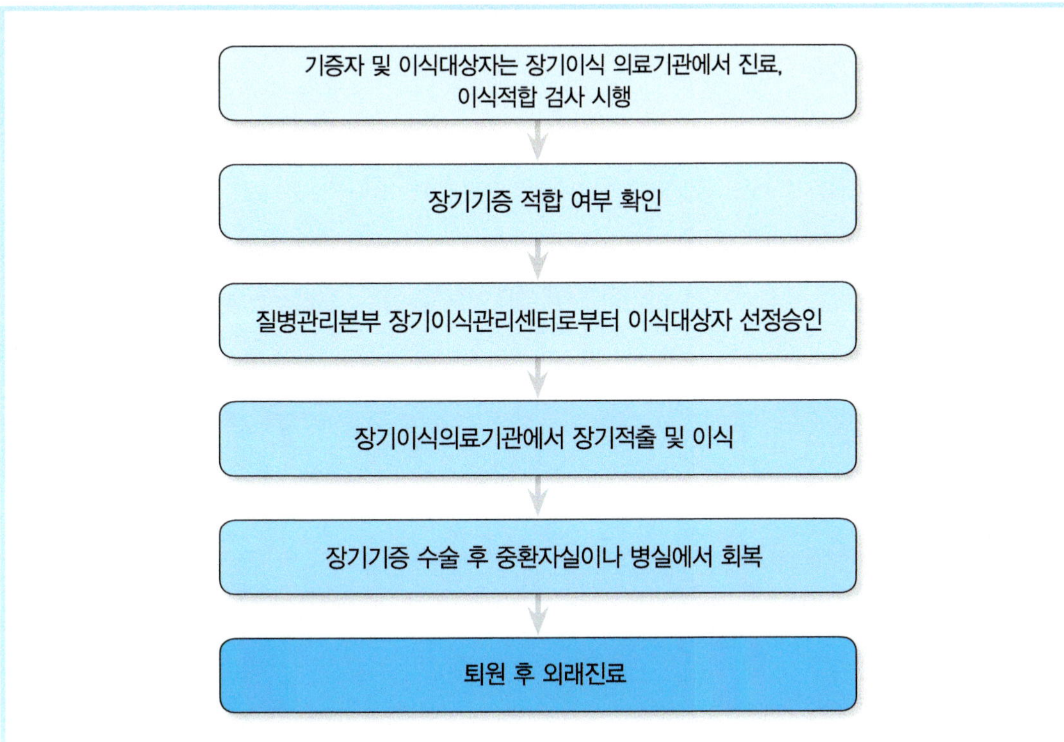


그림 6-1 생체 장기기증 절차

### (2) 이식대상자 선정승인

이식대상자 선정승인이라 함은 「장기등 이식에 관한 법률」 제26조에 의거하여 장기매매와 인간존엄성 상실 등의 문제를 방지하기 위하여 장기를 기증하려는 사람이 장기이식 대상자 선정승인을 받는 것으로, 표준화된 평가지침에 따라 장기기증자와 이식대상자의 순수성을 상담, 평가하여 KONOS로부터 이식대상자 선정승인을 받는 것을 말한다.

① 이식대상자 선정승인 절차

이식대상자 선정승인을 위한 절차는 장기기증자와 이식대상자의 장기기증 적합 여부를 확인한 후 사회복지사의 상담 평가를 거쳐 KONOS로 이식대상자 선정승인 신청을 하게 된다. 장기이식의료기관에 따라 차이는 있으나 혈연인 경우에는 바로 신청이 가능하나, 비혈연인 경우에는 장기이식의료기관의 윤리위원회의 심의를 거친 후 신청하며, KONOS의 이식대상자 선정승인이 이루어진 후 장기이식 수술을 진행하게 된다(그림 6-2).

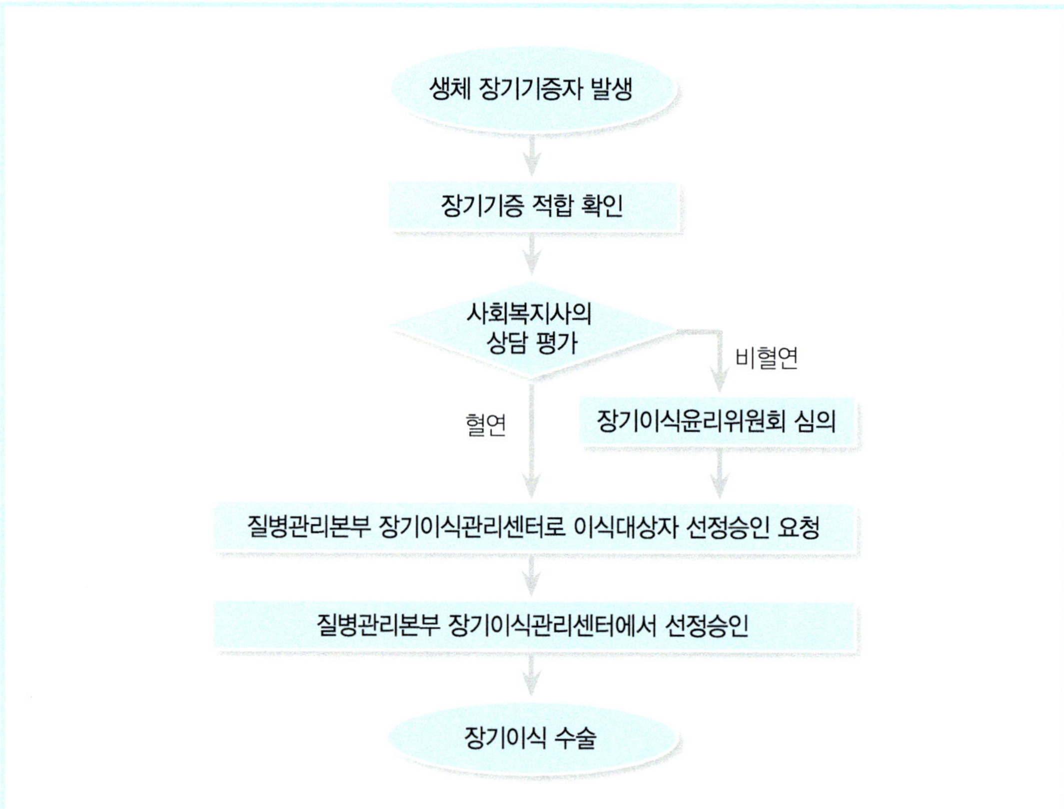


그림 6-2 이식대상자 선정승인 절차

② 이식대상자 선정승인을 위한 서류

이식대상자 선정승인을 받기 위하여 기증자와 이식대상자의 신분과 관계를 확인할 수 있는 서류가 필요하며, 공통적으로 필요한 서류와 관계확인 서류는 다음과 같다(표 6-1).

**표 6-1 이식대상자 선정승인을 위한 서류**

| 공통 서류 |
| --- |
| • 장기등 이식대상자 선정승인 신청서<br>• 장기등 이식대상자 선정 사유서 |
| **관계확인 서류** |
| • 친족간 기증 : 가족관계증명서, 혼인관계증명서, 주민등록등본, 제적등본 등 관계를 확인할 수 있는 서류<br>• 타인 지정기증 : 가족관계증명서, 혼인관계증명서, 주민등록등본, 제적등본 등 관계를 확인할 수 있는 서류, 기증자와 이식대상자 사이에 오랜 기간 직접적인 친밀한 관계와 진정성 등을 확인할 수 있는 자료<br>• 외국인 기증 : 가족관계증명서, 혼인관계증명서, 출생증명서 등 각 국가에서 발행하는 기증자와 이식대상자가 4촌 이내 친족임을 확인하는 서류 |

③ 이식대상자 선정승인 처리

승인 신청에 대한 처리 기간은 접수일로부터 14일 이내에 처리하는 것을 원칙으로 하며, 이식대상자 선정 승인의 유효 기간은 2개월이고, 1회에 한하여 2개월 연장할 수 있다.

④ 이식대상자 응급 승인

이식대상자의 생명이 위급한 경우 등 부득이한 사유로 인해 응급으로 이식을 시행할 경우, 이식대상자 응급 승인이 가능하다. 근무시간 외 응급 신청을 함으로써 관계확인서류, 신분확인서류 등의 제출이 어려울 경우에는 1차적으로 장기이식 등록기관에서 순수성을 평가하고, 기관장 관인이 포함된 순수기증확인서를 제출한 후, 익일 또는 다음 근무 시작일까지 미비 서류를 보완, 제출하여야 한다.

## 3) 생체 장기기증 후 관리

### (1) 장기기증 후 회복

장기에 따라 차이는 있으나 기증 수술 후에는 병동에서 치료를 받은 후 회복이 되어 퇴원하게 되며, 퇴원 후에는 외래진료와 검사를 통하여 기증 후 상태를 확인하게 된다.

### (2) 생체 장기기증자 지원

생체 장기기증자는 기증을 위한 검사부터 기증 수술 후 진료비 등을 KONOS로부터 아래와 같이 지원받을 수 있다.

① **사전검진 진료비**: 순수 장기기증자로 사전검진을 실시하였으나, 본인의 의사가 아닌 사유로 기증이 이루어지지 않은 경우 사전검진 진료비를 지급한다.

② **정기검진 진료비**: 순수 장기기증자의 경우, 장기이식이 이루어진 후 1년 동안 정기검진 진료비를 지원한다.

③ **유급휴가 보상금**: 근로자인 장기기증자가 장기기증을 위한 신체검사 또는 적출 등에 필요한 입원기간에 대하여 유급휴가로 처리한 경우, 그 근로자의 사용자에게 유급휴가 보상금을 지급한다.

# 2 뇌사 장기기증자 관리

뇌사 장기기증자란 뇌사상태에서 다른 사람 장기의 기능회복을 위하여 장기를 제공하는 사람으로, 그 기준과 절차는 다음과 같다.

## 1) 뇌사 장기기증의 기준

### (1) 뇌사의 정의

뇌사란 뇌가 어떤 질환이나 외상으로 손상을 받아 뇌간을 포함한 뇌 실질의 기능이 불가역적으로 소실된 상태를 말한다. 뇌의 모든 기능이 마비되면 스스로 숨을 쉬지 못하므로 인공호흡기에 의존해야 하며, 심장, 신장, 간, 췌장, 폐 등의 장기가 점차 기능을 상실하여 어떠한 치료적 노력을 하더라도 수일 내지 길어야 2주 이내에 심장이 멈추는 죽음에 이르게 된다. 따라서 식물인간상태와 뇌사상태는 엄격히 구별되어야 한다(표 6-2).

### (2) 뇌사 기증이 가능한 장기

뇌사 시 기증이 가능한 장기는 신장, 간, 심장, 췌장, 췌도, 폐, 소장, 위장, 십이지장, 대장, 비장, 안구, 손 · 팔, 발 · 다리 등이 있으며, 위장, 십이지장, 대장, 비장은 소장과 동시에 이식하는 경우에만 가능하다. 인체조직은 뼈, 연골, 심장판막, 혈관, 근막, 피부, 인대, 건, 신경, 심낭 등의 기증이 가능하다.

**표 6-2 뇌사상태와 식물인간상태의 구분**

| 구분 | 뇌사상태 | 식물인간상태 |
|---|---|---|
| 손상부위 | 뇌간을 포함한 뇌 전체 | 대뇌의 일부 |
| 기능장애 | 심한 혼수상태 | 무의식상태 |
| 운동능력 | 전혀 움직일 수 없음 | 목적 없는 약간의 움직임 가능 |
| 호흡상태 | 자발적 호흡 불가능 | 자발적 호흡 가능 |
| 순환, 혈압 | 심장의 자동능력에 의해서만 유지<br>시간 경과 후 필연적 심정지 | 뇌의 조절능력이 온전<br>계속적 유지 가능 |
| 예후 | 필연적으로 심정지되어 사망 | 수개월 혹은 수년간 생존<br>사망, 회복 가능 |
| 기타 | 장기기증 대상이 됨 | 장기기증 대상이 아님 |

### (3) 뇌사 장기기증자의 기준

뇌사자를 관리하는 의료기관은 뇌사판정대상자에게 이식에 부적합한 요소가 있는지 다음과 같은 사항을 확인한다.

① 악성종양(예외적으로 뇌종양은 수용할 수 있음)

② 현재 패혈증이 진행중이거나 근래에 패혈증에 빠졌으나 치료가 되지 않은 상태

③ 혈청검사에서 후천성면역결핍증(acquired immunodeficiency syndrome, AIDS) 항체 양성으로 확인된 상태

④ 조절되지 않은 감염증이나, 바이러스성 뇌염, 활동성 결핵 등

⑤ 바이러스성 간염이 있는 기증자의 장기는 같은 바이러스성 간염이 있는 이식대상자에게 기증이 가능

⑥ 수술 전 심폐정지, 장기간의 저혈압이 있었던 환자는 소생술 후 장기의 기능이 회복되는지의 여부에 따라 결정

⑦ 익사, 화상, 장기간 인공호흡기를 적용한 경우 감염 등의 합병증이 동반되어 있을 가능성이 높아 확장범주기증자(expanded criteria donor)로 간주

### (4) 뇌사 장기기증자의 장기별 평가기준

① 간

이식대상자에게 수혈 가능한 혈액형이어야 한다. 혈액검사와 간 초음파 검사 결과 간의 기능이 이식에 적합하여야 하며, 심한 간 손상이 없어야 한다. 경험이 풍부한 외과의사에 의한 기증수술 중 평가가 가장 좋은 평가기준이 된다.

② 신장

이식대상자에게 수혈 가능한 혈액형이어야 하며, 사람백혈구항원교차반응검사 결과가 음성이어야 한다. 소변량, 소변검사, 혈청 크레아티닌, 혈액요소질소(blood urea nitrogen, BUN) 등이 정상인 경우에 이식이 가능하다. 검사결과가 정상범위를 벗어난 경우 확장범주기증자로 간주하여 이식대상자를 선정한다.

③ 췌장

이식대상자에게 수혈 가능한 혈액형이어야 하며, 사람백혈구항원교차반응검사 결과가 음성이어야 한다. 혈청 아밀라제(amylase)와 혈당수치가 정상이어야 하나, 검사결과가 정상범위를 벗어난 경우 확장범주기증자로 간주하여 이식대상자를 선정한다.

④ 심장

이식대상자에게 수혈 가능한 혈액형이어야 하며, 가급적 남자는 45세, 여자는 50세 이하이어야 하나, 담당의사의 판단에 따라 연장될 수 있다. 심장 부위 수술이나 외상의 병력이 없어야 한다. 심전도와 심장초음파검사에서 기능 및 해부학적 위치 등이 정상이어야 한다. 체중이 20% 내외가 이상적이지만 경우에 따라서는 50%까지 가능하다.

⑤ 폐

이식대상자에게 수혈 가능한 혈액형이어야 하며, 나이는 45세 이하를 원칙으로 하나, 담당의사의 판단에 따라 연장될 수 있다. 폐, 흉부 손상 등 외상과 폐질환의 기왕력이 없어야 하며, 기증하는 폐의 흉곽수술의 과거력이 없어야 한다. 원칙적으로 흡연력이 없어야 하며, 객담검사에서 균주나 백혈구가 없어야 하고, 기관지경 검사상 기관지가 해부학적으로 정상이어야 한다. 기증자와 이식대상자의 폐의 크기 차이는 20~30% 이내를 권장한다.

## 2) 뇌사 장기기증 과정

뇌사로 추정되는 환자가 발생한 의료기관에서는 장기구득기관인 한국장기조직기증원으로 연락을 하고, 한국장기조직기증원에서는 KONOS로 신고하여야 한다. 뇌사추정자의 보호자가 장기기증을 원하는 경우, 환자가 발생한 병원에서 관리하거나 뇌사판정의료기관으로 이송하여 뇌사판정과 최선의 관리를 받도록 한다. 뇌사판정이 완료되고 이식할 장기의 대상자가 선정되면 적절한 장기기증수술 시간을 조정하여 수술이 이루어지고, 적출된 장기는 각 의료기관으로 이송되어 이식대상자에게 이식수술이 이루어진다. 장기기증 수술을 마친 후 시신은 유족에게 인계되어 장례절차를 치르게 된다(그림 6-3).

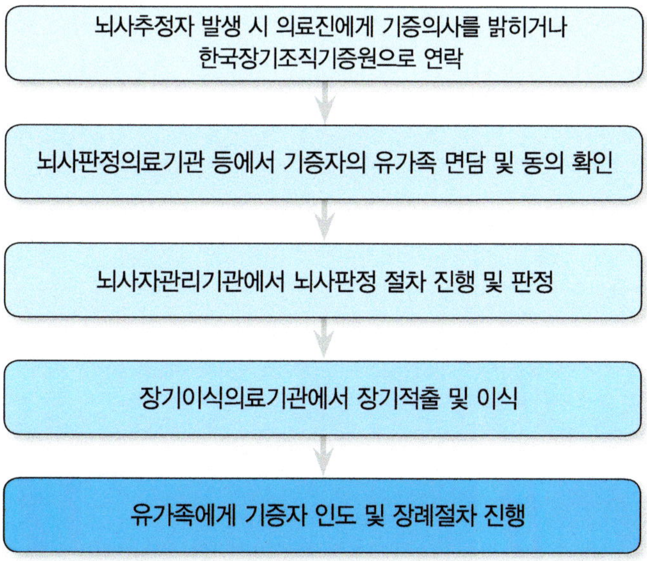


그림 6-3 뇌사 장기기증 절차

### (1) 뇌사추정자 발생 연락 및 기증 동의

뇌사로 추정되는 환자의 가족이 장기기증에 관하여 상담이나 문의를 원하는 경우에는 각 장기이식의료기관의 장기이식센터나 한국장기조직기증원으로 연락하면 된다. 뇌사자의 장기기증은 「장기등 이식에 관한 법률」 제12조에 의거하여 가족 선순위자 1인이 동의하여야 한다. 장기기증 동의서에 서명한 이후 뇌사판정이 이루어지며, 동시에 환자의 전반적인 상태를 파악하기 위한 여러 가지 검사가 이루어지게 된다. 뇌사판정 및 장기기증에 관한 동의는 언제든지 철회할 수 있다.

### (2) 뇌사추정자 이송

뇌사추정자가 발생한 병원에서 뇌사판정이나 뇌사자 관리가 불가한 경우에는 뇌사자를 관리할 수 있는 병원으로 이송하게 되며, 이때는 뇌사자 이송팀이 파견 나가 환자를 이송하게 되는데, 이송팀은 병원에 따라 차이는 있으나 대개의 경우에는 뇌사자 관리팀의 의사와 장기이식코디네이터로 구성된다. 뇌사자 이송 시에 필요한 약물과 물품을 준비하여 이송 중에도 뇌사자의 상태를 최상으로 유지하도록 노력한다.

### (3) 뇌사판정

뇌사조사는 「장기등 이식에 관한 법률」에 의거하여 뇌사조사 전문의 2인이 1차, 2차 뇌사조사(성인의 경우 최소 6시간 간격, 1~6세의 경우 24시간 간격, 생후 2개월~1세 미만의 경우 48시간 간격을 둠)를 시행하게 되며, 그 후 뇌파검사를 시행한다. 뇌사판정 기준은 다음과 같다(표 6-3).

**표 6-3 뇌사판정 기준**

1. 뇌사판정의 기준
   뇌사판정대상자를 뇌사자로 판정하기 위해서는 제2호 및 제3호에 모두 적합해야 한다.

2. 선행조건
   가. 원인질환이 확실할 것
   나. 치료될 가능성이 없는 기질적인 뇌병변이 있을 것
   다. 깊은 혼수상태로서 자발호흡이 없고 인공호흡기로 호흡이 유지되고 있을 것
   라. 치료 가능한 약물중독(마취제, 수면제, 진정제, 근육이완제, 독극물 등으로 인한 중독을 말한다)이나 대사성 장애의 가능성이 없을 것
   마. 치료 가능한 내분비성 장애(간성혼수, 요독성혼수, 저혈당성뇌증 등을 말한다)의 가능성이 없을 것
   바. 저체온 상태(직장온도가 섭씨 32℃ 이하인 상태를 말한다)가 아닐 것
   사. 쇼크상태가 아닐 것

3. 판정 기준
   가. 외부 자극에 전혀 반응이 없는 깊은 혼수상태일 것
   나. 자발호흡이 되살아날 수 없는 상태로 소실되었을 것
   다. 두 눈의 동공이 확대 · 고정되어 있을 것
   라. 뇌간반사가 완전히 소실되어 있을 것(다음에 해당하는 반사가 모두 소실된 것을 말한다)
      1) 광반사(light reflex)

2) 각막반사(corneal reflex)
3) 안구두부반사(oculo-cephalic reflex)
4) 전정안구반사(vestibular-ocular reflex)
5) 모양체척수반사(cilio-spinal reflex)
6) 구역반사(gag reflex)
7) 기침반사(cough reflex)

마. 자발운동, 제뇌경직, 제피질경직, 경련 등이 나타나지 않을 것

바. 무호흡검사 결과 자발호흡이 유발되지 않아 자발호흡이 되살아날 수 없다고 판정될 것

* 무호흡 검사

자발호흡이 소실된 후 자발호흡의 회복 가능 여부를 판정하는 임상검사로서 그 검사 방법은 다음과 같다. 100% 산소 또는 95% 산소와 5% 이산화탄소를 10분 동안 인공호흡기로 흡입시킨 후 인공호흡기를 제거한 상태에서 100% 산소 6ℓ/min를 기관내관을 통하여 공급하면서, 10분 이내에 혈압을 관찰하여 혈액의 이산화탄소분압 ($PaCO_2$)이 50torr 이상으로 상승하는 것을 확인하였음에도 불구하고 자발호흡이 유발되지 않으면 자발호흡이 되살아날 수 없다고 판정하며, 검사가 불충분하거나 중단된 경우에는 혈류검사로 추가 확인해야 한다.

사. 다음의 구분에 따른 방법에 따라 가목부터 바목까지의 규정에 따른 판정 결과를 재확인하였을 때에도 그 결과가 같을 것

1) 뇌사판정대상자가 6세 이상인 경우: 1차 판정부터 6시간이 지난 후에 실시
2) 뇌사판정대상자가 1세 이상 6세 미만인 경우: 1차 판정부터 24시간이 지난 후에 실시
3) 뇌사판정대상자가 생후 2개월 이상 1세 미만인 경우: 1차 판정부터 48시간이 지난 후에 실시

아. 다음의 구분에 따른 방법에 따라 뇌파검사를 하였을 때에 평탄뇌파가 30분 이상 지속될 것

1) 뇌사판정대상자가 1세 이상인 경우: 사목에 따른 재확인 이후에 실시
2) 뇌사판정대상자가 생후 2개월 이상 1세 미만인 경우: 사목에 따른 재확인 이전과 이후에 각각 실시

출처: 「장기등 이식에 관한 법률 시행령」 별표.

뇌사조사와 뇌파검사가 완료되면 뇌사판정위원회에서 환자의 뇌사상태를 판정하게 된다. 뇌사판정위원회는 장기이식과 관계되지 않은 4~6명의 위원(신경과 또는 신경외과 1인 이상 포함)으로 구성되며, 전문의사 위원 2명과 비의료인 위원 1명 이상을 포함한 과반수 이상의 출석과 출석 위원 전원의 찬성으로 뇌사판정을 한다. 뇌사판정이 결정되면 그 이후로 장기기증 수술이 가능하게 된다(단, 사고사인 경우는 관할지방검찰청의 검사로부터 「검시전적출승인」을 받아야 장기기증 수술이 가능하다).

뇌사판정 과정은 24~48시간 가량 또는 그 이상이 소요될 수도 있다. 만약 뇌사로 판정되지 않은 경우에는 장기기증이 불가능하며, 치료계획을 결정하여야 한다.

### (4) 뇌사판정대상자 관리

뇌사자는 대부분의 경우 적절한 치료 없이는 24시간 내에 50% 정도 사망하게 된다. 따라서 신속한 뇌사판정과 그동안의 혈역학적 안정화가 가장 중요하다. 뇌사자관리기관에서는 이식할 장기의 기능을 양호하게 유지하기 위하여 뇌사자 관리 전담의사를 지정하여 뇌사자의 의학적 치료를 담당하게 하며, 뇌사자 관리를 담당하는 간호사는 뇌사판정대상자의 장기기증과 관련된 모든 의학적인 정보를 KONOS에 통보한다.

뇌사조사 및 뇌사판정을 받은 뇌사판정대상자의 관리에 있어서 의학적 평가가 우선 되어야 하며, 그 세부사항으로 뇌종양을 제외한 악성종양 유무, 패혈증, 후천성면역결핍증, 진행 중인 감염증, 이식으로 전파 가능한 질환, 장기 손상 등을 확인하고 과거력, 사고력, 최근 병력, 의무기록을 파악하고 전신에 대한 신체검사를 실시한다. 뇌사판정대상자에게 다음과 같은 혈역학적 관찰을 실시한다.

① 심전도와 동맥혈관의 유지를 관찰한다.

② 중심정맥압을 관찰하는데, 중심정맥압은 5~12 mmHg를 유지하도록 하며, 체액이 부족한 경우에는 보충한다.

③ 스완-간도관(Swan-Ganz line)을 시행하고 관찰한다.

④ 유치 도뇨관을 실시하여 관찰한다.

⑤ 활력징후를 관찰하고, 매시간 섭취량과 배설량을 측정한다. 수축기혈압은 100 mmHg 보다 높게, 산소분압은 100 torr보다 높게, 소변배출량을 100 mL/hr 로 유지한다.

⑥ 전해질, 헤모글로빈, 헤마토크리트, 동맥혈을 관찰한다. 헤모글로빈은 10 g/dl 보다 높게, 헤마토크리트는 30%보다 높게 유지하도록 하며, 이 수치를 유지하기 위하여 필요하면 수혈을 시행한다.

⑦ 뇌사상태에서는 요붕증이 나타나게 되는데, 소변량을 1~2 mL/Kg/hr로 유지하며, 소변량이 시간당 300 mL 이상이 되면 체액을 보충한다. 저칼륨혈증과 고나트륨혈증을 관찰하여 교정하며, 원칙적으로 나트륨이 160 mEq/dl 이상에서는 뇌사판정이 되지 않으므로 교정하도록 한다.

⑧ 인공호흡을 유지하고, 산소분압 상태를 확인한다. 동맥혈산성도를 7.35~7.45로 유지하고, 매 4~6시간마다 동맥혈가스분석(arterial blood gas analysis, ABGA)을 실시하며, 산소분압(partial pressure of arterial oxygen, $PaO_2$)은 가능한 100 mmHg 이상으로 유지한다.

⑨ 응혈이상증을 교정한다. 뇌사자의 90% 이상에서 다량의 응고인자가 분비되어 응혈이상증을 유발할 수 있으며, 신선동결혈장(fresh frozen plasma, FFP)의 투여로 교정될 수 있다.

⑩ 체온을 최소한 34 ℃ 이상으로 유지해야 하며, 이를 위해서 보온담요, 따뜻한 수액주입, 따뜻한 실내온도를 유지한다.

⑪ 감염치료와 예방을 위하여 광범위 항생제를 사용하며, 필요 시 혈액, 객담, 요 배양검사를 실시한다.

#### (5) 장기기증 수술

뇌사로 판정되고 이식대상자가 선정되면 장기기증 수술이 이루어진다. 장기기증 수술시간은 환자의 상태와 이식대상자의 상태를 고려하고, 보호자의 의견을 최대한 반영하여 결정한다. 적출팀이 결정되면 각 장기별 적출팀이 상호 협조하여 장기기증 수술을 시행하는데, 다장기기증 수술 시 순위는 심장, 폐, 간, 췌장, 신장 순으로 한다. 개복 후 사용 가능한 복강 내 장기를 조속히 결정하고 신속하게 다장기기증 수술을 시행한다. 각 장기별로 관류의 방법과 관류액의 종류가 동일하지 않지만 장기별 적출팀간의 상호 협조로 결정한다. 수술시간은 기증과정에 따라 달라질 수 있으며, 대략 8~12시간이 소요된다.

#### (6) 장기기증 수술 후 관리

장기기증 수술 후에는 봉합 등을 통해 시신을 잘 수습하여 유가족(보호자)에게 인도하고, 장례식장에 안치된다. 병사의 경우에는 사망진단서를 발급받고 사망시간으로부터 24시간 이상 경과된 후 장례가 가능하며, 사고사의 경우에는 사망진단서를 발급받은 후 해당경찰서에 접수하여 검사지휘서를 발급받고, 사망시간으로부터 24시간 이상 경과된 후 장례가 가능하다.

### 3) 뇌사 기증 후 관리

뇌사자로 장기를 기증한 후 가족에게는 아래와 같은 지원이 있다.

#### (1) 기증 동의 전 지원

뇌사자의 가족이 동의하기 전에 장기와 조직기증에 관한 의학적, 법적, 절차적 정보를 충분히 제공하여야 한다.

### (2) 기증 동의 후 지원

장기기증에 동의한 뇌사자의 가족에게 전체적인 기증의 절차 및 진행사항을 안내하고, 기증 과정 중에 가족이 편히 쉴 수 있도록 한다. 뇌사자가 수술실로 입실하기 전에 유가족이 면회할 수 있도록 하며, 기증자의 장기나 조직을 적출 시에는 감사의 예를 갖추어 실시한다. 기증 수술이 끝난 후의 장례절차와 국가의 지원금 제도를 안내한다.

### (3) 장기기증 후 지원

장기기증 후 기증한 병원의 장례식장을 이용하는 경우에는 미리 장례식장과 연계하여 안내하고 장례식장까지 동행한다. 외부의 장례식장을 이용하는 경우에는 기증한 병원에서 기증자 시신을 운구차에 싣고 떠날 때까지 예를 갖추고, 미리 외부 장례식장 직원이 기증자를 맞을 수 있도록 조치한다.

뇌사자로 장기를 기증한 후 유가족에게는 아래와 같은 비용이 지원되며, 각막만 기증한 경우에는 비용이 지원되지 않는다(표 6-4). 유족이 희망할 경우, 사회단체 등에 기부도 가능하다.

**표 6-4 장기기증 유형별 지원액** (단위: 만원)

| 기증 대상 | | 지원 종류 | 지원액 | 총 지원액 (최대) |
|---|---|---|---|---|
| 뇌사 장기기증자 | 기증한 경우 | 장제비 | 360 | 540 |
| | | 진료비 | 180 | |
| | 기증하지 못한 경우 (장기기증 의사 철회 제외) | 장제비 | 360 | 360 |
| 뇌사 장기기증자 및 인체조직기증자 | | 장제비 | 360+180 | 720 |
| | | 진료비 | 180 | |
| 인체조직기증자 | | 장제비 | 360 | 540 |
| | | 진료비 | 180 | |

# 3 사후 기증자 관리

사후 기증자란 사망 후에 다른 사람 장기의 기능회복을 위하여 대가 없이 자신의 장기나 조직을 기증하는 사람으로, 안구의 기증이 대표적이다. 사후 기증 등록과 안구기증의 절차는 다음과 같다.

## 1) 사후 기증 희망 등록

사망한 후에 장기기증을 희망하는 경우, 등록하는 방법은 아래와 같은 방법들이 있다.

### (1) 병원을 통한 등록

기증 희망자 본인이 병원의 장기이식센터를 방문하여 장기등기증희망등록신청서를 작성하면 장기이식센터에서 KONOS에 등록한다.

### (2) 우편을 통한 등록

장기등기증희망등록신청서를 작성한 후 해당 병원으로 보내면 KONOS에 등록한다. 장기등기증희망등록신청서는 반드시 본인 자필 서명이 필요하므로 신청서를 이메일로는 받지 않으며, 반드시 우편 또는 팩스로 보내야 한다.

### (3) 인터넷을 통한 등록

질병관리본부 장기이식관리센터 홈페이지(www.konos.go.kr)에 접속하여 직접 장기등기증희망등록을 한다.

## 2) 안구기증

안구기증은 안구 중 기능이 손상되거나 정지된 부분의 기능 회복을 위하여 필요한 조직인 각막이나 공막을 기증하는 것을 말하며, 뇌사자, 심정지자 및 사망자로부터 기증이 가능하고, 그 절차는 다음과 같다(그림 6-4).

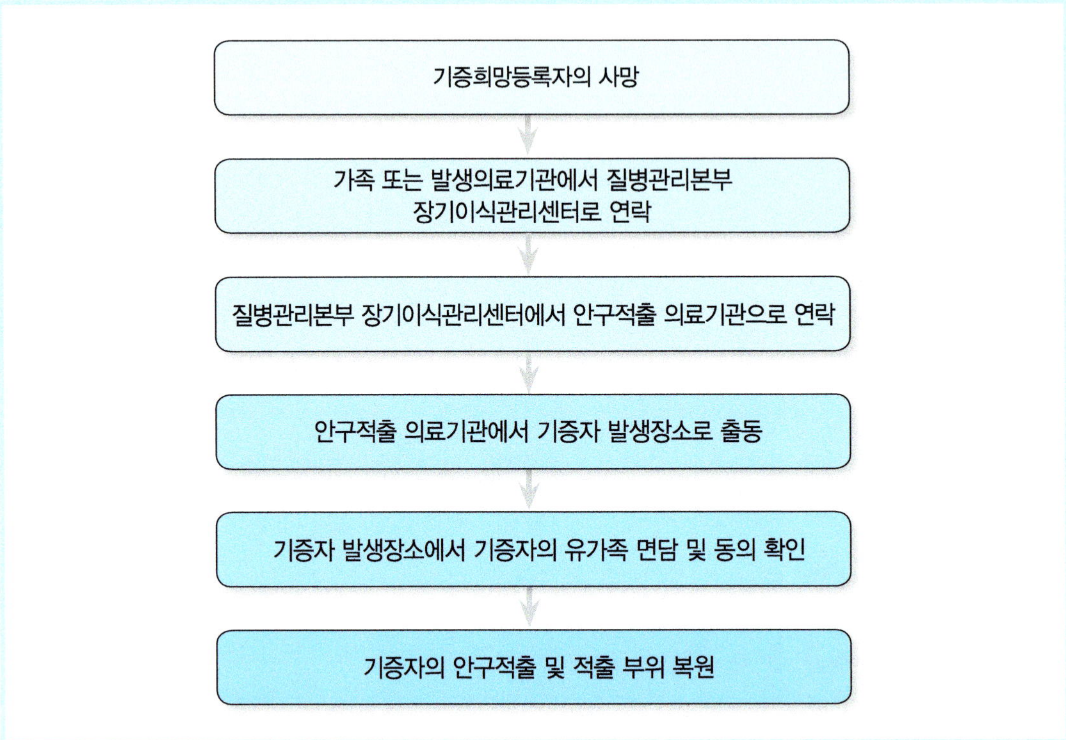


그림 6-4 안구기증 절차

### (1) 안구기증의 금기

안구기증의 금기사항으로는 원인불명의 사망, 원인불명의 중추 신경계 질환에 의한 사망, 전신적 감염(폐혈증, 심내막염, 후천성 면역결핍증, 바이러스성 간염), 급성기의 백혈병이나 전신적 림프종, 다른 안과 질환이 있는 경우(전안부 악성종양, 결막염, 공막염, 망막염, 맥락막염), 수술 후 시력 예후가 불량할 것으로 생각되는 안질환(원추각막, 각막 반흔, 익상편 등), 예전에 안과 수술 병력이 있는 경우, 세극등 검사상 각막이 좋지 않은 경우, 경면현미경 검사상 내피세포 수가 낮은 경우, 사망한지 12시간이 지난 후 적출한 안구, 습실보존방식으로 24시간 이상 보존한 안구, 안구를 보존용액에 보관한 후 보존용액이 변질된 경우와 기증자의 나이가 많은 경우 등이 있다.

### (2) 안구기증 절차

① 의료기관 내부 발생

안구기증자가 의료기관 내에서 발생하게 되면 각막이식 코디네이터가 환자의 보호자로부터 기증 동의서를 받은 후, 안과 적출 담당의에게 각막기증 환자발생을 연락한다. 안과 담당의는 환자의 의무기록을 확인하여 각막기증 적응증 및 금기사항을 확인한다. 각막 적출 전 안과 검사를 시행하여 각막의 상태(각막 부종, 각막 상피 결손 등)를 확인하고, 각막 보호 조치를 시행한 후 눈을 감긴다. 뇌사자인 경우에는 다른 장기를 적출한 후 안구적출을 시행하고, 사망자인 경우에는 바로 안구적출을 시행한다. 적출 시행 후 각막은 각막 보존용액(옵티졸 등)에 넣어 보관한다. 사고사의 경우에는 관할지방검찰청의 검사로부터 「검시전 적출승인」을 받은 후 각막 적출이 가능하다.

② 의료기관 외부 발생

안구기증자가 의료기관 외부에서 발생하게 되면 각막이식 담당 코디네이터는 안과 적출 담당의에게 각막기증 환자발생을 연락하고, 사고사의 경우에는 관할지방검찰청의 검사로부터 "검시전 적출승인"을 보내 승인을 받는다. 안과 담당의는 외부 장소로 장기기증 동의서, 안구 적출 수술 세트, 안구 운반용 검체 용기 등을 준비하여 구급차를 이용해 외부로 출장을 나간다. 의무기록과 기증자의 상태를 확인한 후, 기증자의 보호자로부터 동의서를 받는다. 면역혈청 검사 결과를 확인하고 검사가 안되어 있으면 심장천자를 시행해 혈액 샘플을 채취한다. 기증자의 안과 검사 시행 및 각막 상태(각막 부종, 각막 상피 결손 등)를 확인한 후 안구적출을 시행하여 병원으로 복귀하고, 채취한 혈액 샘플은 즉시 혈액검사를 시행한다. 적출된 각막은 각막 보존용액(옵티졸 등)에 넣어 보관한다.

### (3) 안구이식

적출된 안구는 보존액에 보관했을 경우 최대 2주까지 보관이 가능하며, 이식의료기관에서 이식대상자를 선정하여 안구를 이식하게 된다. 이식의료기관은 그 선정 사유와 선정 결과를 KONOS에 통보하고, 아울러 등록기관, 기증자 유족과 이식대상자와 그 가족에게 선정 결과를 통보하여야 한다.

## [참고문헌]


강석재 등. (2009). 장기구득 코디네이터 업무 교육. 한국장기기증원.

김용순. (1998). 장기이식 −원리와 실제−. 서울: 현문사.

다찌바나 다카시. (1996). 뇌사. 서울: 도서출판 신한.

박기일, 조백환 & 김유선. (2004). 신장이식 −이론과 실제−. 서울: 의학문화사.

윤익진, 김영훈, 민상일, 박정환, 방기태, 이삼열 등. (2013). 장기기증 −실천을 위한 기회−. 생명잇기.

조원현 & 윤익진. (2014). 장기기증 이해 I. 생명잇기.

질병관리본부 장기이식관리센터: http://www.konos.go.kr

질병관리본부 장기이식관리센터. (2019). 2019 장기·인체조직 등록기관 업무가이드. 서울: 질병관리본부.

한영자, 이연희 & 주미현. (2003). 뇌사자관리 활성화 방안. 한국보건사회연구원·국립의료원.

American Nurses Association. (2016). Transplantation nursing−scope and standards of practice. 2nd edition. MA: Silver Spring.

Cupples, S., Lerret, S., McCalmont, V., & Ohler, L. (2017). Core curriculum for transplant nurses. 2nd ed. Philadelphia: Wolters Kluwer.

Katherine, M. S., & Linda, M. H. (1990). Nursing care of the transplant recipient, Philadelphia: W. B. Saunders Company.

Leonard, M. (1991). The handbook of transplantation management, Austin: A Vademecum Book.

Matesanz, R., & Miranda, B. (1996). Organ donation for transplantation−the spanish model. The National Transplant Organization: Groupo Aula Medica, S. A.

United Network for Organ Sharing. http://www.unos.org

# 제 7 장 장기이식코디네이터의 역할

## 1 장기이식코디네이터의 역사적 배경

장기이식은 기증된 건강한 장기를 말기 장기부전환자들에게 안전하게 이식하는 매우 복잡하고, 고도의 지식과 기술을 요하는 일련의 과정이다. 장기이식이 활성화되면서 이러한 과정을 효율적이고 전문적으로 수행하고 관리할 수 있는 전문인이 필요하게 되었고, 장기이식코디네이터라는 역할이 생기게 되었다. 특히 뇌사 장기이식은 뇌사판정을 받은 환자의 가족에게 장기기증을 설득하여 동의를 받고, 기증된 장기가 여러 명의 이식대기자들에게 성공적으로 이식이 되도록 신속하게 분배되어야 한다. 이 과정에서 뇌사자와 그 가족, 그리고 이식대기자를 전문적으로 관리하는 장기이식코디네이터의 역할이 필수적이며, 장기와 조직의 기증을 위한 노력으로 이식이 활성화됨에 따라 점차 장기이식코디네이터의 역할도 확대되었다.

미국의 경우 1960년대에 장기이식프로그램이 시작되면서 장기이식코디네이터는 이식센터의 일원으로 장기적출과 수혜자 관리를 모두 담당하기 시작하였다. 1970년대 이후 점차 이식프로그램의 규모가 커지고 이식 성공률이 높아짐에 따라 이식의 수요가 증가하게 되면서 장기이식코디네이터의 역할이 확대되고 업무가 세분화되었다. 유럽에서는 1965년 스페인에서 뇌사 신장이식이 시작되면서 처음으로 신장내과 의사가 장기이식 조정 역할을 시작하였고, 1979년에는 네덜란드, 1983년 영국, 스웨덴 등, 1985년에는 스페인에서 코디네이터의 역할이 시작되었다. 이와 거의 동시에 오스트레일리아, 남미 및 이식 프로그램을 시작하는 여러 나라들에서 코디네이터의 역할이 시작되었고, 아시아에서는 1986년에 싱가폴에서 처음으로 그 역할이 시작되었다.

우리나라에서는 1969년 생체 신장이식을 시행한 후 주로 가족간의 생체 신장이식이 이루어져 오다가, 1988년에 국내 최초로 뇌사 간이식을 시행한 이후 1992년부터 뇌사 장기이식이 활성화되기 시작하였다. 한 명의 뇌사자로부터 여러 장기를 기증받아 이식하는 다장기 이식 과정에서 발생될 수 있는 여러 복잡한 문제들을 조정하고, 신속하고 안전하게 이식이 이루어지도록 조정하고 관리하며, 환자(기증자, 대기자, 수혜자)의 관리를 체계적으로 담당할 전담자가 필요하게 되었다. 이러한 요구에 따라 1992년 국내 최초로 서울아산병원에서 장기이식코디네이터의 업무가 시작되었고, 이후 1994년부터 이식을 시행하는 각 병원에서 장기이식코디네이터가 점차적으로 업무를 담당하게 되었다.

## 2 장기이식코디네이터의 정의

2003년 시행된 「장기이식전문간호사의 직무분석」 연구에 따르면 장기이식전문간호사란 장기이식의 전 과정이 원활하게 이루어지도록 기증자와 수혜자 및 가족에게 이식에 관한 정보와 직접적인 간호 및 교육, 상담, 지지를 제공하고 그 제반 절차를 중재, 조정을 하며 전 국민을 대상으로 장기기증의 활성화를 위한 역할을 하는 전문간호사로 정의하고 있다. 외국의 경우에는 간호사 뿐 아니라 의사, 약사, 사회복지사들도 장기이식코디네이터의 역할을 담당하고 있으나 국내에서는 거의 간호사가 담당하고 있다.

## 3 장기이식코디네이터의 역할

장기이식코디네이터의 역할은 한 마디로 장기이식이 성공적으로 이루어질 수 있도록 중간에서 조정하는 것이라 할 수 있다. 장기이식이 성공적으로 이루어지도록 기증자 확보와 확인부터 장기적출 과정, 수혜자 간호 및 퇴원 후 추후 관리까지의 전 과정을 조정하고 의사소통을 제공하며, 환자에게는 질적인 간호를 제공하고 증진시키며 간호의 연속성을 유지하게 된다.

장기이식코디네이터는 전문 간호의 한 분야로서 해당 분야에 대한 전문 지식과 기술을 근거로 광범위한 권한을 부여 받으므로 업무 수행에 있어 자율적이고 자유로운 반면 책임이 부과되며, 다음과 같은 역할을 담당하고 있다.

### 1) 직접간호 제공

장기이식 분야에 관한 의학적인 전문 지식과 기술을 근거로, 뇌사자 관리와 이식 환자 관리 등 직접적인 환자간호를 제공한다.

### 2) 조정

장기이식 과정에서 필수적인 의사소통을 통하여 환자와 가족 그리고 의료진 사이에서 조정 역할을 담당한다. 원내의 각 이식팀과 관련 부서들 뿐만 아니라 다른 병원의 이식팀과도 적절한 조정을 통하여 복잡한 장기이식 과정이 순조롭게 이루어지도록 한다.

### 3) 교육

환자와 보호자, 의료진을 대상으로 장기이식 교육을 담당하며, 교육 자료를 개발한다. 또한 장기기증과 이식에 관하여 일반 대중을 위한 홍보교육도 담당한다.

### 4) 자문/협진/상담

장기이식에 관한 의료진의 자문에 응하며, 이식환자 회진과 회의 등에 참석하여 필요한 정보를 제공하고 협진을 담당한다. 기증자와 이식수혜자의 이식과 관련된 상담을 담당하며, 원내와 원외 그리고 타기관으로부터 이식 정보 요청에 응한다.

### 5) 연구

기증자와 이식수혜자들의 일반 자료 및 의학적 상태에 대한 정보를 수시로 수집하고 보존하며 이에 관한 통계 업무를 담당한다.

최근 문헌이나 연구내용을 임상에 적용하도록 하며, 임상 연구문제를 파악하여 간호연구를 시행하고, 의학연구에도 참여한다. 이식과 관련된 프로토콜을 개발하고 최신 정보들을 파악하여 개정에 참여한다.

### 6) 행정/변화촉진

장기적출과 이식에 관련된 행정적인 업무, 진료비, 장기이식센터 운영과 관련된 예산과 경비 등을 관리하며 원활한 업무 수행을 위하여 원내, 외의 여러 관련 분야의 협조를 얻어야 하며, 이와 관련된 행정적인 절차를 수행한다. 또한 장기이식코디네이터의 역할을 정립해 나가며, 장기이식 제도와 정책 등 변화의 중심에서 핵심역할도 담당하고 있다.

## 4 장기이식코디네이터의 업무

장기이식코디네이터는 담당 업무에 따라 수혜자 관리를 담당하는 장기이식수혜자코디네이터(transplant recipient coordinator), 뇌사자 관리를 담당하는 장기구득코디네이터(procurement nurse coordinator)와 생체 기증자의 관리를 담당하는 생체기증자코디네이터(living donor nurse coordinator)로 구분할 수 있다. 외국에서는 담당 업무가 더 세분화되어 있으나, 국내에서는 각 병원에 장기이식코디네이터의 수가 많지 않아 업무의 구분 없이 담당하는 경우도 많다.

### 1) 장기이식수혜자코디네이터의 업무

장기이식수혜자코디네이터는 이식수혜자가 장기이식을 받고 신체적, 정신적, 사회적으로 재활이 이루어지도록 이식 전, 중, 후 관리를 담당한다.

#### (1) 초기 상담

진료과에서 각 장기의 말기장기부전환자로 이식이 필요하다고 진단된 환자들에게 상담과 교육을 통하여 이식에 관한 전반적인 정보(수술 적응증, 수술 절차, 성공률, 위험성, 합병증, 수술 후 관리, 입원 기간, 비용 등)를 제공하며, 환자의 이해 정도, 사회심리적인 상태 파악 및 생체 기증자 유무 등을 파악한다.

### (2) 이식대기자 평가 및 등록

진료과에서 이식에 필요한 기본 검사를 시행하도록 하며, 검사 결과를 확인한 후, 추가 검사 필요 시 다시 진료과로 의뢰한다. 생체 기증자가 있는 경우는 기증자 검사를 안내하고, 뇌사자로부터 이식을 받아야 하는 경우는 질병관리본부 장기이식관리센터(Korean Network for Organ Sharing, KONOS)에 이식대기자로 등록한다.

### (3) 이식대기자 관리

이식대기자 명단을 관리하고 대기기간 동안 지속적인 연락을 통하여 환자의 상태를 파악하고 응급도를 관리한다. 사람백혈구항원교차반응검사(human leukocyte antigen cross matching, HLA X-M)를 위하여 혈액 보관이 필요한 환자의 경우 주기적으로 혈액을 보관하도록 안내하고 관리한다.

### (4) 수술 전 관리

뇌사자가 발생하여 이식을 받을 수혜자로 선정되면 대기자에게 선정 사실을 통보하고, 이식을 받는데 부적합한 상태가 아닌지 확인하며, 병원에 입원하여 수술 전 필요한 검사와 처치를 받을 수 있도록 조정한다. 생체이식인 경우 수술 전 필요한 검사 시행 및 수술 일정을 조정한다. 이식대기자에게 수술에 대한 교육을 시행하고, 정서적으로 지지한다.

### (5) 수술 중 관리

수술이 진행되는 동안에는 수술의 진행과정에 관하여 가족에게 정보를 제공하고, 가족들이 위기를 잘 극복할 수 있도록 지지한다.

### (6) 수술 후 관리

이식수술이 끝난 후에는 수혜자의 상태를 파악하고, 환자의 요구도에 따라 간호를 조정하고 간호사 또는 타 부서 직원들과 협조하여 수혜자의 회복을 돕는다. 환자, 보호자와 지속적인 의사소통을 유지한다.

### (7) 퇴원 교육

퇴원에 앞서 환자와 가족을 대상으로 퇴원 교육을 시행하여 퇴원 후 환자 스스로 건강관리가 가능하도록 한다. 퇴원교육은 환자의 요구를 파악하여 수행한 후 평가하며, 장기이식코디네이터뿐 아니라 약사, 영양사, 사회복지사 등으로 구성된 다학제적 팀 접근으로 제공하는 것이 효과적일 수 있다.

### (8) 외래 추후 관리

퇴원 후 외래 방문 시에는 환자의 적응과 재활, 자가간호 수행 정도를 사정하고 필요 시 재교육을 하며 거부반응이나 감염, 기타 합병증과 약으로 인한 부작용 등이 없는지 관찰한다. 이식수혜자에게 문제가 발생하면 연락이 가능하도록 하며, 정기적으로 연락을 취하여 문제를 발견하고 환자의 상태를 파악한다.

## 2) 장기구득코디네이터의 업무

장기구득코디네이터는 주로 뇌사자의 장기기증과 관련된 업무를 담당한다.

### (1) 뇌사추정자 발굴과 파악

원내, 원외에서 발생할 수 있는 뇌사추정자(potential donor)를 발굴하기 위하여 노력한다. 의료진 및 일반 대중을 대상으로 홍보 교육을 시행하며, 병원간의 연락망을 구축하여 뇌사자 발생 시 연락을 받을 수 있도록 한다. 병원내의 중환자실, 응급실 등의 환자를 상시적으로 파악하여 뇌사추정자 발생을 파악한다. 뇌사추정자가 발생하면 장기구득 코디네이터가 우선적으로 연락을 받아 뇌사 여부, 뇌사의 원인 및 장기기증 동의 여부 등을 확인하고, 장기관리팀에게 알린다.

### (2) 뇌사추정자 가족 상담과 장기기증 동의 획득

뇌사추정자의 가족을 만나 장기기증과 관련된 정보를 제공하고 상담한다. 필요 시에는 가족을 설득하여 장기기증동의서를 받는다.

### (3) 뇌사추정자 이송과 관리

뇌사추정자가 외부 병원에 있는 경우에는 장기관리팀이 해당병원으로 파견 나가 뇌사추정자의 상태를 파악한 후 이송하여 관리하는데 함께 참여한다. 장기구득기관의 장기구득코디네이터는 뇌사장기기증자의 검사와 처치 중 장기기증에 필요한 기본검사와 처치 등을 할 수 있도록 장기이식법률에서 명시하고 있다. 뇌사자의 입원 관련 조정, 중환자실에서의 관리 및 뇌사판정 과정에 참여한다.

### (4) 장기적출, 장기보존 및 장기이송 관리

여러 이식팀의 장기적출 과정을 조정하고 참여하며, 적출된 장기의 보존과 이송을 위한 교통수단을 조정하고, 장기보존액을 관리한다. 또한 뇌사자 관리와 관련된 각종 기록을 관리한다.

### (5) 장기적출 후 관리

장기적출 후에는 뇌사자의 시신을 영안실로 안치하고, 퇴원조치를 의뢰한다. 유가족에게 장례절차에 관하여 안내하고, 장제지원금을 전달하며, 사망진단서와 유가족이 요청하는 서류의 발급을 돕는다.

### (6) 뇌사자 가족간호

장기기증 과정이 진행되는 동안 뇌사자 가족의 간호와 지지를 담당하며, 장기적출 후에는 유족에 대한 정서적 지지, 사후 장례 절차 및 사후 관리도 담당하게 된다.

### (7) 이식과 관련된 제반 문제의 조정

뇌사자 이식과 관련된 법적, 사회적 그리고 윤리적 문제들을 파악하고 해결한다.

### (8) 뇌사자 관리와 관련된 각종 기록 관리

뇌사자 관리와 장기적출과 관련된 기록들을 관리하고, 뇌사자의 장기적출 내용을 관할 지방검찰청 또는 지방검찰청지청의 장에게 서면으로 보고한다.

장기구득코디네이터는 뇌사자 발생에 상시 대처하기 위하여 24시간 대기상태여야 하므로 이로 인한 부담이 크지만, 이식을 받고 건강을 되찾은 환자들을 보며 보람과 사명감을 가지고 활동하고 있다. 장기기증 활성화를 위한 방안 모색을 모색하고, 장기기증을 위한 교육자료 및 프로그램 등을 개발하며, 장기기증에 관한 의료진 및 일반인들의 자문에 응한다.

## 3) 생체기증자코디네이터의 업무

생체기증자코디네이터는 주로 클리닉이나 외래에서 근무하며, 생체 기증자의 준비와 교육을 담당한다. 수술 전, 중, 후 기증자의 상태를 파악하고 기증 후 기증자가 신체적 뿐 아니라 정신적으로 완전히 회복되도록 관리를 담당한다.

### (1) 생체 기증자 상담과 평가

장기를 기증하고자 하는 기증대상자에게 상담 및 교육을 통하여 이식과 기증에 관한 전반적인 정보(수술 적응증, 수술 절차, 성공률, 위험성, 합병증, 수술 후 관리, 입원 기간, 비용 등)를 제공하며, 기증자의 이해 정도, 사회심리적인 상태, 생체 기증자 유무를 파악한다. 장기기증에 필요한 검사를 조정하고 결과를 확인한다.

### (2) 생체 장기이식대상자 선정승인을 위한 안내

생체 장기이식대상자 선정승인을 위한 정보를 제공한다. 사회복지사와 상담할 수 있도록 의뢰하고, 안내하며, 정신건강의학과의 진료를 받도록 조정한다.

### (3) 장기기증 수술 일정 조정 및 수술 전 교육

검사와 생체 장기이식대상자 선정승인이 이루어지고, 수술 전 검사가 완료되면 수술 일정을 조정하고, 수술 전 교육을 담당한다.

### (4) 기증 후의 추후관리

기증자가 퇴원하기 전에 퇴원교육을 시행하고, 퇴원 후의 외래 일정을 안내하며, 기증자가 빠른 시일 내에 신체적, 심리적으로 재활이 이루어지도록 돕는다.

# 5 장기이식코디네이터의 자격과 교육

## 1) 장기이식코디네이터의 자격과 자질

현재 국내 이식의료기관의 장기이식코디네이터는 병원 나름대로 자격기준을 가지고 있다. 장기이식과 관련된 분야의 임상경력이 충분해야 하는데, 2년 이상의 중환자실이나 수술실 등의 경험을 포함하여 5년 이상의 임상 경험을 가진 간호사들이 주로 업무를 담당하고 있다.

한국장기조직기증원의 장기구득코디네이터는 의료기관에서 2년 이상 환자관리를 담당한 간호사로 장기구득기관에서 6개월 이상 뇌사자 관리 업무를 수행하였거나 뇌사판정대상자 관리전문기관에서 6개월 이상 업무를 수행한 간호사로 그 자격을 규정하고 있다.

장기기증자나 이식을 받는 수혜자의 관리를 위하여 의학적인 지식이 필요하므로, 간호사가 가장 적합하다고 할 수 있다. 이식과 환자관리에 관한 충분한 지식을 지니고 있어야 하며, 환자와 보호자, 그리고 의사, 간호사 및 여러 지원부서 간에 의사소통을 제공하고 업무를 조정하기 위하여 원만한 대인관계능력과 의사소통 기술이 필수적이다. 또한 응급상황에 대처하고 의사결정할 수 있는 능력, 환자와 그 가족을 교육할 수 있는 능력 뿐 아니라 이식의 과정에서 발생하는 여러 문제들을 해결하고, 조직적으로 관리할 수 있는 행정관리 능력들이 요구된다.

장기이식코디네이터는 환자만 대하는 것이 아니라 환자가족을 비롯한 병원 내 여러 지원부서의 직원들과도 협조해야 하기 때문에 원만한 인간관계를 유지하는 것이 중요하다. 또한 이식수술을 하는 의사, 환자와 가족 및 지원부서들 간에 발생하는 여러 문제들을 조정하는 역할을 코디네이터가 담당하게 되므로 어떤 상황이 닥치더라도 유연하게 대처할 수 있는 능력이 필요하다. 그리고 장기를 기증하는 뇌사자 가족들은 갑작스럽게 닥친 응급상황에서 많은 갈등을 겪게 되므로, 이들에게 조력자의 역할을 하기 위하여 침착함과 유연함이 요구된다.

## 2) 장기이식코디네이터 교육

장기이식코디네이터를 위한 교육으로는 각 의료기관의 자체적인 교육과 장기이식 보수교육 과정, 질병관리본부 장기이식관리센터의 교육 등이 있으며, 한국장기조직기증원에서는 소속 장기구득코디네이터들을 위한 교육을 시행하고 있다.

향후에는 장기이식코디네이터를 위한 체계적인 교육과정과 자격기준이 마련되어야 하며, 그에 따른 책임과 권한, 그리고 자율적인 업무가 가능하도록 제도적인 뒷받침이 마련되어 전문간호의 한 분야로서 역할을 계속 발전시켜 나가야 할 것이다.

## 6 국내 장기이식코디네이터의 현황과 전망

국내에서 장기이식코디네이터는 1992년부터 역할이 시작되었으며, 1994년에 여러 병원에서 장기이식코디네이터가 생기게 되면서 모임을 갖게 되었고, 1995년 5월 대한장기이식전문간호사회가 발족되어 정기 모임과 매년 학술대회를 개최하였다. 1999년에는 대한장기이식코디네이터협회가 창립되어 간호사 외에도 모든 의료인의 참가가 가능하게 되었고, 정기모임과 세미나, 학술대회 등을 개최하고 있다.

2000년 「장기등 이식에 관한 법률」이 시행되면서 그 이전까지 몇몇 병원에만 있던 장기이식코디네이터의 수가 점차 증가하게 되었다. 특히 2011년 6월부터 시행되기 시작한 「장기등 이식에 관한 법률」 개정에 따라 뇌사자 관리와 장기구득을 전문적으로 수행하기 위한 장기구득기관(한국장기조직기증원)이 공식화되면서 이 기관에서도 장기구득코디네이터가 중추적인 역할을 담당하고 있다. 현재 국내에서 장기이식코디네이터는 장기이식을 시행하는 병원에 110여명, 한국장기조직기증원에 70여명의 코디네이터들이 활동하고 있다.

장기이식코디네이터는 장기이식에 있어 중추적인 역할을 담당하고 있으며, 장기이식 수혜자는 계속 그 수가 누적되고 요구도도 증가하고 있다. 이식수혜자들은 평생 동안 계속적으로 장기이식코디네이터의 관리를 받아야 하므로 이들에게 보다 높은 질의 간호를 제공하기 위하여 장기이식코디네이터의 역할은 더욱 필요하게 될 것이다.

앞으로 장기기증에 대한 일반인들의 인식이 변화되어 장기기증이 더욱 활성화되면 장기이식코디네이터의 숫자도 증가되고, 업무도 더욱 세분화되고, 그 역할도 점차 확대되리라 예상된다. 따라서 그 요구에 부응할 수 있도록 장기이식코디네이터는 충분한 자격과 자질을 갖추고 자신의 전문 분야에 대한 역할을 수행할 수 있는 능력을 갖추어야 할 것이다. 점차 장기이식코디네이터를 위한 체계적인 교육과정과 자격 기준도 마련되어야 할 것이며, 자신의 실무에 적용할 간호의 개념적 기틀을 확립하고, 역할을 계속 발전시켜 나가야 할 것이다.

장기이식코디네이터는 응급상황으로 위기에 닥친 뇌사자의 가족들, 그리고 생명의 위협을 받는 이식대기자와 그 가족들과 마주하다 보니 스트레스가 상당히 많고, 환자가 발생하면 24시간 어느 때라도 업무를 담당해야 하므로 항상 대기상태로 있게 된다. 이러한 스트레스를 잘 극복할 수 있는 방법을 모색하는 것도 중요하다고 할 수 있다.

## 7 관련 학회와 사이트

대한이식학회: http://www.mykst.org

대한장기이식코디네이터협회: http://www.kotco.org/main/index.php

보건복지부: http://www.mohw.go.kr

질병관리본부: http://www.cdc.go.kr

질병관리본부 장기이식관리센터: http://www.konos.go.kr

한국장기조직기증원: http://www.koda1458.kr

International Transplant Nurses Society (ITNS): http://www.itns.org

North American Transplant Coordinator Organization (NATCO):
http://www.natco1.org/home/index.asp

### [참고문헌]


김용순. (1998). 장기이식 -원리와 실제-. 서울: 현문사.

김정순. (2000). 장기이식 전문간호사를 위한 교육과정 연구. 한국간호교육학회지, 6(2), 171-185.

김형숙, 유양숙 & 조옥희. (2014). 장기이식코디네이터의 직무분석. 임상간호연구, 20(2), 246-255.

박기일, 조백환 & 김유선. (2004). 신장이식 -이론과 실제-. 서울: 의학문화사.

변수자, 김희경, 김애리, 하희선 & 전경옥. (2003). 장기이식전문간호사의 직무분석. 대한간호학회지, 33(2), 179-188.

손행미, 고문희, 김춘미 & 이명선. (2006). 장기이식코디네이터의 실무 경험. 대한간호학회지, 36(6), 1012-1022.

양야기 & 유혜숙. (2012). 장기이식코디네이터의 감정노동, 소진의 관계에서 전문직 자아개념의 매개 및 조절효과. 기본간호학회지, 19(2), 158-167.

이호선. (2003). 한국 장기이식 전문간호사의 역할 규명에 관한 연구. 서울대학교. 서울.

하희선. (2000). 장기이식 전문간호의 현황과 전망. 한국간호교육학회. 42-49.

하희선. (2011). 장기이식코디네이터의 업무와 역할. 대한외과학회 초록집. 43-44.

한국장기조직기증원: http://www.koda1458.kr

A. Lopez-Navidad, A., Domingo, P., & Viedma, M.A. (1997). Professional characteristics of the transplant coordinator. Transplantation Proceedings, 29, 1607-1613.

American Nurses Association. (2016). Transplantation nursing-scope and standards of practice. 2nd edition. MA: Silver Spring.

Career Research, http://career.iresearchnet.com/career-information/transplant-coordinator-career

Cupples, S., Lerret, S., McCalmont, V., & Ohler, L. (2017). Core curriculum for transplant nurses. 2nd ed. Philadelphia: Wolters Kluwer.

Jeremy, R. C., Mark, D., & Celia, W. (1997). Organ and tissue donation for transplantation, New York: Arnold.

Katherine, M. S., & Linda, M. H. (1990). Nursing care of the transplant recipient, Philadelphia: W. B. Saunders Company.

Korean Network for Organ Sharing. http://www.konos.go.kr

United Network for Organ Sharing. http://www.unos.org

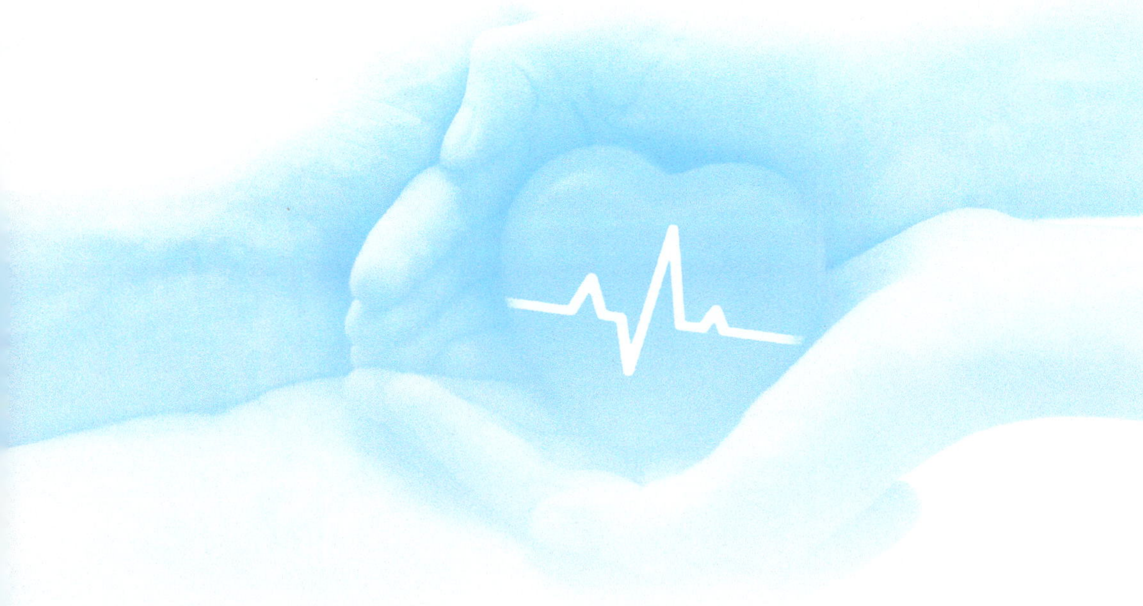

ORGAN TRANSPLANTATION AND NURSING CARE

# 장기별 이식

제2부

2

# 제 8 장 간이식

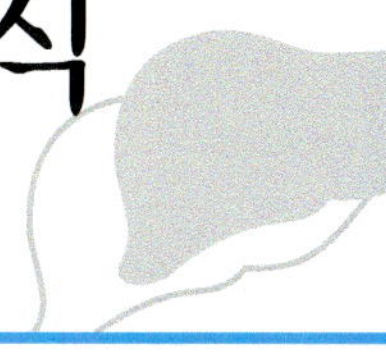

간이식은 환자의 간과 담낭 전체를 제거하고 기증자의 간 전체 또는 일부를 이식하는 수술이다. 간부전 상태에서 간기능을 대신할 수 있는 뚜렷한 치료법이 없어 기존의 치료법으로 더 이상 간질환의 진행을 막을 수 없는 경우에 시행한다.

## 1 간이식 대상자

간이식은 급성간염, 독성간염, 알코올성간염, 자가면역성간염, 간경화, 담즙성경변증, 경화성담관염, 종양, 윌슨병, 버드키아리증후군 등의 질환으로 인하여 말기 간부전이 되었을 때 시행한다. 간이식을 할 수 없는 경우로는 약물남용, 불안정한 심폐 질환, 치유 불가능한 악성종양, 조절되지 않고 치료할 수 없는 패혈증, 인간면역결핍바이러스(human immunodeficiency virus) 감염, 극심한 심리적 장애 등이 있다.

## 2 간이식 종류

간이식 종류에는 생체 간이식, 뇌사 간이식, 구제 간이식, 재이식, 축소 간이식, 다장기이식, 심장사 간이식이 있다.

## 1) 생체 간이식

생체 간이식(living donor liver transplantation)은 1989년 브라질에서 소아를 대상으로 처음 시행하였고 일본에서 1993년 성인 생체 간이식을 성공하였다. 국내에서는 서울아산병원(이승규 교수팀)에서 1994년에 소아 환자를 대상으로, 1997년에 성인 환자를 대상으로 처음 시행하였다. 간이식 대기자에 비하여 뇌사자 간 기증의 부족을 해결하기 위한 대안으로 개발되어 일본과 한국을 중심으로 많이 시행되고 있으며 건강한 성인에서 간의 일부를 기증받는 방법이다.

### (1) 변형 우엽 생체 간이식

변형 우엽 생체 간이식(hepatic vein reconstruction for living donor liver transplantation using a modified right lobe graft)은 1999년 서울아산병원(이승규 교수팀)에서 세계 최초로 시행하였다. 일반적으로 성인 생체 간이식 시 기증자의 우엽을 사용하는 것이 적절하지만 간우엽 전면부 간정맥 분지를 재건하지 않을 경우 전구역(anterior section)의 울혈이 초래된다. 따라서 간우엽 이식 시 중간정맥(middle hepatic vein)의 재건을 통해 이식된 간의 기능 회복 및 생존율을 향상시킬 수 있다.

### (2) 듀얼 생체 간이식

듀얼 생체 간이식(dual living donor liver transplantation)은 두 개의 이식편을 한 명의 수혜자에게 이식하는 방법이다. 수혜자는 이식편 크기의 불충분함을 해결할 수 있으며 기증자는 안전을 보장할 수 있는 장점이 있다. 2000년 서울아산병원(이승규 교수팀)에서 세계 최초로 시행하였다.

### (3) ABO 혈액형 부적합 생체 간이식

ABO 혈액형 부적합 생체 간이식(ABO-incompatible liver transplantation)은 ABO 혈액형이 적합하지 않은 기증자가 수혜자에게 간을 제공하는 것이며, 기증자의 안전을 저해하지 않으면서 생체 기증자를 확대할 수 있는 효과적인 방법이다. 국내에서는 1996년에 서울아산병원(이승규 교수팀)에서 소아환자를 대상으로 처음 시행하였고, 2007년에 아주대학병원(왕희정 교수팀)에서 성인환자를 대상으로 처음 시행하였다. ABO 혈액형 부적합 생체 간이식과 ABO 혈액형 적합 생체 간이식 후 생존율은 차이가 없지만, ABO 혈액형 부적합 생체 간이식 후 미만성 간내 담도협착을 예방하기 위해 이식 후 혈청 응집소 농도를 주기적으로 확인해야 하고, 필요 시 추가로 혈장분리교환술을 시행하거나 B 림프구 억제를 위한 적극적인 치료가 필요하다.

#### (4) 교환 생체 간이식

간이식의 가능성을 높이기 위해 고안된 교환 생체 간이식(donor exchange liver transplantation)은 2쌍의 수혜자와 기증자 조합이 성립될 경우 성인 생체 간이식 수술을 동시에 시행하는 것이다. 2003년에 서울아산병원(이승규 교수팀)에서 세계 최초로 교환 생체 간이식을 시행하였다. 의료진은 교환 생체 간이식 진행 과정 중 갈등이 발생하지 않도록 조정해야 한다.

### 2) 뇌사 간이식

뇌사 간이식(deceased donor liver transplantation)은 1963년에 미국의 스타즐 교수가 처음 시도한 것으로, 뇌기능이 비가역적으로 정지하여 사망으로 판정된 후 장기를 적출하여 이식하는 방법이다. 국내에서는 1988년에 서울대학교병원(김수태 교수팀)에서 소아환자를 대상으로 처음 시행하였다.

뇌사 간이식 중 분할 간이식(split liver transplantation)은 체외방법과 체내방법으로 구분된다. 1988년에 독일 하노버대학의 피클마이어 교수가 체외방법을 처음 소개하였는데, 뇌사자의 간을 일반적인 수술방법에 따라 절제한 후 간을 분할하는 방법이다. 이후 1995년에 독일 함부르크대학의 사비에르 로지어스 교수가 뇌사자의 간을 체내에서 분할하는 체내방법을 처음 소개하였고, 이로 인해 냉허혈시간(cold ischemic time)이 감소되었으며 재관류 시 출혈이 감소되었다. 분할된 간은 성인 한 명과 소아 한 명, 또는 두 명의 성인에게 이식할 수 있으므로, 한 명의 기증자로부터 두 명의 환자에게 이식할 수 있는 장점이 있다. 국내에서는 2003년에 서울아산병원(이승규 교수팀)에서 두 명의 성인 환자에게 분할 간이식을 처음 시행하였다.

### 3) 기타

생체 간이식과 뇌사 간이식 외에 구제 간이식(salvage liver transplantation), 재이식

(retransplantation), 축소 간이식(reduced-size liver transplantation), 다장기이식(multiple organ transplantation), 심장사 간이식(non-heart beating donor liver transplantation)이 있다. 구제 간이식은 간암으로 간 절제술을 시행한 후 간암이 재발한 환자에게 간이식을 하는 방법이다. 재이식은 간이식 실패 후 이식된 간을 다시 적출하고 새로 이식을 하는 방법이다. 동일 환자에게 2회 이상의 간이식을 할 수도 있으나 복강 내 유착으로 인한 수술의 어려움과 경제적인 문제가 있을 수 있다. 초기 재이식은 첫 간이식 후 7일에서 30일 이내에 간동맥 혈전증(hepatic arterial thrombosis)과 원발성 간기능 부전(primary nonfunction) 때문이며, 후기 재이식은 원인질환의 재발과 만성 거부반응이 주된 원인이다. 축소 간이식은 1984년에 프랑스의 비스무스 교수가 처음 소개한 것으로, 기증된 간을 수혜자의 체격과 복강 용적에 맞도록 크기를 축소하여 이식하는 방법이다. 다장기이식은 독립된 두 개 이상의 장기를 동시에 이식하는 것으로, 국내에서는 1999년에 간 · 신장 동시이식, 2007년에 소아환자 간 · 심장 동시이식, 2012년에 간 · 폐 동시이식, 2013년에 간 · 심장 · 폐 동시이식을 서울아산병원(이승규 교수팀)에서 최초로 시행하였다. 국내에서는 매우 제한적이지만, 간 · 신장 동시이식이 가장 빈번하게 시행되었다. 심장사 간이식은 국내에서는 아직 활발하게 시행되지 않고 있지만, 1964년에 일본 나카야마 교수가 처음 시행한 것으로 심전도에서 평탄파를 보이면서 심정지 소견이 있으면 사망 선언과 함께 즉시 개복하여 장기를 적출하여 이식하는 방법이다.

## 3 간이식 수술 전 절차

간이식 수술을 위해 먼저 간이식 대기자 등록을 시행한 다음 간이식 대상자와 기증자의 수술 전 검사를 시행한다.

### 1) 간이식 대기자 등록

#### (1) 생체 간이식

간이식 대상자와 생체 기증자는 외래 또는 병동에서 간이식 상담 시행 후 관련 검사 및 협진을 받는다. 사회복지사 상담을 통해 관련 서류를 준비하고 기관 윤리위원회의 승인을 거쳐 질병관리본부 장기이식관리센터에 승인을 받은 후 생체 간이식 수술을 시행하게 된다(그림 8-1).

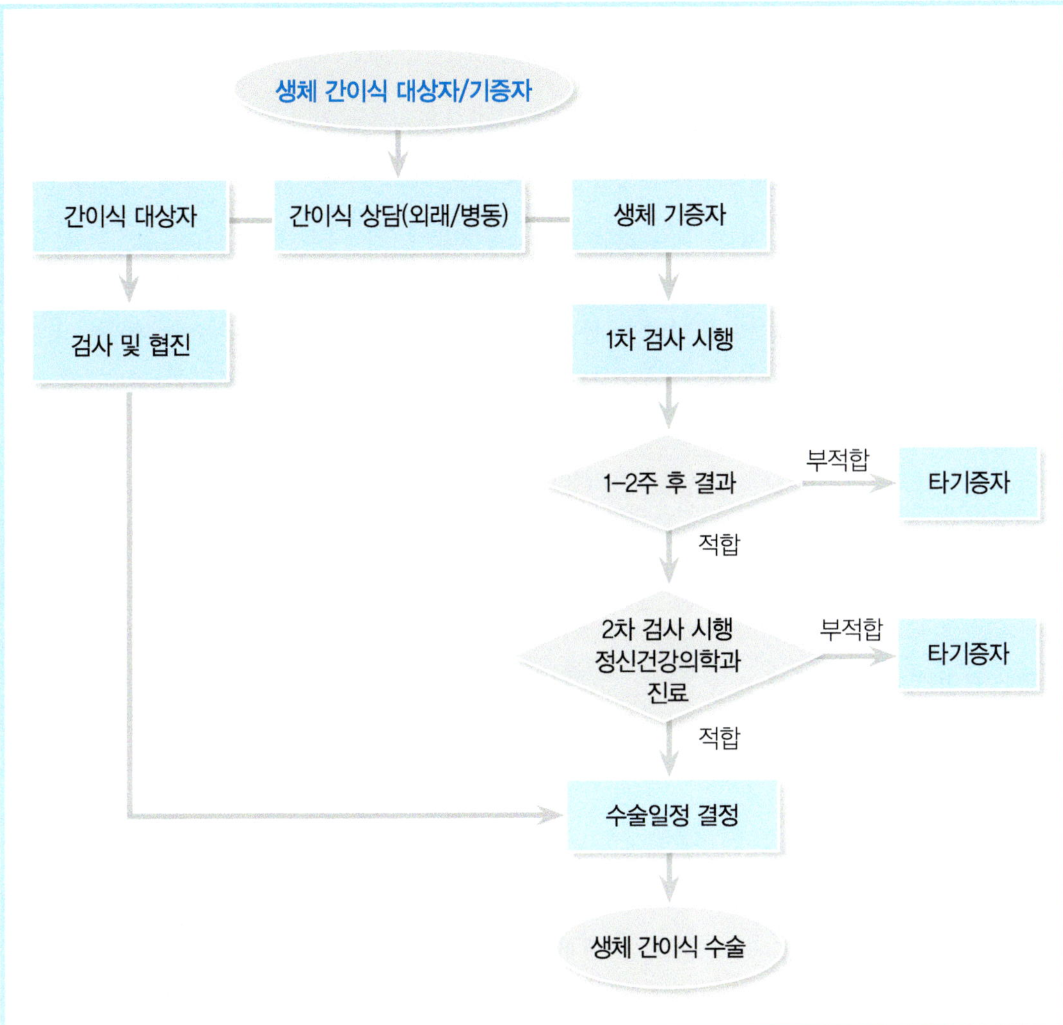


그림 8-1 생체 간이식 절차

### (2) 뇌사 간이식

적절한 생체 기증자가 없으면 뇌사자로부터 장기기증을 받기 위해서는 장기이식 의료기관에 등록해야 한다. 장기이식 의료기관은 보건복지부로부터 지정받은 장기이식 등록기관에서 사용자 권한 승인을 받은 후 질병관리본부 장기이식관리센터(Korean Network for Organ Sharing, KONOS) 전산시스템(K-net)을 통해 이식 대기자 관련 자료를 입력하되

간이식 대기자의 응급도를 처음 등록할 경우 말기 간질환(간경변 또는 간암) 환자의 진행병기의 멜드(model for end-stage liver disease, MELD) 값을 입력해야 한다.

응급도 분류는 가장 높은 등급인 응급도 1부터 멜드 점수 20점 이하인 응급도 5까지 다섯 단계로 분류된다. 응급도 1은 18세 이상 성인이 전격성 간부전으로 7일 내 간이식을 받지 않으면 사망할 수 있는 상태로 중환자실에 있으면서 인공호흡기 사용, 신대체요법 시행, 국제표준화비율(international normalized ratio, INR) > 2.0 중 하나 이상에 해당되는 경우, 간이식 후 7일 내 원발성 이식편 기능부전(primary non-function)이 발생되었거나 윌슨병에서 급성 간부전증이 동반되어 중환자실에서 치료 중이면서 인공호흡기 사용, 신대체요법 시행, INR > 2.0 중 하나 이상을 동반한 경우이다. 그러나 2015년 1차 장기이식운영위원회에서 발표한 응급도 1 세부기준에 따르면 재이식 후 8일 이상이거나 알콜성 간질환, 간염 등의 만성 간질환에 해당되면 응급도 1로 등록할 수 없다. 응급도 1은 등록일로부터 14일간 유지 되므로, 사전 검사를 통한 정확한 응급도 판별이 중요하다. 대기 기간 중 뇌사자가 발생하면 뇌사자 검사를 통해 수술 적합 여부를 확인한 후 뇌사 간이식 수술을 시행하게 된다. 생체 이식과는 달리 뇌사 간이식은 뇌사 기증자가 정해진 시간에 발생되는 것이 아니므로 응급으로 수술이 진행되는 경우가 많다. 그러나 뇌사 관리 과정에서 발생할 수 있는 혈역학적 불안정성으로 인해 간 손상이 발생될 수 있기 때문에 먼저 기증자를 개복하여 육안적으로 간의 상태를 평가하고 간 조직검사를 통해 이식 여부를 판단하기도 한다.

## 2) 간이식 대상자 수술 전 검사

간이식 대상자는 문맥고혈압, 복수, 위장관출혈, 간성혼수, 혈액응고 장애 등으로 인한 심장, 폐, 신장 기능의 저하가 동반되는 경우가 많으므로 수술 전 간 이외 장기에 대한 평가를 하는 것이 매우 중요하다. 간이식 대상자의 수술 전 검사 항목은 다음과 같다(표 8-1).

**표 8-1 간이식 대상자 수술 전 검사**

| 분류 | 항목 | 비고 |
|---|---|---|
| 일반혈액검사 | 혈액형(ABO-Rh typing)<br>총혈구(complete blood count, CBC)<br>혈액응고(coagulation battery)<br>전해질(electrolyte battery)<br>혈액요소질소(blood urea nitrogen, BUN)<br>크레아티닌(creatinine) | |

<table>
<tr><td rowspan="2">일반혈액검사</td><td>간효소(GOT/GPT)<br>총빌리루빈(total bilirubin)<br>칼슘(calcium), 인(phosphorus), 알부민(albumin)<br>아밀라제(amylase), 리파아제(lipase)<br>암모니아(ammonia), 젖산(lactic acid)<br>당화혈색소(HbA1c)</td><td></td></tr>
<tr><td>림프구아형(lymphocyte subsets)<br>동종응집소가(isoagglutinin titer)</td><td>혈액형 부적합 간이식</td></tr>
<tr><td>혈청학적 검사</td><td>B형간염(hepatitis B surface antigen, hepatitis B surface antibody, hepatitis B e antigen, hepatitis B e antibody, hepatitis B core antibody, hepatitis B virus deoxyribonucleic acid quantitative)<br>C형간염(hepatitis C virus antibody screening, hepatitis C virus ribonucleic acid quantitiative, hepatitis C virus genotype)<br>A형간염(hepatitis A virus)<br>인간면역결핍바이러스(human immunodeficiency virus)<br>매독(syphilis)<br>거대세포바이러스(cytomegalovirus)<br>Epstein–Barr virus (EBV)</td><td></td></tr>
<tr><td>종양 표지자 검사</td><td>혈청알파태아단백질(alpha fetoprotein)<br>비타민K결핍성단백질(protein induced by vitamin K absence or antagonists II)<br>태아성암항원(carcinoembryonic antigen)<br>탄수화물항원 19–9(carbohydrate antigen 19–9)</td><td></td></tr>
<tr><td>종양 전이 검사</td><td>뼈스캔(bone scan)<br>양전자단층촬영(positron emission tomography)</td><td></td></tr>
<tr><td>영상 검사</td><td>간컴퓨터단층촬영(liver computed tomography)<br>간장간막도플러초음파(hepatic mesenteric doppler)</td><td></td></tr>
<tr><td>내시경 검사</td><td>위내시경(esophagogastroduodenoscopy)<br>직장경(sigmoidscopy)</td><td></td></tr>
<tr><td>심폐 검사</td><td>심전도(electrocardiography)<br>심장초음파(echocardiography)<br>심근단층영상(thallium SPECT)<br>폐기능(pulmonary function test, PFT)<br>흉부컴퓨터단층촬영(chest computed tomography)<br>흉부엑스레이(chest X–ray)</td><td></td></tr>
<tr><td>소변검사</td><td>뇨분석(urinalysis)</td><td></td></tr>
</table>

| | | |
|---|---|---|
| 대변검사 | 기생충(stool) | |
| 기타 검사 | 뇌자기공명영상(brain magnetic resonance imaging)<br>배양검사(blood, sputum, urine) | |
| 협진 | 치과, 이비인후과, 안과 | 감염질환을 확인하여 이식 전 치료 여부를 평가 |
| | 정신건강의학과 | 알코올성 간염은 이식 전 정신건강의학과 협진을 통해 금주 시행 |
| | 사회복지팀 | 이식 승인을 위한 준비 |

참고자료: 질병관리본부 장기이식관리센터. (2016). 2016년 장기이식관리 업무안내. 서울: 질병관리본부.
서울아산병원 장기이식센터. (2018). 서울아산병원 장기이식센터 업무지침서. 서울: 서울아산병원.

## 3) 생체 기증자 수술 전 검사

간이식 수술 전 기증자 검사 항목은 다음과 같다(표 8-2).

**표 8-2 생체 기증자 수술 전 검사**

| 분류 | 항목 | 비고 |
|---|---|---|
| 혈액 검사 | 혈액형(ABO-Rh typing)<br>총혈구(complete blood count, CBC)<br>혈액응고(coagulation battery)<br>전해질(electrolyte battery)<br>혈액요소질소(blood urea nitrogen, BUN)<br>크레아티닌(creatinine)<br>간효소(GOT/GPT)<br>총빌리루빈(total bilirubin)<br>칼슘(calcium), 인(phosphorus), 알부민(albumin)<br>아밀라제(amylase), 리파아제(lipase)<br>간색소부하검사(indocyanine green test) | |
| 혈청학적 검사 | B형간염(hepatitis B surface antigen, hepatitis B surface antibody, hepatitis B e antigen, hepatitis B e antibody, hepatitis B core antibody, hepatitis B virus deoxyribonucleic acid quantitative)<br>C형간염(hepatitis C virus antibody screening, hepatitis C virus ribonucleic acid quantitiative, hepatitis C virus genotype) | |

| | | |
|---|---|---|
| 혈청학적 검사 | A형간염(hepatitis A virus)<br>인간면역결핍바이러스(human immunodeficiency virus)<br>매독(syphilis)<br>거대세포바이러스(cytomegalovirus)<br>Epstein–Barr virus(EBV) | |
| 영상 검사 | 간컴퓨터단층촬영(liver computed tomography)<br>간장간막도플러초음파(hepatic mesenteric doppler)<br>초음파유도간생검(sono guided needle liver biopsy)<br>간자기공명영상(liver magnetic resonance imaging) | |
| 심폐 검사 | 심전도(electrocardiography)<br>흉부엑스레이(chest X–ray) | |
| | 심장초음파(echocardiography)<br>폐기능(pulmonary function test, PFT)<br>심근단층영상(thallium SPECT)<br>관상동맥컴퓨터단층촬영(coronary artery computed tomography) | 35세 이상 |
| 소변검사 | 뇨분석(urinalysis)<br>융모성(태반성)고나도트로핀(human chorionic gonadotropin) | |
| 협진 | 정신건강의학과, 사회복지과 | 이식대기자의 정신,<br>심리, 사회적 상태 평가 |

참고자료: 질병관리본부 장기이식관리센터. (2016). 2016년 장기이식관리 업무안내. 서울: 질병관리본부.
서울아산병원 장기이식센터. (2018). 서울아산병원 장기이식센터 업무지침서. 서울: 서울아산병원.

## 4) 간이식 전 준비

간이식 수술 전 준비 사항은 다음과 같다(표 8–3).

**표 8–3 간이식 수술 전 준비**

| 분류 | 항목 |
|---|---|
| 혈액 | 신선동결혈장(fresh frozen plasma)<br>크리오프레시피테이트(cryoprecipitate)<br>백혈구 여과한 적혈구(leukoreduced red blood cell)<br>농축혈소판(platelet concentrates with filter) |
| 약물 | hepatitis B immune globulin(해당자만)<br>basiliximab(해당자만)<br>alprostadil, ganciclovir, antithrombin 3 human<br>vancomycin과 piperacillin/tazobactam 또는 ceftriaxone sodium과 metronidazole |

| | |
|---|---|
| 기타 | 금식, 베타딘 샤워 |
| 혈액형부적합 간이식 | rituximab<br>– 수술 2~3주 전 투여<br>– 전처치: rituximab 투여 30분전 chlorpheniramine 1 앰플 정맥투여, acetaminophen 1 정 경구투여<br>– 체표면적 당 rituximab 300 mg을 생리식염수와 1 : 1 로 혼합<br>– 처음 30분은 시간 당 50 ㎖로 시작하고 30분마다 시간 당 50㎖씩 속도 증가<br>– 기대효과 : B 림프구 제거를 통한 면역억제 |
| | 혈장분리교환술(plasmapheresis)<br>– 투석용 카데터(quinton catheter) 삽입 후 혈장분리교환술(plasmapheresis) 시행<br>– 혈액 준비: 신선동결혈장<br>※ 수혜자가 O형: 기증자 혈액형의 신선동결혈장을 준비<br>수혜자가 A 또는 B형: AB형의 신선동결혈장을 준비<br>– 이온화칼슘(ionized calcium) 검사 시행<br>– calcium gluconate 3 앰플, chlorpheniramine 1 앰플 준비<br>– 동종응집소가(isoagglutinin titer) 검사(혈장분리교환술 시행 전과 후)<br>– 수술 전 동종응집소가는 1 : 8을 목표로 함 |

출처: 서울아산병원 장기이식센터. (2018). 서울아산병원 장기이식센터 업무지침서. 서울: 서울아산병원.

# 4 간이식 수술

간이식 수술 전 검사결과 적합하고 질병관리본부 장기이식관리센터의 승인을 받게 되면 간이식 수술을 시행할 수 있다.

## 1) 생체 간이식

### (1) 기증자 수술

먼저 간 생검을 시행하고 동결절편 조직검사(frozen-section biopsy)를 통하여 기증이 가능한지를 판단한 후 J자 혹은 약 12 cm의 최소절개로 열고 초음파 박리기(cavitron ultrasonic aspirator, CUSA)로 간의 실질을 절제한다. 이식편을 분리해 낸 후 간동맥, 간문맥, 간정맥을 문합하고 이식에 적합하도록 혈관을 연결하고 정리하는 벤치 수술을 시행하여 준비해 둔다(그림 8-2).

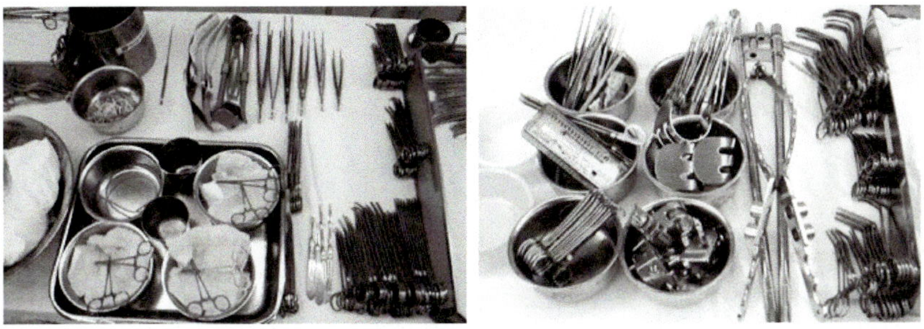

그림 8-2 간이식 수술 기구 준비의 예

### (2) 수혜자 수술

① 병든 간 적출

역 T자로 피부를 절개한다. 담낭을 절제한 후 간동맥과 간관을 박리하여 결찰하고 하대정맥과 간정맥을 박리한다. 좌우 간정맥을 클램프하고 병든 간을 적출한 후 따뜻한 식염수로 세척한다.

② 새로운 간의 이식

㉠ 우엽 혹은 좌엽 이식

우측 혹은 좌측 간정맥, 간문맥을 문합한 후 재관류를 시행하고 중간정맥과 간동맥을 문합한 후 담도를 재건한다(그림 8-3, 그림 8-4).

㉡ 이식편이 두 개일 경우(dual donor)

이식편이 좌엽과 좌엽인 경우, 첫 번째 좌엽을 뒤집어서 오른쪽에 연결하고 두 번째 좌엽을 왼쪽에 연결한 후 두 번째 좌엽의 간문맥을 연결하며 두 번째 좌엽을 먼저 재관류한다. 첫 번째 좌엽의 담관을 담관 대 담관(duct-to-duct)으로 연결한다. 이어서 첫 번째 좌엽의 간문맥을 연결한 후 재관류한다. 두 번째 좌엽의 담관은 담도-공장 문합(hepatico-jejunostomy)을 시행한다.

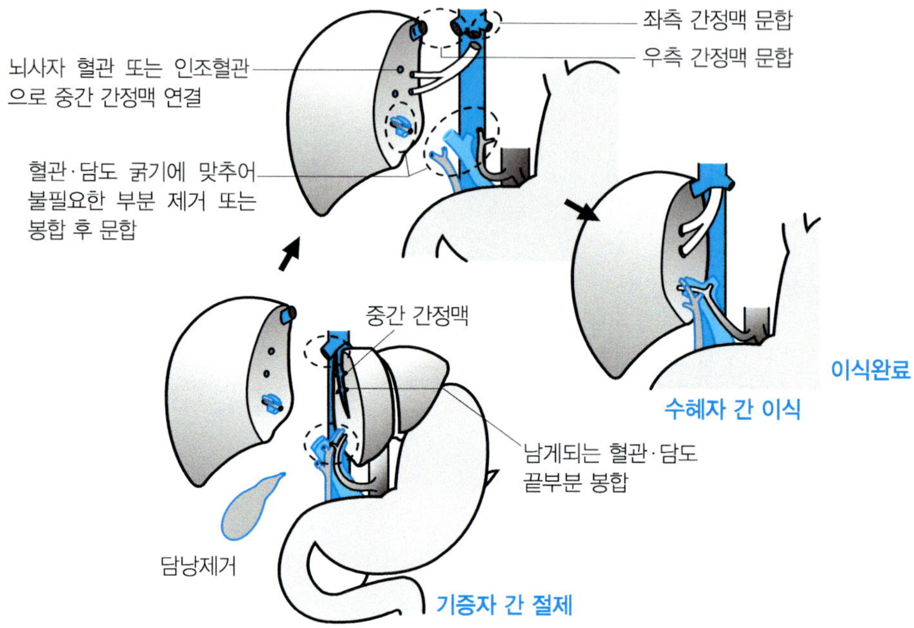


그림 8-3 생체 부분 간이식(우엽 이식)

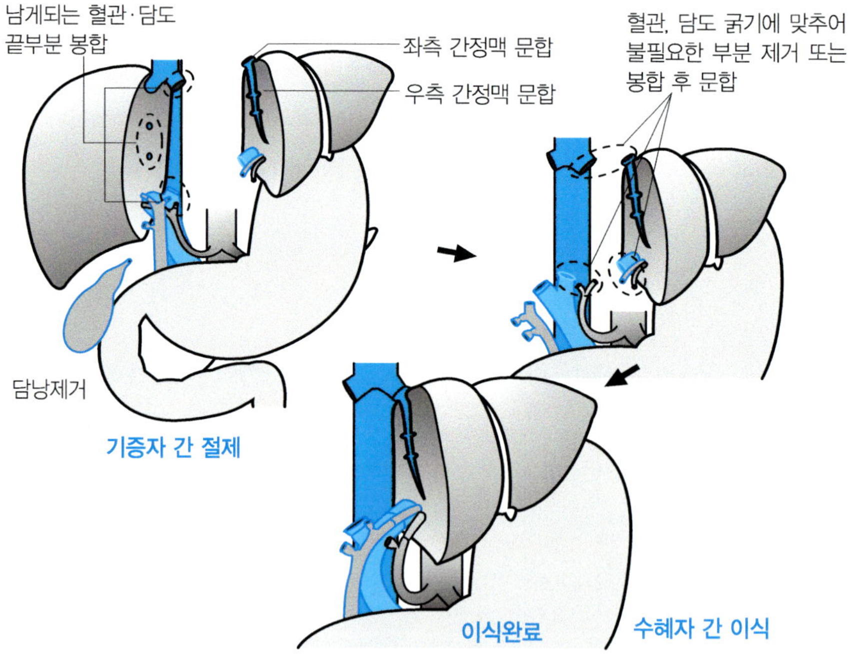


그림 8-4 생체 부분 간이식(좌엽 이식)

이식편이 좌엽과 우엽인 경우, 환자의 오른쪽에 우엽의 간정맥을 연결하고 왼쪽에 좌엽의 간정맥을 연결한 후 우엽의 간문맥을 연결한 후 먼저 재관류하고, 좌엽의 간문맥을 연결하고 좌엽을 재관류한다. 담도 재건 시 가능하면 우엽과 좌엽 모두 담관 대 담관 문합하고, 여의치 않으면 왼쪽은 담도-공장 문합을, 오른쪽은 담관 대 담관 문합한 후 담도-공장 문합을 시행한다(그림 8-5).

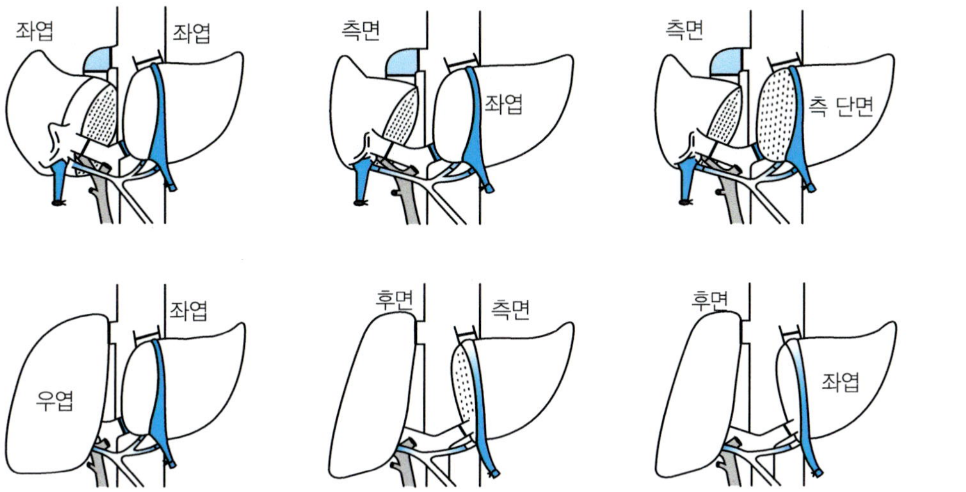


그림 8-5 생체 부분 간이식(두개의 이식편 이식)

## 2) 뇌사 간이식

### (1) 병든 간의 유리 적출

역 T자형 피부절개를 시행하고 우측을 후액와선, 좌측은 전액와선까지로 절개 후 상복부 정중절개를 하여 검상돌기를 절제한다. 간문부, 담낭관, 총담관, 간동맥 및 총간동맥, 간문맥, 간하부 하대정맥, 우측부신 및 간상부 하대정맥 등 병든 간을 둘러싼 구조물들을 박리한다. 이 때 별도의 테이블(back table)에서는 기증된 간을 이식에 적합한 상태로 준비하는 과정인 벤치 수술을 진행한다.

이식할 간이 완전히 준비되는 시점에, 대퇴정맥, 경정맥, 간문맥 순으로 카테터를 삽입하여 체외순환기(biopump)를 통한 정정맥 우회술(venovenous bypass)을 시작하며, 이는 간 절제와 이식의 절차가 이루어지는 동안 유지된다. 정정맥 우회술이란 무간기(anhepatic phase) 동안 하대정맥과 간문맥을 일시적으로 차단함으로써 생기는 혈역학적 변화와 장기 울혈 등을 완화하기 위하여 혈액이 체외순환기를 통해 돌아서 심장으로 귀환하도록 하는 것이다(그림 8-6).

정정맥 우회의 시작과 함께 간하부 하대정맥과 간상부 하대정맥을 혈관겸자(vascular clamp)로 잡고 수혜자의 병든 간을 적출한 후 지혈한다.

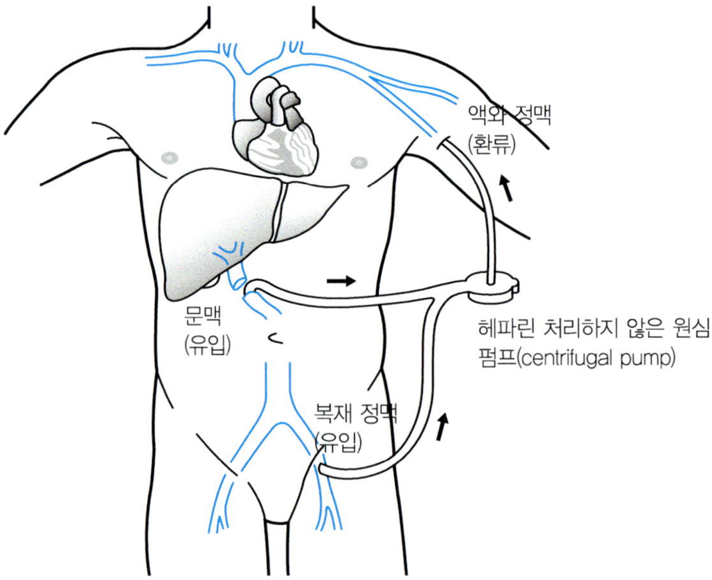


그림 8-6 정정맥 우회술

### (2) 새로운 간의 이식과 혈행 및 담도 재건

수혜자의 간을 적출한 자리에 이식할 간을 넣고 간상부하대정맥, 간하부하대정맥, 간문맥 순으로 문합하여 혈행을 재건한다. 간하부 하대정맥과 간문맥의 겸자를 차례로 풀어 재관류(reperfusion)한다. 철저하게 지혈한 후 정맥우회를 정지시킨다.

간동맥 재건술을 시행한 후 담도-담도 문합술 혹은 담도-공장 문합술 중 한 가지로 담도 재건술을 시행한다(그림 8-7).

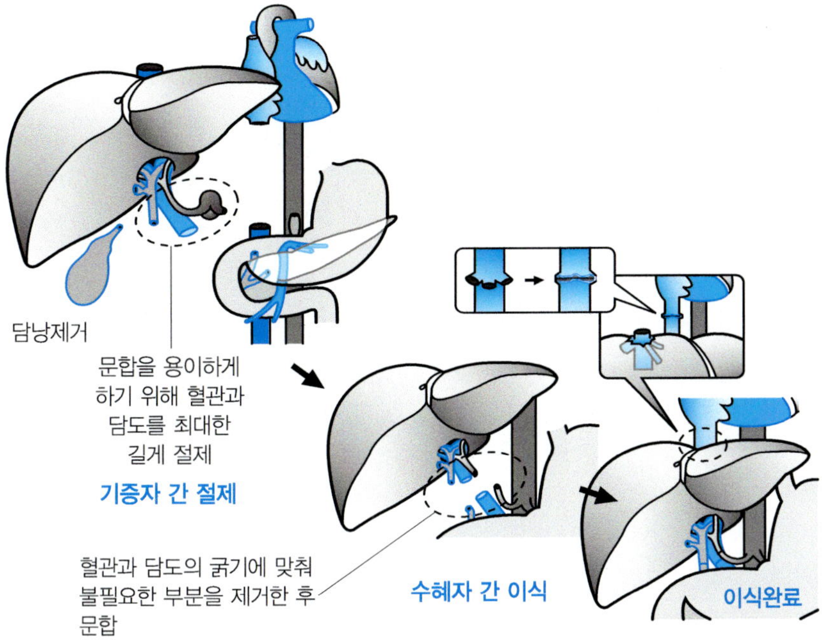


그림 8-7 뇌사자 간이식

# 5 간이식 수혜자 중환자실 관리

간이식 수술 후에는 회복을 위해 일정기간 동안 중환자실에서의 경과관찰이 필요하므로, 각 계통별 간호 및 영양공급이 중요하다.

## 1) 호흡기계 간호

의식이 회복되지 않아서 자가 호흡이 없을 때 인공호흡기를 적용하며, 특별한 문제가 없고 수술 전에 극도로 쇠약한 환자를 제외하고는 조기에 발관이 시행되나 수술 초기에 간 기능 부전, 뇌병증, 급성 거부반응 등이 있으면 발관이 신중히 고려되어야 한다. 발관 후 흉부물리요법 및 조기이상을 격려하는 것이 중요하며, 만약 2주 이내에 발관이 불가능하다면 기관절개술을 시행한다.

#### (1) 인공기도 관리

기관내관(endotracheal tube)의 크기, 삽입 길이(입술 끝을 기준으로 몇 cm에 고정되었는지), 위치(기관내관의 끝이 2번째 늑골부위 상방 3~5 cm에 위치하는지)를 확인하여 부적절한 경우 의사와 상의 후 재고정을 한다. 흡인이 필요한 상황에 대한 사정이 중요하며, 흡인을 통해 객담의 양과 양상을 확인한다. 기관내관의 기낭압(cuff pressure)을 적절하게 유지함으로써 공기누출과 압력으로 인한 손실을 방지하면서 폐 흡인을 예방하고 기도손상을 최소화한다.

#### (2) 흉부물리요법

타진법(percussion)과 진동법(vibration)을 통해 기관지분비물을 기관으로 이동시키며, 효과적인 기침을 통해 기관지 분비물의 배출을 도와 기관지 분비물 축적으로 초래되는 합병증을 예방할 수 있다. 체위배액(postural drainage)을 통해 중력에 의해 폐의 특정한 분절의 분비물이 기관지와 기관으로 배액되도록 특정한 체위를 취함으로써 원활한 호흡을 유도할 수 있다. 입술 오므리고 숨쉬기(pursed-lip breathing)는 입은 다물고 코를 통해 천천히 숨을 들이 마시고 복근을 완전히 수축시키는 동안 입술을 모아 서서히 숨을 내쉬는 방법으로, 입술을 오므림으로써 기도와 기관지를 개방하는 상태로 유지시키고 폐포내압을 증가시킬 수 있고 길게 내쉼으로써 폐 안의 공기와 이산화탄소의 배출을 증진시킬 수 있다.

### 2) 심혈관계 간호

간이식 수술 후 초기에는 간이식 수술 시 발생하는 다량의 체액 및 혈액 소실, 저알부민혈증, 나트륨 대사이상, 장시간의 수술과 전신마취로 인한 체액저류가 나타날 수 있어 혈역학적 변화가 심하다.

#### (1) 활력징후 측정

저혈압은 간 관류를 감소시켜 허혈성 변화를 유발할 수 있으므로, 수축기 혈압을 100~140 mmHg으로 유지한다. 고체온은 심박동수 증가로 인한 혈역학적 불안정을 유발할 수 있으므로 정상 체온(36~37.5 ℃)을 유지한다.

### (2) 혈역학적 모니터링

말초동맥 내 도관을 거치시켜 동맥압을 측정하고 동맥혈가스분압을 위한 혈액을 채취한다. 일반적으로 요골동맥에 삽입하며, 압력 감지센서가 실시간으로 혈압을 측정하면서 파형을 그래프로 나타내기 때문에 혈압의 정확한 측정 및 실시간 변화를 알 수 있다. 폐동맥카데터(Swan-Ganz catheter)를 삽입하여 주로 폐동맥압(pulmonary artery pressure, PAP), 폐동맥쐐기압(pulmonary artery wedge pressure, PAWP), 심박출량(cardiac output, CO)을 측정하기도 한다. 중심정맥관을 경정맥 또는 쇄골하 정맥 내 삽입하여 중심정맥압(central venous pressure, CVP)을 측정함으로써 혈액의 양을 간접적으로 평가할 수 있다.

## 3) 신경계 간호

간이식 환자는 수술 전 전신상태 및 간성뇌증의 진행 정도에 따라 마취에서 깨는 시간에 차이가 있을 수 있으며, 의식이 회복되더라도 수술 후 간성뇌증이 지속되어 천천히 회복되는 경우가 있고 중환자실 정신증(intensive care unit psychosis)이 갑자기 발생하기도 한다. 따라서 환자상태의 호전 또는 악화를 평가하기 위해서 의식수준을 정확하게 측정하고 기록하는 것이 중요하다.

### (1) 바이스펙트랄 지수감시

바이스펙트랄 지수(bispectral index, BIS)는 수술 중에 발생할 수 있는 각성을 수술 중에 발생할 수 있는 각성을 최소화하기 위해 뇌파를 분석해서 수치화함으로써 의식 정도를 평가하는 방법이다. 뇌의 활성도가 전혀 없으면(electroencephalogram wave가 없는 것과 상응) 0, 완전한 각성상태에 있으면 100으로 하여 현재의 최면상태를 지속적으로 측정하게 된다(표 8-4). BIS는 유용하지만 오직 BIS에 의존하여 환자의 상태를 판단하는 것은 권장되지 않는다.

**표 8-4 바이스펙트랄 지수**

| BIS 값 | 상응하는 진정수준 | 상태기술 |
|---|---|---|
| 100 | 각성상태로 환자는 구두자극에 적절히 반응 | 진정 이전의 기준선 상태 |
| 80 | 큰소리에 반응하고 약하게 찌르거나 흔드는 등의 자극에 제한된 반응을 보임 | 고주파 뇌파(electroencephalogram, EEG) 중정도의 진정 |

| 60 | 명백하지 않은 철회반응, 구두자극에 반응 없음 | 저주파 뇌파 깊은 진정 |
|---|---|---|
| 40 | 구두자극에 반응 없고 물리적 자극에 반응 감소<br>깊은 최면상태 | 부분 억제된 뇌파 |
| 20 | 최소한의 반응 | 약물로 인한 혼수 |
| 0 | 뇌기능에 대한 반응 없음. 척추 반사 있음 | 완전 억제된 뇌파 |

출처: Kelley, S.D., Monitoring consciousness using the Bispectral Index during anesthesia. Boulder, CO: Covidien;2010.

### (2) 신경계 사정

동공반응으로 동공 크기 및 대칭성, 빛에 대한 반응을 평가한다. 의식수준을 사정하기 위한 객관적인 도구로 Glasgow Coma Scale (GCS)을 이용하여 눈뜨기(eye opening), 운동반응(motor response), 언어반응(verbal response)의 세 가지 영역 점수들의 총점을 계산하여 평가한다.

### (3) 섬망 사정

간이식 수술 후 발생될 수 있는 섬망을 평가하기 위해 Confusion Assessment Method for the Intensive Care Unit (CAM–ICU) 도구를 이용하며, 환자의 의식 상태 변화는 Richmond Agitation–Sedation Scale (RASS) 점수를 사용하여 평가한다.

## 4) 신장계 간호

간이식 수술 후 cyclosporin과 tacrolimus의 사용은 사구체여과율을 감소시켜 신기능 저하에 직접적인 원인이 될 수 있다. 간이식 수술 후 체액 과부하는 복수, 간울혈, 폐부종, 울혈성 심부전 등의 원인이 되기도 하므로 시간 당 소변량 변화, 체액(섭취량 및 배설량) 및 체중과의 균형, 신장 기능과 관련 있는 혈액검사(전해질, 혈액요소질소, 크레아티닌, 동맥혈가스분석, 소변 삼투질농도, 면역억제제 혈중 농도, 항생제 혈중 농도) 결과도 주의 깊게 관찰해야 한다. 간이식 수술 전 간신증후군(hepatorenal syndrome)이 발생하면 대부분 수술 시작부터 지속적 정정맥 혈액투석여과(continuous venovenous hemodiafiltration)를 시행하며, 간 기능의 회복에도 불구하고 신기능을 회복하기 위해서는 일정 시간이 더 필요하기 때문에 간이식 수술 후에도 지속적 정정맥 혈액투석여과 또는 혈액투석을 시행하기도 한다.

### 5) 영양공급

중환자에게 적절한 영양공급은 질병의 예후와 사망률 감소와 관련하여 그 중요성이 강조되어 왔다. 특히 간이식 수술 후 과대사는 단기간 내 영양소를 고갈시켜 심한 영양불량을 초래하여 영양학적 합병증을 가속화 시키므로 환자가 입으로 음식물을 섭취하지 못하거나 충분히 먹지 못할 때 질병이나 수술 등으로 체단백 및 체지방 손실을 최소화하기 위한 목적으로 영양공급을 시행한다. 관급식을 포함한 경장영양(enteral nutrition)과 정맥을 이용하여 공급하는 정맥영양(parenteral nutrition)이 있다. 경장영양은 정맥영양에 비해 경제적인 부담이 적을 뿐 아니라 장점막의 통합성을 유지하고 혈청 내 항체 생성과 관련하여 면역학적인 면에서도 많은 장점을 지니고 있다. 특히 정맥영양으로 동반될 수 있는 카테터 관련 합병증과 대사합병증을 예방하고 급성 스트레스 상황 하에서 동반될 수 있는 위장관의 급성 궤양 및 담낭염, 장관 허혈, 장 폐색, 설사, 감염 및 다발성 장기 부전과 같은 합병증에서도 가능한 빠른 시간 내 위 장관으로 영양을 공급함으로써 감소시킬 수 있어 중환자의 영양공급 방법으로 경장영양을 권장하고 있다. 경장영양의 공급 방법으로는 비위관(nasogastric tube), 비공장관(nasojejunal tube), 공장조루술(jejunostomy) 등 다양한 방법이 있다.

## 6 간이식 수혜자 병동 관리

간이식 수술 후 이식 술기를 비롯하여 혈역학적 변화뿐만 아니라 면역억제제 사용 및 거부반응의 위험 등으로 극도의 스트레스 상황이 유발될 수 있으므로 간을 포함한 다장기부전을 예방하기 위한 치료계획이 중요하다.

### 1) 격리

의료기관에 따라 차이는 있겠지만 일반적으로 간이식 후 5일째까지, 이식 후 5일이 지났으나 백혈구 수치가 낮아 감염 위험이 높거나, 항균제 내성균이 나오면 적절한 기준에 따라 격리를 시행한다. 감염 예방을 위해 환자가 병실 밖으로 운동이나 검사를 위해 이동할 때에는 격리기준에 따라 적절한 보호장구를 착용한다. 보호자는 병실 출입 시 마스크를 착용하도록 하되, 접촉주의 환자인 경우 가운, 마스크를 착용한다. 항균제 내성균으로 인해 격리를 시행하게 될 경우 모든 처치 전후로 손씻기를 해야 하며, 격리 표지판을 병실 문에 부착하고 격리 스티커를 차트와 병실 문 앞 환자 이름표에 부착한다. 감염성 폐기물 관리를 위해 병실 내 폐기물 박스를 두고 분리수거를 시행하며, 격리 해지 기준에 따라 해지될 때까지 병실 출입 시 마스크, 가운, 장갑을 착용한다. 환자가 사용한 의료기구나 병동 비품은 잘 닦아야 하고, 중앙 공급실 소독물품은 따로 의뢰하며, 환경 소독은 상주하는 청소용역 직원이 2회/일 시행한다.

## 2) 투약

이식된 간은 간자체의 재생 능력이 있고 다른 고형장기와는 달리 항원성 표현이 약한 편이어서 적절한 면역억제 치료를 통해 우수한 회복을 기대할 수 있다. 간이식 후 주로 사용하는 면역억제제로는 cyclosporin, tacrolimus, mycophenolate mofetil, methylprednisolone, basiliximab 항체, everolimus가 있다. Cyclosporin과 tacrolimus는 T-림프구에만 작용하여 인터루킨-2의 생산을 억제함으로써 이식된 장기의 세포 면역반응을 담당하는 림프구의 활성화를 막는다. Mycophenolate mofetil은 T-림프구 및 B-림프구의 디옥시리보핵산(deoxyribo nucleic acid, DNA)과 리보핵산(ribonucleic acid, RNA)의 합성을 억제함으로써 면역억제 효과를 나타내는데, 단독으로 사용되기 보다는 cyclosporin이나 tacrolimus와 함께 복용하는 2제 요법이나 스테로이드가 추가되는 3제 요법에 주로 사용된다. 부신 피질 스테로이드는 T-림프구 수용체가 이식 항원과 결합하여 발생하는 면역 반응을 차단하고 사이토카인 유전자 활성화를 방해함으로써 면역억제를 한다. Basiliximab 항체는 T-림프구 활성화에 중요한 인터루킨-2 수용체에 결합하여 급성거부반응을 예방한다. Everolimus는 면역세포와 혈관평활근 분열을 억제하고 이식된 장기의 혈관 내벽에 경화를 억제함으로써 거부반응을 예방한다. 면역억제제를 포함한 투약 스케줄은 다음과 같으며, 상태에 따라 선택적으로 사용한다(표 8-5).

**표 8-5 간이식 후 투약**

| 약의 효과 | 약 제 | 약 명 | 복용기간 |
|---|---|---|---|
| 거부반응 예방 및 치료 | 면역억제제 | cyclosporin, tacrolimus, mycophenolate mofetil, methylprednisolone, everolimus | 장기복용 |
| | | basiliximab | 필요 시 |

| | | | |
|---|---|---|---|
| 감염 예방 및 치료 | 항바이러스제 | valaciclovir, acyclovir | 3개월간 |
| | | hepatitis B immune globulin, entecavir, tenofovir | 필요 시 |
| | | ribavirin, sofosbuvir, daclatasvir | 필요 시 |
| | 항생제 | sulfamethoxazole/trimethoprim | 12개월간 |
| | | 기타 | 필요 시 |
| | 항진균제 | nystatin | 3개월간 |
| 혈전 예방 | 혈류개선제 | aspirin, clopidogrel | 3개월간 |
| | | warfarin sodium | 장기복용 |
| 위궤양 예방 | 제산제 | famotidine, esomeprazole<br>basic aluminium sucralfate | 필요 시 |
| 간기능 개선 | 간장약 | ursodesoxycholic acid, silymarin | 필요 시 |
| 당뇨 | 혈당강하제 | insulin, 경구혈당강하제 | 필요 시 |
| 기타 | 고혈압 치료제, 골다공증 치료제, 고요산혈증 치료제, 고콜레스테롤혈증 치료제, 소화제, 배변완화제, 이뇨제, 비타민제, 철분제, 엽산제, 식욕촉진제 | | 필요 시 |

출처: 서울아산병원 장기이식센터. (2018). 서울아산병원 장기이식센터 업무지침서. 서울: 서울아산병원.

## 3) 검사

간이식 후 검사실 검사 항목으로 총혈구, 혈액응고, 전해질, 혈액요소질소, 크레아티닌, 간효소(GOT/GPT), 총빌리루빈, 칼슘, 인, 알부민, 아밀라제, 리파아제, C-반응성 단백, 면역억제제 혈중농도, 필요 시 뇨분석이 있다. 혈청학적 검사 항목으로 B형간염, C형간염, 거대세포바이러스가 있다.

영상 검사 항목으로는 간컴퓨터단층촬영, 간장간막도플러초음파, 담도스캔, 담관조영술, 심장초음파, 간생검, 정맥조영술, 내시경적역행성췌담관조영술, 경피경간담관배액술, 간초음파가 있다. 간컴퓨터단층촬영은 간 볼륨과 각 혈관들의 개방성, 액체 저류(fluid collection), 담도계 이상여부, 출혈 시 위치와 혈종의 양을 확인하기 위해 주로 시행하는 검사로 환자 상태의 변화가 있을 때 제일 먼저 시행한다. 간장간막도플러초음파는 간이식 도중에 문합한 혈관들의 혈류를 확인하기 위해 시행하는 비침습적 검사이다. 담도스캔은 간세포의 기능상태, 담도계의 폐쇄여부를 알기 위해 시행하는데, 총빌리루빈 3.0 이상 시 방사선 동위원소 협착이 되지 않아 정확한 검사가 이루어지지 않으므로 주치의에게 확인 후 시행하도록 한다. 담관조영술은 담도 문합부 유출이나 협착 여부를 확인하기 위해 시행하며, 심장초음파는 심장의 구조적 이상 및 심장 기능의 평가를 위해 간이식 수술 전에 시행하지만 수술 후에 추가로 시행하기도 한다. 간생검은 갑작스런 간기능 수치 상승 시 거부반응이나 B형간염, C형간염 등 원인 질환의 재발 의심 시 확진을 위해 시행하며, 간이식 후에는 시술 후 출혈을 예방하기 위해 경정맥경유 간생검을 주로 한다. 정맥조영술은 혈관의 협착, 폐색, 동맥류 등의 일차적 혈관 질환 진단을 위해 시행하는데, 주로 간장간막도플러초음파 결과 협착, 폐색, 동맥류 등의 질환이 의심될 경우 시행한다. 내시경적역행성췌담관조영술은 담도나 췌관의 상태를 파악하고 담도질환을 진단하거나 스텐트 삽입 또는 풍선 확장술과 같은 치료적 목적을 위해 시행하는데, 간공장문합술(hepaticojejunostomy)로 담관을 문합한 경우는 시행할 수 없다. 경피경간담관배액술은 간내 담관 결석, 담도 협착, 폐색 시 담도계의 감압을 통해 황달을 감소시키고, 담도 협착 및 폐색의 치료를 위한 목적으로 시행한다. 간초음파는 복강 내 액체 저류, 간 내 병변 의심 시 위치와 정도를 확인하기 위해 시행하는 비침습적 검사이다.

## 4) 상처와 배액관 관리

간이식 수술 후 창상 부위는 수술 후 2~3일 경부터 실밥을 모두 제거할 때까지 베타딘 소독 후 거즈 드레싱을 시행한다. 상처치유를 돕기 위해 배액관을 삽입하여 체강에 고일 수 있는 혈액, 삼출액, 괴사조직, 농 등을 배출시키는 경우 빠지거나 삽입부위가 이동되지 않도록 고정을 잘 해야 한다. 간이식 수술 후 배액관 관리는 다음과 같다(표 8–6).

**표 8–6 간이식 수술 후 배액관**

| 종류 | 특성 |
|---|---|
| JP (잭슨프랫) | 이식한 간 주변에 삽입하여 음압을 유지시켜 배액시키는 형태이며, 배액 양상을 통해 복강 내 상태를 간접적으로 확인할 수 있음 |
| T–tube | 간이식 수술 후 총담관 내 삽입하여 중력에 의해 담즙을 자연 배액시키는 T자 형태의 관이며, 배액 양상을 통해 간의 담즙 생성 및 배액 상태를 간접적으로 확인할 수 있음 |
| External stent | 간이식 수술 중 담관 대 담관 문합(duct–to–duct anastomosis)을 시행한 경우 담도 문합부 내에 삽입하여 중력에 의해 담즙을 자연 배액시키는 일자 형태의 관으로, T–tube와 마찬가지로 배액 양상을 통해 간의 담즙 생성 및 배액 상태를 간접적으로 확인할 수 있음 |

| | |
|---|---|
| Pigtail | 흉강 또는 복강 내 고여 있는 혈액, 삼출액, 농 등을 배출시키기 위해 끝부분이 말려있고 여러 개의 구멍으로 구성되어 있는 관으로, 중력에 의해 자연 배액시키는 형태이며 배액 양상을 통해 흉강 또는 복강 내 상태를 간접적으로 확인할 수 있음 |

출처: 서울아산병원 장기이식센터. (2018). 서울아산병원 장기이식센터 업무지침서. 서울: 서울아산병원.

## 5) 영양 공급

간이식 수술 후에는 칼로리와 영양분을 많이 필요로 하는 상황이므로 충분하게 공급하는 것이 중요한데, 편식하지 않고 곡류, 어육류, 두류, 야채, 과일, 유지류, 유류 등을 매일 적당량 골고루 섭취하면서 정상 체중을 유지한다. 그러나 감염을 고려해서 첫 3개월 동안 날음식은 피하며, 알코올, 한약, 건강보조식품은 절대 섭취하지 않아야 하고, 지나치게 짜거나 매운 음식, 콜레스테롤이나 포화지방산을 과잉 섭취하지 않는다. 만약 고포타슘(칼륨)혈증으로 식사제한이 필요하다면 과일, 채소, 견과류(땅콩, 호도), 팥, 콩, 밤, 감자, 식품의 껍질이나 줄기에 포타슘이 많이 함유되어 있으므로 주의해야 하고, 한 번에 많은 양을 섭취하지 말고 소량씩 나누어 먹도록 한다. 포타슘은 수용성이므로 물에 오랫동안 담그거나 삶거나 데치면 식품에서 빠져나오기 때문에 야채는 가능한 가늘게 썰고 물에 데쳐서 조리하는 것이 좋다. 식염 대용물은 염분 대신 포타슘으로 많이 대치되므로 사용하지 않도록 하며, 커피 자체에 포타슘 함량이 높으므로 커피는 자제하도록 하되 인스턴트커피보다는 원두커피에 더 많은 포타슘이 들어있으므로 주의해야 한다.

## 6) 운동 격려

간이식 수술 중 전신마취로 인해 찌그러진 폐를 팽창시키고 무기폐를 예방하는데 도움을 주기 위해 심호흡과 기침운동이 필요하다. 폐가 팽창되는데 도움이 되도록 가능한 앉은 자세를 취한 후, 양손바닥으로 수술부위를 지지하며 입을 다물고 코를 통해 가슴이 최대한 부풀도록 숨을 들이마신다. 들이마신 숨을 2~3초간 멈춘 후 입을 오므리고 천천히 촛불을 끄듯이 숨을 내쉬며, 이와 같은 심호흡을 2회 반복 후 세 번째 숨을 들이마신 후 3초간 숨을 참고 기침을 1~2회 정도 시행하면서 객담을 뱉어낸다. 간이식 후 정맥혈이 심장으로 가는 것을 용이하게 함으로써 혈전성 정맥염을 예방하고 수술 후 복부 통증이나 가스 팽만을 감소시키기 위해 다리운동을 하는 것이 좋다. 다리운동 방법은 3~5시간마다 5회씩 시행하며 앉거나 누운 자세에서 발목을 구부렸다 폈다를 반복하고 원을 그리면서 발목돌리기를 시행한다.

## 7) 이식 거부반응 관리

### (1) 원발성 이식편 기능부전

간이식 후 원발성 이식편 기능부전은 1~6% 정도로 매우 드물게 나타나는 것으로 알려져 있다. 기증자 간 적출 시 손상, 냉허혈 시간의 연장, 기증자의 간 상태(지방간, 고령, 저혈압)로 인해 담즙량 감소, 부종, 혈역학적 불안정, 혈당, 포타슘, 젖산 이상, 혈액응고 이상, 신기능 및 간기능 이상이 나타날 수 있으며, 치료는 재이식을 해야 한다.

### (2) 이식 거부반응

거부반응은 면역반응의 결과로 우리 몸에 이식된 간이 손상되는 것이다. 종류는 초급성, 급성, 만성 거부반응으로 나눌 수 있는데, 초급성 거부반응은 이식 수술 중 또는 수술 후 수 시간 내에 매우 드물게 나타난다. 급성 거부반응은 10~30% 정도로 발생하고 있는데 빠르면 이식 후 3일부터 나타나기도 하고, 보통은 이식 후 7~10일부터 6주 이내에서 흔히 발생하는 것으로 알려져 있다. 증상은 발열, 식욕부진, 불안, 피로, 상복부 통증, 복부팽만, 담즙양 감소나 색깔 변화, 황달(공막 및 피부), 소양증, 간효소와 빌리루빈 증가, 혈액응고 이상, 짙은 소변, 회색변이 나타나며, 반복적으로 급성 거부반응이 발생할 경우 궁극적으로 만성 거부반응으로 진행될 수 있다. 진단은 간 조직검사로 확진할 수 있고, 치료는 사용 중인 면역억제제를 변경 또는 증량하는 방법, 스테로이드를 이용한 충격요법, 항림프구 항체요법이 있다. 만성 거부반응은 이식 후 6개월 지나서 많이 발생하는데, 비가역적 상태로 재이식을 고려해야 할 수도 있다.

## 8) 합병증 관리

### (1) 출혈

말기 간 경화로 간이식을 받는 수혜자는 간 주위에 혈관들이 많이 확장되어 있고 혈액응고에 관여하는 물질 생성에도 장애가 있어 출혈이 잘 되며, 오랜 시간 광범위한 수술이 진행되는 동안의 기술적인 요인도 출혈을 유발하는 요인이 될 수 있다. 이 외에도 수술 전 정맥류 출혈이 있거나 위 또는 십이지장 궤양이 발생된 경우 출혈이 발생될 수 있다. 수술 중 삽입된 배액관의 양과 양상, 환자의 복부 둘레 증가, 창백, 저혈량증과 관련된 증상을 통해 출혈 여부를 관찰할 수 있다. 치료는 혈액이나 혈액 응고 물질을 투여하면 되지만, 위장관 출혈 시에는 내시경을 이용해서 지혈하거나, 혈관 조영을 통해 출혈 부위의 혈관을 직접 막기도 하며 호전이 없으면 다시 개복하여 지혈을 시도한다.

### (2) 혈관 합병증

간이식 수술을 통해 간동맥, 간문맥, 간정맥을 문합하게 되므로 수술 후 문합부가 부분적으로 좁아지거나 완전히 막힐 수 있는데, 간동맥 혈전증은 간이식 후 3~4%에서 수술 후 초기 또는 수개월 후에 발생하며 간문맥 혈전증은 매우 드물게 나타나는 것으로 알려져 있다. 혈관 문합부의 협착이나 혈전증으로 인한 폐색이 발생하게 될 경우 간기능 수치의 상승이 나타나며, 간문맥의 경우 간문맥 고혈압으로 인한 식도 정맥류 출혈이나 복수가 발생될 수 있다. 초음파를 통한 혈류의 평가를 통해 확인이 가능하며, 정확한 진단을 위해서는 컴퓨터 단층촬영이나 혈관조영술을 시행해야 한다. 혈관의 협착 정도에 따라 경과 관찰이나 혈관 확장 시술 또는 재수술이 필요할 수 있다.

### (3) 담도 합병증

간이식 수술 중 작은 크기의 담관을 다른 담관에 직접 또는 소장에 문합하게 되므로 문합부에서 담즙이 누출 되거나 협착이 발생될 수 있다. 담즙 누출이 발생할 수 있는 부위는 담도 문합부 외에도 담즙 배액관 삽입부, 담즙 배액관 제거부위, 간의 절단면 등이 있다. 담즙 누출이 발생하면 배액 양상의 변화(담즙이 함유된 색깔), 복통, 복막염, 패혈증 등이 나타날 수 있고, 혈액검사 결과 빌리루빈, 백혈구가 상승할 수 있다. 담즙 누출의 양에 따라 소량인 경우는 경과 관찰하지만 많은 양의 경우는 배액관을 삽입하여 배액시킴과 동시에 내시경을 이용한 담즙 배액술 또는 경피적 담도 내 배액관 삽입을 통해 몸 밖으로 담즙을 배액시켜야 하며, 증상의 호전이 없을 경우 재수술이 필요할 수 있다. 담도 문합부 협착이 발생하면 회색변, 짙은 소변, 가려움증, 상복부 통증, 황달, 식욕부진, 오심, 구토의 증상이 나타날 수 있고, 혈액검사 결과 알칼리포스파타아제, 빌리루빈, 감마지티피, 트랜스아미나아제가 상승할 수 있다. 내시경을 이용해서 스텐트를 삽입하거나 몸 밖에서 간 내 담관으로 직접 배액관을 삽입해서 협착된 부위를 넓혀주어야 한다.

### (4) 신장 합병증

급성 또는 만성 신장 기능저하는 간이식 전부터 발생하기도 하지만, 대개는 간이식 후 흔히 발생하는 합병증이다. 수술 중 혈역학적 변화 또는 수술 후 면역억제제의 투여로 인해 발생될 수 있으며, 혈청 내 크레아티닌이 상승하며 사구체여과율이 감소되며, 3개월 이상 지속될 경우 만성 신장 기능저하로 분류된다. 일시적으로 신장 기능이 저하되면 투석을 해야 하고, 신기능이 감소되어 회복이 어려우면 투석을 시행하며 궁극적으로는 신장이식이 필요할 수 있다.

### (5) 심혈관계 합병증

간이식 후 면역억제제의 부작용으로 고혈압이나 고지혈증이 나타날 수 있는데, 심혈관계 합병증으로 인해 이식된 간과 상관없이 사망에 이를 수 있으므로 혈역학적 변화를 잘 관찰하는 것이 중요하다. 매일 혈압을 확인하고 필요 시 전문가 상담을 통해 적절한 약물을 투여해야 하며, 운동과 음식섭취의 균형을 통해 정상 체중을 유지해야 한다.

### (6) 대사성 합병증

간이식 후 투여하는 면역억제제로 인해 대사이상이 발생할 수 있는데, 가장 대표적인 것이 당뇨이다. 당뇨가 발생하면 생존율에 많은 영향을 미치기 때문에 철저하게 관리하는 것이 필요하다. 간이식 후 기준혈당은 공복 시 혈당을 기준으로 100~140 mg/dL 이다. 관급식을 포함해서 경구섭취를 하는 환자는 속효성 인슐린 주입을 유지하면서 초속효성 인슐린을 피하주사하고, 공복혈당 140 mg/dL 이상 또는 100 mg/dL 이하이면 현재 주입속도의 10%를 증량 또는 감량해서 투여하며, 당부하 검사에서 부하 2시간 후 혈당 농도가 높으면 초속효성 인슐린의 증량을 고려한다.

속효성 인슐린 주입에서 중간형 인슐린으로의 변경은 60% rule을 적용하여 속효성 인슐린 하루 총 투여량의 60%를 중간형 인슐린으로 전환하되 중간형 인슐린 작용시간을 고려하여 중간형 인슐린 투여 2시간 후 속효성 인슐린 주입을 중단하며, 60% rule을 적용한 속효성 인슐린 용량이 30단위 이하면 오전 1회 투여하고 30단위 이상이면 오전과 오후로 나누어서 투여한다. 저혈당 또는 고혈당은 간이식 후 간의 대사기능이 회복되는 과정에서 발생할 수 있다. 수술 후 투여하는 면역억제제의 부작용으로 고혈당, 비만, 골다공증 등이 발생할 수 있고, 거부반응이나 심각한 감염증이 있으면 혈당조절 능력이 감소되어 궁극적으로 사망률이 증가될 수 있으므로 철저하게 관리해야 한다. 매일 혈당을 확인하고 필요 시 전문가 상담을 통해 적절한 약물을 투여해야 한다.

### (7) 신경학적 합병증

간이식 후 면역억제제를 비롯한 여러 요인들로 인해 손떨림, 운동이상과 같은 경미한 증상에서부터 섬망, 경련, 시각장애, 언어장애, 사지마비 등과 같은 심각한 증상까지 다양한 신경학적 문제가 발생될 수 있다. 대개는 회복이 되지만 영구적인 장애가 될 수도 있으므로, 증상 발생 시 전문가 상담을 통해 정확한 진단 후 치료를 받는 것이 중요하다.

## 9) 원인질환 관리

간이식의 원인질환에 따라 재발 위험이나 시기가 매우 다르다. B형간염은 과거에는 매우 높은 재발로 인한 이식편의 소실로 많은 문제가 되었으나 다양한 면역글로불린 제제의 개발로 인해 눈에 띄게 좋아졌다. hepatitis B immune globulin은 B형간염의 재발을 예방하기 위해 정기적으로 투여하는 주사제로, 수술 전 검사 결과에 따라 다음과 같이 선택적으로 투여한다(표 8-7).

**표 8-7 간이식 수술 후 hepatitis B immune globulin 스케줄**

<table>
<tr><th>용량</th><th>기준</th><th>수술 시</th><th>수술 후<br>1주</th><th>수술 후<br>1개월</th><th>수술 후<br>1개월 이후</th></tr>
<tr><td rowspan="2">1만 단위</td><td>수혜자 B형간염 표면항원(hepatitis B surface antigen) 양성</td><td>0</td><td>매일</td><td>1주마다</td><td>30~90일 간격</td></tr>
<tr><td>수혜자 B형간염 표면항원(hepatitis B surface antigen) 음성 그리고<br>기증자 B형간염 코어항체(hepatitis B core antibody) IgG 양성</td><td>0</td><td colspan="2">퇴원 전 1회</td><td>30~90일 간격</td></tr>
<tr><td>2만 단위</td><td>수혜자 B형간염 e항원(hepatitis B e antigen) 양성 또는<br>수혜자 B형간염바이러스 디옥시리보 핵산(hepatitis B virus deoxyribonucleic acid) 양성</td><td>0</td><td>매일</td><td>1주마다</td><td>1만 단위,<br>30~90일 간격</td></tr>
</table>

출처: 서울아산병원 장기이식센터. (2018). 서울아산병원 장기이식센터 업무지침서. 서울: 서울아산병원.

간이식 전부터 경구용 항바이러스제를 복용하게 되면서 90%의 환자들이 B형간염바이러스 디옥시리보핵산(DNA) 음성인 상태로 수술을 하게 되고, 수술 후에도 지속적으로 경구용 항바이러스제를 복용하면서 B형간염바이러스의 복제를 방지하는 데 효과적인 것으로 알려져 있다. 간이식 당시 C형간염바이러스 리보핵산(RNA) 양성인 환자의 대부분은 이식 후 빠른 시일 내에 C형간염의 재감염이 발생되는데, 간이식 후 C형간염의 복제가 왜 이렇게 빨리 갑자기 증가하는 지에 대해서는 아직까지 명확하지 않다. 간이식 당시 C형간염 상태의 환자들은 C형간염이 아닌 환자들에 비해 간이식 후 이식편 소실이 유의하게 높은 것으로 알려져 있으므로, 이식 전 또는 이식 후에 C형간염을 완치하는 것이 매우 중요하다. 그 외 간암이나 담도경화증의 경우 수술 전 질병의 진행 상태에 따라 재발 위험은 다르다.

# 7 간이식 수혜자 외래 관리

간이식 후 상태가 호전되어 퇴원을 하더라도 지속적인 관리가 중요하며, 퇴원 전에 퇴원 후의 외래 진료 및 검사 일정, 문의사항이 있을 때 연락처에 대한 정보를 정확하게 제공해야 한다.

## 1) 퇴원 후 병원 방문

의료기관에 따라 차이는 있겠지만 퇴원 후 첫 3개월간은 1~2주마다 방문을 하고, 그 이후부터 1년간은 1개월마다 방문을 하며, 간이식 후 1년 이후에는 1~3개월마다 방문을 하게 된다. 외래방문 시 간단한 신체검사를 시행하고, 검사실 검사 항목으로 총혈구, 혈액응고, 전해질, 혈액요소질소, 크레아티닌, 간효소(GOT/GPT), 총빌리루빈, 칼슘, 인, 알부민, 아밀라제, 리파아제, C-반응성 단백, 면역억제제 혈중농도가 있다. 혈청학적 검사 항목으로 B형간염, C형간염, 종양표지자 검사가 추가될 수 있다. 2~3개월 간격으로 간컴퓨터단층촬영을 시행하고, 필요 시 간장간막도플러초음파, 담도스캔, 간초음파를 시행하기도 한다. 간이식 후 1년마다 심전도, 위내시경, 장내시경, 유방촬영, 부인과 검사 등의 종합검진을 시행한다. 외래 진료 전 시행하는 혈액검사에는 면역억제제 혈중농도 검사가 포함되어 있기 때문에 채혈 당일 아침에는 면역억제제를 복용하지 않은 상태에서 채혈을 해야 하고, 채혈 후 면역억제제를 복용한다. 그러나 간컴퓨터단층촬영 또는 내시경과 같이 사전 준비로 금식을 해야 하는 경우라 하더라도 면역억제제는 복용시간이 되면 소량의 물과 함께 복용한다.

## 2) 상처와 배액관 관리

상처와 배액관 부위를 접촉하기 전 물과 비누 또는 손소독제를 이용한 손씻기를 먼저 시행하며 소독제는 포비돈 스왑 스틱을 이용한다. 퇴원 후 상처는 모든 실밥을 제거할 때까지 2~3일 마다 드레싱을 시행하며, 드레싱 제품에 따라 1주일 마다 드레싱을 시행할 수도 있다. 단, 상처가 젖었을 경우는 감염 예방을 위해 가능한 한 즉시 드레싱을 시행하며, 상처 상태의 변화가 있는 경우는 즉시 병원을 방문한다. 배액관은 제거할 때까지 2~3일 마다 드레싱을 시행하며, 드레싱 제품에 따라 1주일 마다 드레싱을 시행할 수도 있다. 하루 총 배액양과 날짜는 별도의 수첩에 기록해야 하며, 배액양 측정 후 배액관의 입구 소독은 알코올솜을 이용한다. 단, 배액관 삽입부위가 젖으면 감염 예방을 위해 가능한 한 즉시 드레싱을 시행하며, 배액 양상의 변화 또는 피부 상태의 변화가 있으면 즉시 병원을 방문한다.

## 3) 감염 예방

간이식 후 거부반응을 예방하기 위해 면역억제제를 지속적으로 복용해야 하며, 특히 수술 후 첫 3개월은 투여하는 면역억제제의 용량이 많은 편이므로 감염에 노출되지 않도록 조심해야 한다. 간이식 후 3개월 동안 외출 시 항상 마스크를 착용해야 하며, 사람이 많은 곳이나 감기 등의 감염성 질환이 있는 사람과의 접촉은 피해야 한다. 환자뿐만 아니라 환자와 접촉하는 보호자들도 항상 손씻기를 청결하게 해야 하며, 수술 후 초기에는 흙, 식물, 동물과의 접촉은 피한다. 다치면 상처를 즉시 깨끗하게 소독하고 즉시 병원을 방문하며, 피부에 생긴 종기나 귀의 염증 등의 변화가 있어도 병원에서 상담 및 치료를 받아야 한다. 구강은 세균 감염의 주요 원인이 될 수 있으므로 구강위생 관리를 철저히 해야 하며, 간이식 후 3~6개월부터 주치의와 상의 후 스케일링 및 기타 치과 치료를 받을 수 있다. 샤워는 상처 및 배액관 여부에 따라 주치의와 상의 후 시행하며, 매년 가을 유행성 독감 예방주사를 맞아야 한다.

### 4) 투약

면역억제제를 포함한 처방된 모든 약제는 임의로 절대 중단해서는 안되며, 특히 면역억제제는 평생 복용하는 것으로 혈중 농도에 따라 투여량이 조절될 수 있다. 약 복용 직후 구토를 한다면 다시 약을 복용하는 것이 원칙이나 면역억제제는 반드시 주치의와 상의 후 재복용 여부를 확인받아야 하며, 지속적인 구토나 설사 및 기타 이유로 인해 처방된 약제를 복용할 수 없으면 즉시 병원을 방문해야 한다. 감기약이나 소화제 등의 약제도 주치의와 상의 없이 임의로 복용하는 것은 매우 위험할 수 있으며, 특히 한약 등의 복용은 절대 피해야 한다.

### 5) 일상생활 관리

음주나 흡연은 반드시 제한해야 하며, 간 외 다른 장기에 이상이 없는지 확인하기 위해 규칙적으로 건강검진을 받는다. 수술 후 복대는 3개월까지 착용하도록 한다. 운전은 복부 상처가 치유되고 복용 중인 약물 부작용이 없으면 간이식 후 3개월부터 가능하며, 직장복귀 시기는 간이식 후 회복 경과 및 직업에 따라 차이가 많으므로 사전에 주치의와 충분히 상담 후 시작한다. 면역억제제의 영향으로 강한 햇빛을 장시간 쬐면 피부가 민감해져 피부암 위험이 높아질 수 있으므로 외출 시 자외선 차단제를 꼼꼼하게 바르고, 필요 시 모자, 긴소매, 선글라스 등을 착용한다. 타 병원에서 치료를 받게 될 경우 간이식 받은 사실과 면역억제제를 포함한 복용 중인 약물에 대한 정보를 주치의에게 미리 알려준다.

### 6) 영양 관리

규칙적이고 균형 잡힌 식사와 충분한 수분 섭취를 하는 것이 중요하며, 식사 또는 간식 섭취 전 손씻기는 반드시 시행한다. 위생적으로 조리된 음식을 먹고 식중독 우려가 있는 음식은 피한다. 음식은 가급적 익혀서 먹으며, 특히 간이식 후 3개월까지 날음식은 제한한다. 과일이나 채소는 흐르는 물에 여러 번 세척한 후 섭취하거나 조리하며, 일시적인 고칼륨혈증으로 인한 섭취 제한 시 주치의의 처방에 따라 일정 기간 동안 제한한다. 면역억제제로 인해 식욕증가와 일시적인 고혈당, 혈중 콜레스테롤이 상승할 수 있으므로, 정상체중을 유지하도록 하며 필요 시 주치의와 상담 후 추가 검사를 받는다. 음식의 형태로 섭취되는 모든 민간요법은 수술 후 급격한 간기능 감소를 유발할 수 있으므로 절대 금지한다.

### 7) 운동

정상 체중 유지와 신체 건강 유지를 위해 운동은 지속적으로 필요하므로 걷기와 같은 가벼운 유산소 운동부터 시작하여 점차 증가시킨다. 특히 이식 받은 부위에 외상을 받지 않도록 조심해야 하며, 수술 후 6개월 정도는 무거운 것은 들지 않으며, 수술 후 1년 정도까지는 축구 등의 과격한 운동이나 관절에 지나치게 무리가 되는 활동은 피한다. 운동의 종류 및 단계 선택은 간이식 후 회복 경과에 따라 차이가 많이 있으므로, 사전에 주치의와 충분히 상담 후 시작할 것을 권장한다.

### 8) 성생활과 임신

간이식 수술 후 생활에 편안함을 느낄 때부터 성생활이 가능하다. 여성의 경우 간이식 후 10개월 정도에서 대부분 생리가 다시 시작되며, 매월 월경이 끝난 1주 이내에 유방 자가검진을 시행하고 6개월마다 산부인과 검진을 받는다. 경구 피임약과 질내 삽입물은 피하며, 임신은 간이식 후 1년 이후 가능하지만 사전에 주치의와 충분히 상담 받고 준비할 것을 권장한다.

### 9) 응급상황 대처

38 ℃ 이상의 열이 지속되거나 감기, 구토, 설사, 통증, 고혈당, 저혈당, 대변이나 소변 양상의 변화와 같은 증상이 발생되거나 복용해야 할 면역억제제가 부족하면 즉시 병원을 방문한다.

## 8 간이식 수술 후 기증자 관리

간이식 기증자는 간이식 수혜자에 비해 수술이나 회복기 과정이 복잡하지 않지만, 수술 전의 건강상태로 회복될 때까지는 지속적인 관리가 필요하다.

## 1) 간이식 기증자의 병동 관리

간이식 기증자는 수혜자와는 달리 수술 후 면역억제제를 복용하지 않으므로 별도의 격리가 필요하지 않으며, 프로토콜은 다음과 같다(표 8-8).

**표 8-8 간이식 수술 후 기증자 프로토콜**

| 일정 | 상태 |
|---|---|
| 수술 1일 전 | 입원, 저녁 죽 섭취 후 금식 |
| 수술 당일 | 수술 후 치료실에서 관찰 |
| 수술 후 1일째 | 비위관과 유치도뇨관 제거(상태에 따라 달라질 수 있음), 물 섭취 |
| 수술 후 2일째 | 복부엑스레이 결과 이상 여부 확인 후 식이 진행 |
| 수술 후 3일째 | 죽 |
| 수술 후 5일째 | 밥 |
| 수술 후 7일째 | 간컴퓨터단층촬영 |
| 수술 후 9일째 | 퇴원 |

출처: 서울아산병원 장기이식센터. (2018). 서울아산병원 장기이식센터 업무지침서. 서울: 서울아산병원.

## 2) 간이식 기증자의 외래 관리

수술 후 1년 정도까지는 주기적인 외래 방문을 통해 간 기능과 간의 재생 정도 및 이상 여부를 확인하는 것을 권장하는데, 일반적으로 간 기증 후 남은 간은 3개월 이내에 수술 전 크기로 대부분 재생되고, 수술 전의 간 기능으로 회복된다. 수술 상처가 모두 발사되고 배액관이 제거된 상태라면 퇴원 후 상처소독은 불필요하며, 가벼운 샤워는 가능하다. 흉터 예방을 위한 제품 사용은 대개 수술 1개월 후 선택적으로 사용하기도 하며, 필요 시 성형수술, 레이저 치료, 주사, 약물치료 등을 할 수 있다. 수술 후 2~3개월 간 복대 착용을 권장하며, 퇴원 후 가벼운 산책과 일상생활에서의 움직임 제한은 없으나 지나치게 무거운 물건을 들거나 과도한 스트레칭 및 과격한 운동은 삼간다. 음주, 흡연, 한약, 민간요법은 피해야 하지만 정상적으로 섭취하는 음식은 특별히 제한하지 않는다. 직장 복귀는 수술 후 3~4주 이후부터 가능하지만 직종과 회복 정도에 따라 차이가 있을 수 있다.

## [참고문헌]


김기훈, 이승규, 박광민, 황신, 이영주, 안철수 등. (2002). 두 개의 이식편을 이용한 성인대 성인 생체 부분 간이식. 대한이식학회지, 16, 227-232.

김명수. (2010). 다장기이식:간-신장 동시이식. 대한이식학회지, 24, 243-247.

김순일, 최진섭, 김명수, 주만기, 장혜경, 최기홍 등. (2007). 변형 우엽을 이용한 생체 간이식 시 간정맥 재건의 경험. 한국간담췌외과학회지, 11(3), 7-10.

김용순. (1998). 장기이식-원리와 실제-. 서울: 현문사.

김홍진. (2001). 간이식의 현재. 영남의대학술지, 18(1), 1-12.

대한간학회. (2015). C형간염 진료가이드라인. 서울: 대한간학회.

대한간이식연구회. (2005). 간이식과 새로운 삶. 서울: 대한이식학회.

박광옥, 김명숙, 유은숙, 이향우, 이숙자, 김미경 등. (2008). 수술간호의 실제. 서울: 현문사.

서경석, 김태훈, 김주현, 박양진, 신우영, 이남준 등. (2009). 심정지 공여자로부터의 간이식 국내 첫 증례 보고. 대한이식학회지, 23, 77-80.

서울아산병원 간호부. (2018). 장기이식 수술간호 지침서. 서울: 서울아산병원.

서울아산병원 장기이식센터. (2018). 업무지침서. 서울: 서울아산병원.

윤영인, 송기원, 이승규, 황신, 안철수, 김기훈 등. (2012). ABO 혈액형 부적합 성인 생체간이식 후 발생한 담도계 협착의 분석. 대한이식학회지, 26, 277-286.

이승규. (2005). 국내 간이식의 현황과 전망. 대한소화기학회지, 46, 75-83.

이효준, 황신, 이승규, 안철수, 김기훈, 문덕복 등. (2008). 건강 공여자 교환을 통한 성인 생체간이식: 서울아산병원에서의 초기 경험. 대한이식학회지, 22, 92-96.

정종환, 박성광 & 이식. (2014). 장기제공 전 뇌사자의 관리. 대한이식학회지, 28, 51-58.

질병관리본부 장기이식관리센터. (2016). 2016년 장기이식관리 업무안내. 서울: 질병관리본부.

황신, 이승규 & 안철수. (2007). 변형우엽을 이용한 생체간이식 시 간정맥 재건- 중간정맥 재건에 대한 서울아산병원에서의 경험. 한국간담췌외과학회지, 11(3), 69-75.

Adam, R., Karam, V., Delvart, V., O'Grady, J., Mirza, D., Klempnauer, J., et al. (2012). Evolution of indications and results of liver transplantation in Europe. A report from the European Liver Transplant Registry (ELTR). Journal of Hepatology, 57(3), 675-688.

Busuttil, R. W., & Klintmalm, G. B. (2015). Transplantation of the liver (3rd ed.). Philadelphia: Saunders.

Chan, D. L., Alzahrani, N. A., Morris, D. L., & Chua, T. C. (2014). Systematic review of efficacy and outcomes of salvage liver transplantation after primary hepatic resection for hepatocellular carcinoma. Journal of Gastroenterology and Hepatology, 29(1), 31-

41.

Cupples, S. A., Lerret, S., McCalmont, V., & Ohler, L. (2017). Core curriculum for transplant nurses (2nd ed.). Philadelphia: Wolters Kluwer.

Grogan, T. A. (2011). Liver transplantation: issues and nursing care requirements. Critical Care Nursing Clinics, 23(3), 443–456.

Kelley, S. D. (2010). Monitoring consciousness using the bispectral index during anesthesia. Boulder, CO: Covidien.

Kollmann, D., Rasoul–Rockenschaub, S., Freundorfer, E., Györi, G., Silberhumer, G., Soliman, T., et al (2015). Liver Transplantation for alcoholic liver cirrhosis–long-term follow–up in respect of clinical outcome and alcohol relapse: Bo116. Transplant International, 28, 170.

Gakkai, N. I. (2006). ABO–incompatible organ transplantation from Japan. San Diego, CA: Elsevier.

Yersiz, H., Cameron, A. M., Carmody, I., Zimmerman, M. A., Kelly Jr, B. S., Ghobrial, R. M., et al. (2006). Split liver transplantation. Transplantation Proceedings, 38(2), 602–603.

# 제 9 장 신장이식

신장이식이란 기증자의 신장을 환자 체내에 이식하는 외과적인 수술이다. 신장은 체내에 유입된 수분과 염분의 양을 조절하고 전해질과 호르몬 균형 유지 및 혈압을 조절하며 혈액 속의 노폐물을 걸러내어 소변을 만드는 중요한 역할을 담당한다. 네프론의 계속적인 손실에 의해 지속적으로 신기능의 장애가 초래되어 사구체여과율이 5~10 mL/분까지 감소하는 말기신부전 단계에 이르게 되면 혈액이나 복막투석 또는 신장이식 등의 신대체요법(renal replacement therapy)이 필요하다. 이러한 신대체요법 중 신장이식은 말기신부전 환자의 가장 이상적인 치료법으로 알려져 있다.

## 1 신장이식 대상자

### 1) 신장이식 적응증

신장이식을 고려해야 하는 말기신부전의 원인 질환들로는 당뇨병성 신부전, 고혈압성 사구체경화증, 만성 사구체 신염, IgA신증, 루프스 등의 자가면역질환, 결석, 종양, 전립선 비대 등에 의한 요로 폐쇄, 다낭성 신질환, 알포트 증후군(Alport syndrome) 등과 같은 유전성 질환, 만성 신우신염과 같은 감염성 질환, 기타 약물 등의 신독성 물질에 의한 말기 신부전증 등이 있다.

신장이식은 말기신부전으로 인하여 곧 투석을 시행해야 하는 환자 또는 투석을 받고 있는 상태로 신장을 제외한 타 장기가 비교적 건강한 환자를 대상자로 선택한다. 특히 신장이식의 가능성은 각 환자별 상태에 따라 신중하게 고려해야 하며, 환자 자신이 이식의 필요성을 충분히 이해하고 절실히 원하는 상태이면서, 이식 후 치료적인 자기 관리를 잘 수행할 수 있어야 한다.

### 2) 신장이식 금기

의학적 차원에서 신장이식을 받아야 할 대상자가 현재 심각한 감염(active infection), 악성 종양(active malignancy), 물질남용(active substance abuse), 치료관리 불이행(non-adherence), 조절되지 않는 정신 질환(uncontrolled psychiatric disease)이 있으면 신장이식의 금기가 될 수 있다. 대상자 연령에 절대적 제한이 있는 것은 아니나, 65세 이상은 투석 치료 효과와 기타 합병 질환 유무 등을 잘 검토하여 결정하는 것이 바람직하다. 종양 종류에 따라 차이는 있지만 최소 2~5년 정도 재발이 없는 경우에 진행해 볼 수 있다. B형, C형 바이러스 간염 환자는 HBV-DNA, HCV-RNA를 검사하여 이식 전 약물 치료 후 안전하게 이식을 진행할 수 있으며, HBe 항원을 보유하지 않고 조직검사에서 만성 활동성 간염 또는 간경화 소견이 아니라면 이식이 가능하다.

관상동맥질환이 있는 대상자는 이식 전 심혈관중재술, 우회술(bypass graft) 시행 후 신장이식을 하는 것이 안전하다. 활동성 소화성 궤양 환자는 이식 후 위장관내 출혈, 천공 위험이 있으므로 치료 후 신장이식을 시행한다. 급성 및 만성 담낭염을 동반한 담석증이 있는 경우 담낭절제 후 신장이식을 시행한다. 활동성 루프스 신염이 있는 대기자는 심한 보체 감소 또는 DNA 항체 역가의 증가를 보이는 경우 활성도가 떨어진 후 이식을 하는 것이 바람직하다.

## 2 신장이식 종류

신장이식은 건강한 신장을 제공하는 기증자가 존재하여야 하며, 기증자 유형에 따라 생체 신장이식과 뇌사 신장이식으로 나눈다.

### 1) 생체 신장이식

생체 기증자가 있는 경우 기증자와 대상자가 함께 신장이식 전 검사를 시행해야 하며, 특히 생체 기증자의 경우 자율적이고 자발적인 기증 결정여부에 대한 정신건강의학적 판단과 기증의 순수성에 대한 심사 과정이 수술 전에 반드시 수반되어야 한다.

### 2) 혈액형 부적합 신장이식

생체 신장이식에서 혈액형 부적합 신장이식은 1950년대에 실험적으로 시행하였으나 혈액형 부적합으로 인해 발생하는 거부반응의 문제점으로 중단되었다. 이후 약제 개발과 활용에 힘입어 1987년 벨기에에서 26례의 혈액형 부적합 신장이식 수술의 성공적인 결과가 처음 발표된 이후 1989년부터 일본에서도 시작하여 전체 신장이식의 약 30% 정도를 차지하는 수준으로 발전하였다.

혈액형 부적합 이식 후 혈액형 항체에 의한 장기이식 거부반응은 이식 후 2주 이내에 주로 일어나며, 이 시기를 지나면 거부반응이 일어나지 않게 된다. 이는 혈액형 항체의 표적이 되는 혈관내피세포가 항체 공격에 적응하고 항체 공격에 대한 방어력을 얻으면서 거부반응이 발생하지 않기 때문이다. 이러한 근거로 혈액형 부적합 이식에서는 환자혈장의 항체를 제거하기 위한 사전 처치가 필요하다. 보통 이식 수술 1~2주 전부터 혈장교환술을 시작하여 항 혈액형 항체 역가가 수술이 가능한 범위 내로 감소하도록 여과술을 시행한다. 혈장교환술의 횟수는 수혜자의 기증자에 대한 항혈액형 항체 역가에 따라 결정된다.

또한 항혈액형 항체는 B 림프구에서 형성되므로 B 림프구를 제거하는 약제인 rituximab을 투여하며, 면역글로불린 주사를 투여하여 항체 면역반응을 조절하기도 한다. 혈액형 부적합 신장이식 건수는 매년 증가하고 있어 국내의 심각한 신장 기증자 부족 현상을 해결해 주는 대안이 되고 있다.

### 3) 뇌사 신장이식

환자가 지속적인 투석요법을 받는 상태에서 신장이식 전 검사를 시행하고, 질병관리본부 장기이식관리센터(Korean Network for Organ Sharing, KONOS)에 뇌사자 신장이식 대기자로 등록한다. 생체 신장이식과 달리 응급으로 이루어지는 수술이므로 짧은 기간에 수술 준비를 받아야 하고, 이식할 때까지 구득한 신장의 허혈 시간이 길어질 수도 있으며, 뇌사자의 사망 원인에 따른 신장 손상 등으로 이식 후 회복 및 성공률이 생체 신장이식에 비해 다소 떨어지는 것으로 보고되기도 한다. 그러나 장기기증자가 부족한 국내 현실을 감안할 때 면역억제제의 개발과 신장이식 술기의 발전에 힘입어 생체 이식 못지 않은 양호한 성공률을 보이고 있다.

### 4) 심장사 신장이식

뇌사 기증자가 장기기증을 위한 뇌사 판정이 진행되던 중 뇌사상태로 인한 혈역학적 불안정으로 심정지가 발생될 때 심폐소생술을 시행하여도 혈역학적 안정화가 이루어지지 않아 결과적으로 장기기증을 하지 못한 상태로 심장사에 이르는 경우가 있다. 이러한 상태에 놓여있는 뇌사자의 장기를 신속히 구득하는 것을 심장사 장기기증(donation after circulatory death, DCD)이라고 한다.

미국, 유럽 등에서는 뇌사를 법적 사망으로 인정하기 시작한 1970년대부터 이미 심장사 후 신장이식(kidney transplantation from DCD or non-heart beating donor)이 꾸준히 시행되어 2010년 이후로는 전체 사망자 신장이식의 약 30% 정도를 차지하고 있고, 이 같은 경험에 근거한 많은 연구가 보고되고 있다. 심장사 신장이식은 뇌사 기증자 신장이식에 비해 지연성 이식 신장 기능(delayed graft function, DGF)의 발생률이 높은 것으로 알려져 있으나, 단기 및 장기 이식 성공률에는 차이가 없다는 결과들이 발표되고 있다. 우리나라에서 심장사 후 신장이식은 1997년에 처음으로 시행되었다. 기증자와 대기자 간 장기의 수요와 공급의 불균형이 심화되는 국내 상황에서 심장사 후 장기이식이 그 격차를 줄일 수 있는 대안 중 하나일 수 있다. 그러나 심정지 단계의 뇌사추정자의 장기기증에 대한 일반 국민의 인식뿐 아니라 법적 제도 또한 확립되어 있지 않기 때문에 심장사 기증자의 과정은 윤리적 측면과 법적 측면에서 충분한 지식이 필요하며, 기증자 수술에 대한 풍부한 경험이 없다면 이식 수술까지의 진행이 매우 어려울 수 있다.

# 3 신장이식 수술 전 절차

신장이식의 궁극적인 목적은 수술을 준비하는 이식대상자 및 기증자의 이식 후 건강을 도모하고 생존율을 높이기 위함이다. 이식대상자는 이식 전 건강과 합병증을 사전에 파악하여 신장이식수술 및 이식 후 면역억제제 관리 등에 문제가 없는지 점검한다. 건강력, 과거력 및 가족력(악성종양, 유전성질환 등)에 대한 병력과 잠재적 감작(sensitization) 요인인 수혈력, 임신, 유산, 분만, 과거이식력 등을 초기에 평가한다. 또한 신체적 질환 외 정신적 장애나 질환 유무, 약물 또는 알코올 의존성 여부, 이식 후 자가관리 이행 능력을 점검, 평가하는 것도 필요하다. 생체 기증자의 경우 의학적 평가 외에도 자발적 동기와 인지력 판단을 위한 정신건강의학과 진료와 기증의 순수한 동기를 평가하는 사회심리적 상담 과정이 필수이다. 생체 신장이식 대상자는 이식 전 평가를 마치면 수술 2~3일 전에 입원하여 본격적으로 이식수술 준비에 들어간다. 혈액투석을 받는 환자는 수술 전 전해질 수치에 따라 투석 횟수를 계획하며 보통 수술 1~2일 전이라도 혈액투석을 시행할 수 있다. 복막투석환자의 경우 수술 전날 저녁 마지막 투석을 시행하고 투석액을 완전히 배액하여 수술 직전까지 복강 내에 잔존 투석액이 남아 있지 않게 한다. 수술 2일전부터 관장, 베타딘 소독액으로 전신목욕을 실시하고, 주요 면역억제제를 치료적 용량을 환자 체중에 맞추어 투여한다.

## 1) 신장이식 진행 절차

### (1) 생체 신장이식

신장이식 대상자와 기증자는 외래 또는 병동에서 신장이식 상담 진료 후 관련 신체검사 및 정신건강의학과 진료 등 협진을 받는다. 생체 장기이식은「장기등 이식에 관한 법률」에 따라 사회복지사와 사전 상담을 통해 기증의 자발성과 순수성을 확인하는 과정을 거쳐야 하며 이식대상자와 기증자가 비혈연관계이면 병원 내 윤리위원회의 추가 심의를 통과한 후 KONOS로부터 이식대상자 선정 승인을 받은 후에 생체 신장이식 수술을 시행한다(그림 9-1).

### (2) 뇌사 신장이식

뇌사 신장이식 수술을 받기 위해서는 외래 또는 병동에서 신장이식 상담 진료를 받고 뇌사 신장이식 등록에 필요한 이식 전 검사를 시행한 후 KONOS에 뇌사 이식 대기자 등록을 한다. 대기 기간 중 뇌사자가 발생할 경우 뇌사자 검사를 통해 수술 적합 여부를 확인한 후 뇌사 신장이식 수술을 시행한다(그림 9-2).

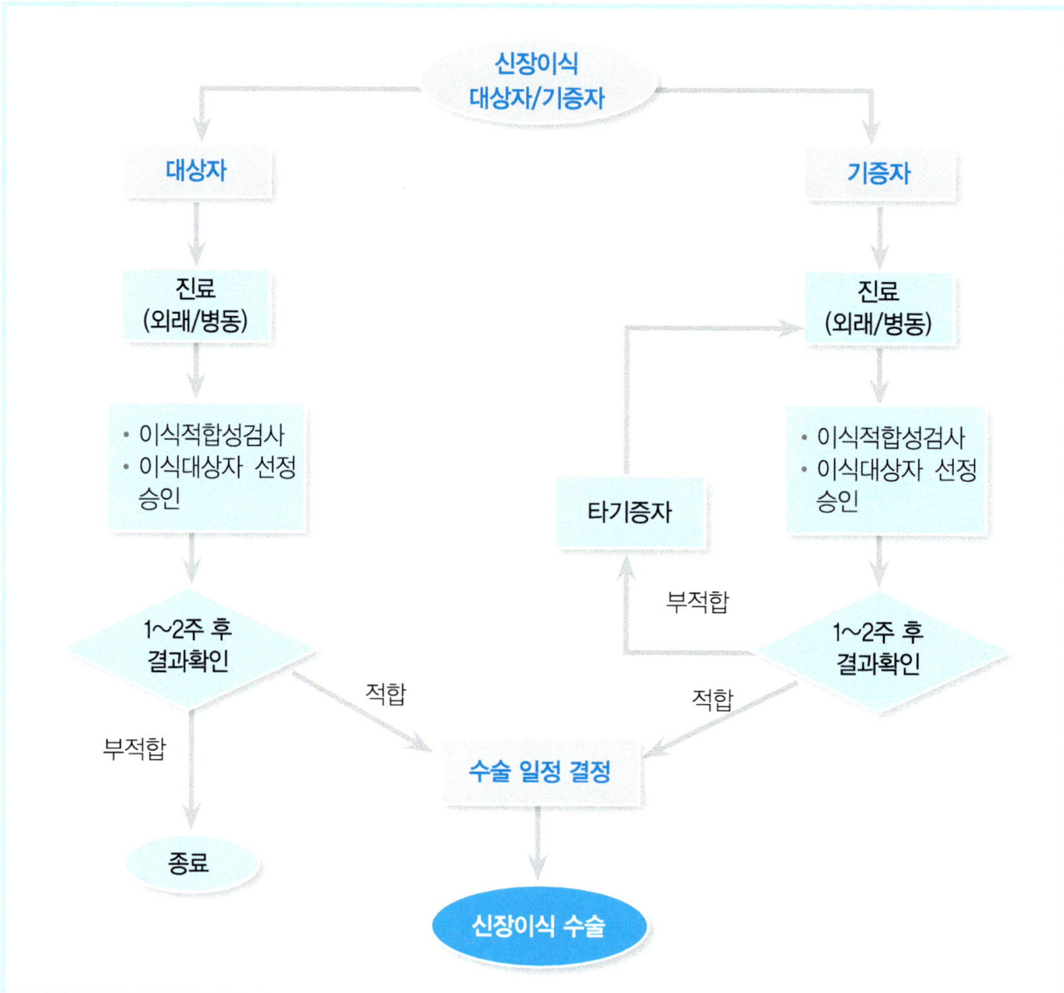


그림 9-1 생체 신장이식 절차

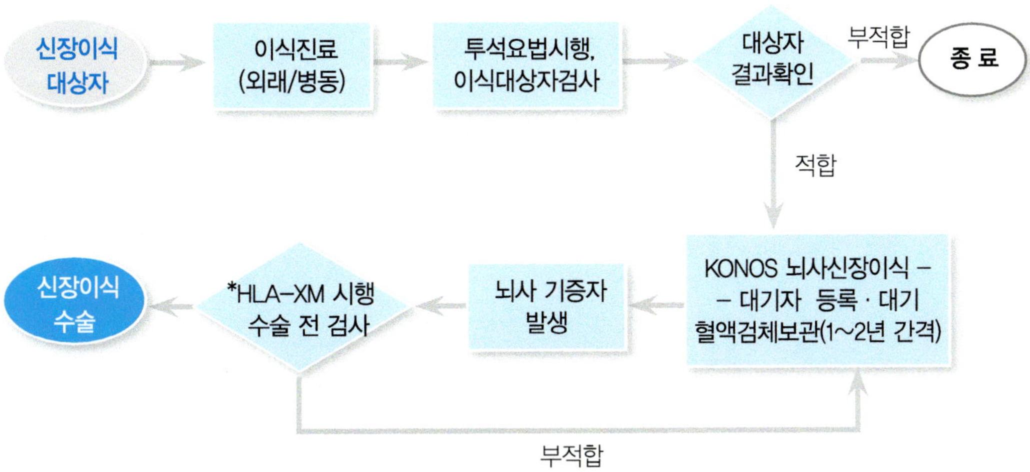


*HLA XM: human leukocyte antigen cross matching

그림 9-2 뇌사 신장이식 절차

## 2) 신장이식 대상자 수술 전 검사

생체 신장이식을 계획하거나 뇌사자 신장이식 대기자로 등록하여 이식을 희망하는 대상자 모두 신장이식 전 검사를 시행해야 한다. 응급으로 시행하는 뇌사자 신장이식을 제외하고 대부분 입원 전에 이식 전 검사 등을 시행하므로 수술 전에 기증자와 이식대상자 간의 혈액형, 사람백혈구항원검사 및 사람백혈구항원교차반응검사 결과 등을 신중히 검토한다. 신장이식 대상자 이식 전 검사는 다음과 같다(표 9-1).

**표 9-1 신장이식 대상자 이식 전 검사**

| 분류 | 항목 | 비고 |
|---|---|---|
| 혈액형 및 일반혈액검사 | 혈액형(ABO-Rh typing)<br>총혈구수(complete blood count, CBC)<br>전해질(electrolytes)<br>크레아티닌(creatinine)<br>혈액요소질소(blood urea nitrogen, BUN)<br>총빌리루빈(total bilirubin) | |

| | | |
|---|---|---|
| 혈액형 및 일반혈액검사 | 간효소(GOT/GPT)<br>칼슘(calcium), 인(phosphorous)<br>알부민(albumin)<br>혈액응고(coagulation profile)<br>부갑상선호르몬(parathyroid hormone, PTH)<br>당화혈색소(HbA1c, for diabetic patients). | |
| 혈청학적 검사 (Serologic testing) | 간염: HBsAg, HBs-Ab, HBc-Ab (IgM/IgG), HBeAg, anti-HCV, anti-HAV (IgM/IgG), anti-CMV (IgG/IgM)<br>매독(VDRL 또는 TPHA)<br>항 인간 면역결핍 바이러스(Anti-HIV 1/2)<br>EBV | |
| 면역학적 검사 | 사람백혈구항원(human leukocyte antigen, HLA)<br>사람백혈구항원교차반응검사(human leukocyte antigen cross matching, HLA-XM)<br>항체동정검사(panel reactive antibody, PRA) | PRA: 대상자 혈액 내에 기증자에 반응하는 항체가 있는지 미리 예측해 볼 수 있는 검사 |
| 소변검사 | 소변분석(urinalysis)<br>소변배양(urine culture) | 요로방광계 질환 발생가능성 여부를 평가 |
| 비뇨기계 검사 | 배뇨방광요도조영술 (voiding cystourethrography, VCUG) | 폐쇄성 신질환이나 방광요관 역류가 있는지 확인 |
| 심.폐기능 검사 | 심전도(EKG)<br>심장초음파<br>흉부X선촬영(Chest X-ray)<br>폐기능검사(pulmonary function test, PFT) | |
| | Thallium spect<br>운동부하(Treadmlill test)<br>심혈관조영술 등 | 65세 이상 고령, 협심증 및 심근경색의 병력을 가진 환자, 40세 이상의 당뇨병이 있는 환자의 경우 시행 |
| 기타 합병 질환 검사 | 위, 대장내시경검사, 복부초음파검사, 유방촬영 및 부인과 검진(여성), 전립선검사(40세 이상 남성) | 악성종양, 감염, 이식 후 심각한 합병증 발생 가능성의 여부를 평가 |
| 협진 | 치과, 안과, 이비인후과 | 감염성 질환 유무를 파악하여 이식 전 치료의 필요성 여부를 평가 |
| | 정신건강의학과, 사회복지과(사회사업팀) | 환자의 정신, 심리, 사회적 상태 평가 |

출처: 서울아산병원 장기이식센터. (2018). 서울아산병원 장기이식센터 업무지침서. 서울: 서울아산병원.

이식 예정 환자의 상태에 따른 동반된 수술의 필요 유무(방광 장애, 신장적출술 등), 이식 전 투석치료의 필요성을 확인한다. 일반적으로 환자의 우측 하복부에 신장을 이식하나 추후 췌장이식 필요성, 재이식, 우측 복부에 수술 받은 병력 등에 따라 신장을 이식할 위치를 결정한다. 그 외 수혜자의 신장을 제거해야 하는 경우는 제한적이나 다음과 같다(표 9-2).

**표 9-2 신장이식 전 신장적출술이 필요한 상태**

- 만성 신실질내 감염성 질환(chronic renal parenchymal infection)
- 잦은 염증을 유발하는 신결석(infected stones)
- 중증 단백뇨(heavy proteinuria)
- 조절되지 않는 고혈압(intractable hypertension)
- 증상을 동반한 거대 다낭성 신질환(polycystic disease)
- 신생 신낭성 질환(acquired renal cystic disease)
- 심한 방광-요관 역류(infected reflux)

출처: G. M. Danovitch.(2005). *Handbook of Kidney Transplantation* fourth. LIPPINCOTT WILLIAMS & WILKINS.

## 3) 생체 기증자 수술 전 검사

뇌사 기증자 수의 꾸준한 증가에도 불구하고 신장이식 대기자가 매년 가파르게 증가하고 있는 현실에서 생체 신장이식 또한 기증자의 부족 현상을 해결하는 방안이 될 수 있다. 생체 신장이식은 뇌사 신장이식에 비해 이식 신장의 기능과 생존율이 높고, 수혜자의 신부전 진행 초기에 수술을 실시하여, 말기신부전에 따른 합병증을 최소화시킬 수 있다는 이점이 있다. 생체 기증자의 신장 절제술과 관련된 위험과 잠재적인 위험까지 고려하여 병력 및 건강 상태를 평가한다.

고혈압, 관상동맥질환, 심 · 폐질환, 임신성 당뇨를 포함한 당뇨병, 위장병, 자가면역질환, 신경질환, 비뇨생식기 질환, 혈액학적 장애, 출혈 또는 응고 장애, 감염성 질환, 종양이나 암 병력 유무, 유전적 신질환, 단백뇨 및 혈뇨, 신장 손상, 신결석증, 재발성 요로 감염질환 외 과거력 등 기증 후 건강상태에 심각한 위험을 미칠 수 있는 병력 등을 사정한다. 그리고 신독성 약물 또는 진통제의 만성적 투약 유무를 확인한다. 암, 신장질환, 당뇨병 및 고혈압 등의 가족력 유무, 사회 경제적 상태, 흡연과 알코올 및 약물 의존성 유무 등도 확인한다. 그 외 신체 검사 시 모든 주요 장기 상태, 체중과 신장 측정, 체질량 지수(BMI) 계산이 포함되어야 하고, 혈압은 최소한 두 번 측정하거나 24시간 또는 밤새 외래 혈압을 측정하는 것이 바람직하다. 정신건강의학과 전문의의 상담과 진료를 반드시 받아야 하며, 질병관리본부 장기이식관리센터로부터 이식대상자 선정 승인을 받아야 생체 기증이 가능하다(표 9-3).

표 9-3 **생체 기증자 검사**

| 분류 | 항목 | 비고 |
|---|---|---|
| 혈액형 및 일반혈액검사 | 혈액형검사(ABO-Rh typing)<br>총혈구수(complete blood count, CBC)<br>전해질(electrolytes)<br>크레아티닌(creatinine)<br>혈액요소질소(blood urea nitrogen, BUN)<br>총빌리루빈(total bilirubin)<br>간효소(GOT/GPT)<br>칼슘(calcium), 인(phosphorous)<br>알부민(albumin)<br>혈액응고(coagulation profile)<br>당화혈색소(HbA1c, for diabetic patients). | |
| 혈청학적 검사 (Serologic testing) | 간염: HBsAg, HBs-Ab, HBc-Ab(IgM/IgG), HBeAg, Anti-HCV, Anti-HAV (IgM), Anti-HAV(IgG)<br>Anti-CMV(IgG, IgM)<br>매독(VDRL or RPR)<br>항 인간 면역결핍 바이러스(Anti-HIV 1/2)<br>EBV | |
| 면역학적 검사 | 사람백혈구항원(human leukocyte antigen, HLA)<br>사람백혈구항원교차반응검사(human leukocyte antigen cross matching, HLA-XM)<br>항체동정검사(panel reactive antibody, PRA) | HLA-XM는 수혜자 또는 기증자 중 일측에서 1회 시행한다 |
| 소변검사 | 소변분석(urinalysis)<br>소변배양(urine culture)<br>24시간 크레아티닌청소율, 요단백(24 hours urine creatinine clearance, protein) | |
| 심.폐기능 검사 | 심전도(EKG)<br>흉부X선촬영(chest X-ray) | |
| 영상검사 | 신장 컴퓨터촬영(Kidney CT)<br>신장핵의학(Kidney scan with GFR) | |
| 협진 | 정신건강의학과 | 기증자의 정신, 심리상태 평가 |
| | 사회복지과(사회사업팀) | KONOS 이식대상자 선정 승인을 위한 상담 및 평가 |

출처: 질병관리본부 장기이식관리센터. (2016). 2016년 장기이식관리 업무안내. 서울: 질병관리본부.
서울아산병원 장기이식센터. (2018). 서울아산병원 장기이식센터 업무지침서. 서울: 서울아산병원.

생체 장기기증과 이식은 인도적 정신에 입각하여 기증자의 의사를 존중하며 기증의사는 자발적이어야 함이 법률로 규정되어 있다. 따라서 장기매매를 금하고, 생체 장기기증과 이식을 윤리적으로 타당하고 의학적으로 인정된 방법으로 진행하기 위하여 생체 기증이 가능한 장기로 신장(정상인 것 2개 중 1개), 간장, 췌장, 췌도, 소장 및 말초혈로 범위가 정해져 있으며, 「장기등 이식에 관한 법률」의 생체 기증 금지 조항은 다음과 같다(표 9-4).

**표 9-4 살아있는 자로부터의 적출 금지**

1) 장기 등을 이식하기에 적합하지 아니한 감염성 병원체에 감염된 장기 등
2) 암세포가 침범한 장기 등
3) 다음 중 어느 하나에 해당하는 질환이 있는 사람의 장기 등으로서 의학적으로 이식에 적합하지 않다고 판단되는 장기 등
   ① 고혈압, 패혈증, 길랭바레증후군 등 인체 전반에 영향을 미치는 질환
   ② 심실부정맥, 폐기종, 당뇨, 사구체신염, 간경화 등 특정 장기 등에 영향을 미치는 질환
4) 부적절한 보존, 외상 등으로 인하여 손상되거나 오염된 장기 등으로서 의학적으로 이식에 적합하지 않다고 판단되는 장기 등
5) 16세 미만인 사람
6) 임신한 여성 또는 해산한 날부터 3개월이 지나지 아니한 사람
7) 정신질환자 · 지적(知的)장애인. 다만, 정신건강의학과전문의가 본인 동의 능력을 갖춘 것으로 인정하는 사람은 그러하지 아니하다.
   ※ 정신질환자 · 지적(知的)장애인의 살아있는 자 장기등 기증 시 장기이식등록기관(승인신청기관) 뿐 아니라, 기존에 진단 및 진료를 받았던 의료기관에서 추가적으로 정신건강의학과 전문의의 확인을 받아야 함.
8) 마약 · 대마 또는 향정신성 의약품에 중독된 사람
9) 16세 이상인 미성년자의 장기 등은 배우자 · 직계존비속 · 형제자매 또는 4촌 이내의 친족에게 이식하는 경우가 아니면 적출할 수 없다.

출처: 질병관리본부 장기이식관리센터. (2016). 2016년 장기이식관리 업무안내. 서울: 질병관리본부.
서울아산병원 장기이식센터. (2018). 서울아산병원 장기이식센터 업무지침서. 서울: 서울아산병원.

## 4) 신장이식과 면역학적 검사

### (1) 혈액형 검사

신장이식을 위한 사전 검사를 시행할 때 혈액형(ABO Rh-typing) 검사는 필수이다. 최근 이식 전 처치와 면역억제제의 발전으로 ABO 혈액형 부적합이식이 가능하나 전 처치 비용이 발생하고 ABO 부적합 항체의 역가에 따라 이식 후 거부반응 등에 영향을 줄 수 있으므로 가장 우선적으로 고려할 사항이다(표 9-5).

**표 9-5 혈액형에 따른 수혜 및 기증 가능 혈액형**

| 수혜자 혈액형 | 장기를 기증할 수 있는 혈액형 |
|---|---|
| $A^+$ | $A^+$ $O^+$ |
| $B^+$ | $B^+$ $O^+$ |
| $O^+$ | $O^+$ |
| $AB^+$ | $AB^+$ $A^+$ $B^+$ $O^+$ |

### (2) 사람백혈구항원검사

ABO 혈액형은 적혈구 세포의 유형에 기초하나 HLA 검사는 사람 백혈구 세포의 유형을 알아보는 것이다. 주조직적합체(major histocompatibility complex, MHC)는 면역반응의 항원 인식과정에 관여하는 분자를 만드는 유전자와 단백인데, 사람에서는 사람백혈구항원(human leukocyte antigen, HLA)이라고 한다. HLA는 약 200여개의 유전자로 구성되어 있고, class I, II, III로 분류된다. 신장이식에서는 class I의  HLA-A,B,C와 class II의 HLA-DR 형별 검사가 중요하다. HLA 적합성에는 HLA 완전일치(identical), HLA 반일치(haplo-identical) 및 HLA 불일치(mismatches)가 있다. 부모와 자식간에는 HLA가 반일치하며, 형제간에는 완전일치가 될 확률이 25%, 반일치가 될 확률이 50%, 불일치가 될 확률이 25%이다.

### (3) 사람백혈구항원교차반응검사

사람백혈구항원교차반응검사(human leukocyte antigen cross matching, HLA-XM)는 이식수혜자 혈액 내에 기증자의 HLA 항원에 반응하는 항체가 존재하는지를 검사하는 것으로 이식 후 HLA 항체가 기증자의 HLA 항원과 반응하여 발생할 수 있는 초급성 거부반응을 예측하기 위해 시행하는 검사이다.

### (4) 항체동정검사

항체동정검사(panel reactive antibody, PRA)는 혈청 내 HLA 항체 유무를 검출하고 항체 특이성을 동정하는 검사로 이식 전 환자의 HLA 감작 정도를 평가하고, 이식 후 항체 매개성 거부반응을 조기에 검출하고 확인하는데 도움이 되는 검사이다. PRA가 50% 또는 80% 이상인 경우 고감작(highly sensitized) 상태로 본다. HLA-XM 검사 시 적합 기증자를 만날 수 있는 가능성과 이식의 대기시간을 예측하는 데에도 유용하다.

## 5) 뇌사 신장이식 대기자 등록 및 관리

### (1) 뇌사 신장이식 대기자 등록

신장이식은 말기 신부전증을 치료하는 바람직한 치료법이나 가족이나 친지 등 살아있는 기증자로부터 신장을 기증받기 어려운 경우 뇌사 장기기증자로부터 이식을 받을 수 있는 뇌사자 신장이식 대기자로 KONOS에 등록한다. 2000년부터 시행된 KONOS 장기이식관리 업무 규정에 따라 우리나라에서 뇌사자 신장이식 대기자 등록은 현재 지속적 투석요법을 받고 있는 자, 사람백혈구항원검사(HLA typing) 등 신장이식 전 검사의 시행, 장기이식관리센터 업무 프로그램(K-net)에 수술 전 관리, 혈액형 및 HLA 검사결과 등의 등록 완료가 전제되어야 한다. 또한 K-net을 통해 등록 시 투석시작일, 60세 및 70세 이상의 고령 뇌사 기증자의 신장 수혜 의사 등을 우선 확인한다.

재이식 등록대기자는 첫 번 이식일과 이식된 신장 기능의 소실로 재투석 시작일자가 기재된 의사소견서가 필요하다. KONOS에 등록하려면 대기자는 이식을 희망하는 병원에서 진료를 받고, 이식대상자 검사 등을 시행한 후 진료과에서 장기이식센터로 등록을 의뢰한다. 이식대기자 등록은 전국의 1개 병원을 통해서만 가능하다. 외국인 이식대기자의 KONOS 등록은 최소 1년 이상 국내에 체류한 자에 한하여 가능하고, 외국인 등록 사실 증명서(또는 국내거소신고증), 출입국 사실 증명서 등을 해당 시, 군, 구청에서 발급받아 등록을 희망하는 병원에 제출한다.

### (2) 대기자 관리

뇌사자 신장이식 대기자는 이식 후 수술 및 면역억제제의 부작용과 합병증 등의 문제 발생을 최소화하기 위해 대기 중 정기적인 건강검진과 투석관리 및 약물요법 등을 효과적으로 시행하는 것이 중요하다. 뇌사 기증자가 발생하면 신속한 사람백혈구항원교차반응검사를 시행할 수 있도록 정기적으로 혈액을 채취하여 보관한다. 보통 1~2년 마다 혈액검체를 교환해야 하는데 만일 혈액검체를 교체시기에 맞추어 재보관하지 않으면 이식 대기기간 가산점을 인정받지 못하고, 뇌사 기증자 발생시 이식대상자 선정에서 제외된다. 수혈, 임신, 유산, 출산, 장기나 조직이식 등이 발생하면 검체를 다시 채혈하여 보관한다.

뇌사자 신장이식 대기기간은 환자 상태에 따라, 혈액형에 따라 다를 수 있다. 2017년 질병관리본부 장기이식관리센터에서 보고한 AB형 대기자의 평균 대기일은 1,491일 정도인 반면 O형 대기자는 2,257일로 대기일이 가장 긴 편이다. 뇌사자 신장이식 대상자의 선정은

KONOS 프로그램을 통해 항목별 점수와 선정 기준에 따라 이루어진다. 항목별 점수와 대상자 선정기준은 각각 다음과 같다(표 9-6, 표 9-7).

**표 9-6 신장 및 췌장이식 대상자 항목별 점수**

<table>
<tr><th>항목</th><th>내용</th><th>점수</th></tr>
<tr><td rowspan="2">가. 사람백혈구항원검사<br>(Antigen Match)</td><td>DR 1match</td><td>1점</td></tr>
<tr><td>A 또는 B 1match</td><td>0.5점</td></tr>
<tr><td rowspan="3">나. 나이</td><td>만 12세 미만</td><td>4점</td></tr>
<tr><td>만 12세~19세 미만</td><td>3점</td></tr>
<tr><td colspan="2">등록시 부여받은 가산점은 이식때까지 유지한다.<br>단, 성인이 되어 재이식할 경우 적용안됨</td></tr>
<tr><td rowspan="2">다. 대기기간</td><td colspan="2">- 2000년 2월 28일 이전 대기기간에 대하여는 아래 같이 가산하고,<br>1년 미만 : 0점<br>1년 이상 2년 미만: 1점<br>2년 이상 3년 미만: 2점<br>3년 이상 4년 미만: 3점<br>4년 이상 : 4점<br>- 2000년 2월 9일 이후부터는 매 1년마다 1점씩 가산함</td></tr>
<tr><td colspan="2">이식대기자의 대기기간 산정 시작 시점은 사람백혈구항원검사 일자를 참고로 함</td></tr>
<tr><td>라. 과거에 사람백혈구항원교차반응검사 결과 2회 이상 양성 반응이 나타났는지의 여부</td><td>2회 이상 양성 반응</td><td>2점</td></tr>
<tr><td>마. 과거에 신장을 이식 받았는지의 여부</td><td>1회 이상 이식 받은 자</td><td>2점</td></tr>
<tr><td rowspan="3">바. 기증 전력자 등인지 여부</td><td>과거에 장기 등을 기증한 사실이 있는 사람 또는 그 배우자, 직계존속, 비속</td><td>4점</td></tr>
<tr><td>형제자매</td><td>3점</td></tr>
<tr><td>4촌 이내</td><td>2점</td></tr>
</table>

* 라 항목과 마 항목 중 2개 모두 해당할 경우 한가지만 가산
* 바 항목은 중복 적용되지 않음
* 기증자와 사람백혈구항원교차반응검사 결과가 음성인 이식대기자가 이식대상자 선정 시점에서 명백한 의학적 사유 없이 이식을 거부할 때는 건당 0.1점씩 감점한다.

출처: 질병관리본부 장기이식관리센터. (2016). 2016년 장기이식관리 업무안내. 서울: 질병관리본부.
장기등 이식에 관한 법률·시행령 일부개정 및 지침 개정(2018. 10. 8).

**표 9-7 신장, 췌장이식 대상자 선정기준**

| 사항 | 이식대상자 선정기준 |
|---|---|
| 우선배분 | 1. 혈액형 동일이 우선<br>2. Zero-antigen mismatch 인 환자(national list 적용)<br>3. 신 · 췌장 동시이식이 신장매칭 점수순위 상위 25% 내 속할 경우 우선 적용<br>4. 18세 이하의 뇌사 기증자는 → 뇌사판정대상자관리기관의 18세 이하 소아이식대기자 → 전국 18세 이하의 전국 소아이식대기자 → (19세 이상)뇌사판정대상자관리기관 · 발생병원 → 전국 신 · 췌장 동시이식(신장매칭 점수순위 25% 내 속할시 우선 선정) 순으로 선정한다. |
| 신장, 췌장 배분 순위 | Zero-antigen mismatch(조직적합성항원 전부 일치) → 신 · 췌장 → 신장 단독, 췌장 단독 → 신 · 췌도(단, 췌장 이식대상자가 없고 이미 신장이식대상자로 선정된 자가 신 · 췌도 이식대상자로 선정된 경우 췌도 단독보다 우선 선정함) → 췌도 순으로 선정한다. |
| 대기시간 | 1. 대기시간은 HLA 형별검사 의뢰일을 기준으로 한다. 또한 KONOS 업무 프로그램 등록 시 혈액형과 시행 일시와 검사기관이 명시된 HLA 형별 검사 결과를 KONOS에 업로드 하여야 한다.<br>2. 신 · 췌장 등의 동시이식대기자의 경우 KONOS 업무 프로그램에 등록된 두 장기의 최초 수술 전 관리 일자 중 가장 최근 일자를 대기시간으로 산정한다.<br>3. KONOS 업무 프로그램에 등록하여 이식수술을 받았으나 장기의 소실 등 재이식을 받아야 하는 경우, KONOS 업무 프로그램에 이식대상자의 수술결과, 수술 후 관리를 등록한 후, 새로운 ID를 부여받을 수 있다. 이때 대기시간은 새롭게 부여된 ID의 수술 전 관리일자로 산정한다.<br>4. 외국에서 이식받은 환자가 재이식이 필요하여 국내에서 등록할 경우 재이식 여부를 인정하여 준다.<br>5. 환자가 다시 투석을 시작하였다고 하여도 투석을 시작한 날짜를 재이식 등록일로 인정하지 않는다. K-net 프로그램에 재이식 대기자로 수술 전 관리까지 입력을 하고 KONOS로 의사소견서를 팩스 등으로 송부해 접수된 날짜를 기준으로 한다.<br>※ 예: 재투석을 2003년 5월 1일 시작한 환자가 재이식을 결정하여 2005년 1월 1일에 K-net 프로그램에 입력을 하고 2005년 5월 1일에 KONOS로 의사소견서를 송부한 경우, 2005년 5월 1일부터 대기일자로 인정된다.<br>6. 신장이식 후 장기 기능 소실로 장기 제거 시 이전 대기시간 복귀<br>다음 한 가지 이상 해당하는 경우<br>1) 원발성 기능부전(primary nonfunction)으로 수술 당일을 포함하여 처음부터 기능을 하지 않으면서 다음 한 가지 이상 해당하는 경우<br>* 투석을 하면서 3개월 이상 기다렸으나 신장 기능이 전혀 돌아오지 않는 경우<br>* 이식신 절제술(nephrectomy)을 시행한 경우<br>2) 초급성 거부반응(hyperacute rejection)으로 신절제술을 시행한 경우<br>※ 신장이식 후 장기기능 소실로 장기제거 시 이전대기시간 복귀 시 과거에 신장을 이식 받았는지의 여부 항목별 점수는 적용되지 않는다. |

| | |
|---|---|
| | 7. 외국인의 뇌사이식대기자 등록은 최소 1년 이상 국내에 체류한 증빙서류(외국인등록사실증명서 또는 국내거소신고증, 출입국사실증명서)가 있을 경우에만 가능하다. |
| 감점처리 | 기증자와 사람백혈구항원 교차시험 결과가 음성인 이식대기자가 이식대상자 선정 시점에서 명백한 의학적 사유 없이 이식을 거부할 때는 건당 0.1점씩 감점한다. |
| 기타 사항 | 1. 기증자가 아래의 기준 중 하나 이상을 만족하는 경우 양쪽 신장을 신장이식 대상자로 선정된 자에게 모두 기증한다.<br>* 나이가 3세 이하인 경우<br>* 체중이 15 kg 이하인 경우<br>* 초음파 검사상 신장 크기가 6 cm 이하인 경우<br>그러나 항목 1. 의 조건에 해당하지 않는 소아 기증자의 경우 양쪽 신장을 선정된 이식대상자에게 각각 기증한다. 다만, 한쪽 신장을 기증 받겠다는 이식대상자가 1인이어서 다른 한쪽의 신장이 폐기될 상황일 경우에는 선 순위의 이식대상자에게 신장 두 개를 모두 기증한다. |
| | 2. 기증자가 70세 이상이면서 아래 한가지 이상에 해당하면 양쪽 신장을 신장이식대상자 선정된 자에게 기증자의 신장 양쪽을 모두 기증할 수 있다<br>* 기증자 관리 시부터 혈청 크레아티닌 청소율(serum creatinine clearance)이 30 mL/분보다 낮고 호전되지 않는 경우<br>* 기증자 관리 시부터 혈청 크레아티닌(serum creatinie)이 3.0 mL/dL 보다 높고 호전되지 않은 경우 |

출처 : 질병관리본부 장기이식관리센터. (2016). 2016년 장기이식관리 업무안내. 서울: 질병관리본부.
「장기등 이식에 관한 법률 시행령」 일부개정 및 지침 개정(2018. 10. 8).

### (3) 확장범주기증자 신장이식

우리나라는 매년 뇌사 장기기증자 수가 증가하고 있으나 뇌사자 신장이식 등록 대기자 수에 비해서는 턱없이 부족한 현실이어서 뇌사자 신장이식을 받기 위한 대기기간이 평균 5~6년 이상 소요되고 있다. 이러한 상황에서 확장범주기증자(expanded criteria donor)로부터 신장이식을 받는 방법으로 이식 대기기간을 줄일 수 있다. 확장범주기증자 신장은 장기간의 생존율이 표준범주기증자에 비해 다소 떨어질 수도 있으나 신장이식 대기자의 투석 중 사망률을 감소시키고, 재이식 등록 신청 시 가산점이 부여되는 측면을 고려할 수 있다. KONOS에서 규정한 확장 범주 기준은 뇌사 신장기증자의 연령이 60세 이상인 경우, 뇌사 기증자 관리 시점부터 혈청 크레아티닌이 3.0 mL/dL 보다 높으면서 감소 추세이거나 혈청 크레아티닌 청소율이 60 mL/min 보다 작은 경우로 규정하고 있다.

# 4 신장이식 수술

신장이식 수혜자 대부분은 말기신부전증으로 인하여 요독증, 빈혈에 의한 출혈성 경향이 높고, 영양적 결핍과 감염에 대한 위험도 증가한다. 이에 신장이식 수술 전 철저한 평가와 준비가 필요하다. 특히 수술 후에는 다량의 여러가지 종류의 면역억제제를 복용하므로 이식 후 수술 상처 치유가 지연되거나 수술 부위 합병증 발생 위험성이 있으므로 정확하고 완벽한 수술 술기와 무균 조작, 지혈 등이 필수이다.

수술 부위 절개는 장골능선 가까이에서 시작하여 치골결합의 위쪽까지 좌측 혹은 우측 하복부에 곡선으로 절개한다. 이 때 기증자의 신장, 집도의의 의견, 과거 수술력, 췌장이식수술 예정 여부(췌장이식수술 예정인 경우 왼쪽으로 한다) 등에 따라 좌측 혹은 우측으로 결정한다(그림 9-3).

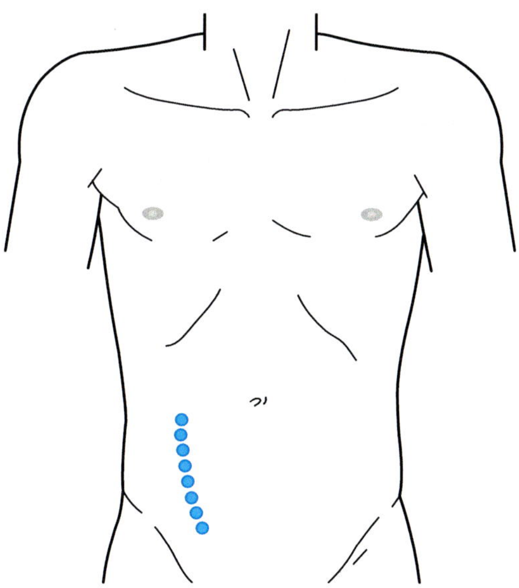

그림 9-3 신장이식 수혜자 수술을 위한 절개

이식 신장은 보통 하복부 전면에 위치시킨다. 수혜자의 신장은 통제할 수 없는 고혈압, 반복되는 신장염 등과 같은 심각한 문제를 일으키지 않는 한 제거하지 않고 그대로 두는 것이 일반적이다. 이식할 신장은 동맥은 동맥과(renal artery–hypogastric artery, external iliac artery), 정맥은 정맥과(renal vein–common iliac vein) 연결하고, 요관은 방광에 연결하거나(ureteroneocystostomy) 또는 요관–요관 문합술(ureteroureterostomy)을 하기도 한다(그림 9–4).

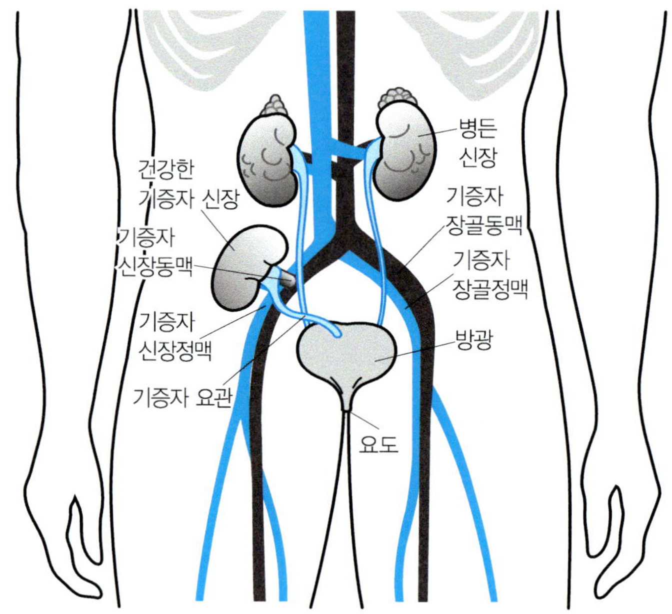


그림 9–4 이식신장 위치의 예

# 5 신장이식 수혜자 중환자실 관리

신장이식을 시행하는 병원의 이식환자관리 지침에 따라 신장이식 환자들은 수술 후 병동으로 곧바로 입실하기도 하지만 만성 기저 질환(협심증, 심혈관계질환, 폐질환 등), 수술 중 응급 상황 발생, 출혈 그리고 환자가 마취에서 회복되는 과정 중 문제가 있을 경우 중환자실로 입실하여 집중 관찰과 치료를 시행하며 정상기능으로의 회복을 돕는다.

## 1) 간호사정

### (1) 활력징후 측정

활력징후는 1시간 간격으로 시행하며, 정상 혈압을 유지하되 수축기혈압이 160 mmHg이상인 경우에는 혈압강하제를 사용한다

### (2) 이식 신장 기능 관찰

소변량과 이식 신의 기능 검사결과는 거부반응을 파악하는 중요한 지표이다. 소변량은 최소 시간당 100~150 mL 이상을 유지하도록 하고, 24시간 소변을 수집하여 신장여과율과 뇨단백을 측정한다.

### (3) 합병증 관찰

초급성 거부반응 유무를 확인하기 위하여 소변 색깔의 변화, 핍뇨, 발열, 체중증가, 부종, 백혈구 증가, 이식신비대(graft enlargement & tenderness), 고혈압 등을 관찰한다. 이식 수술 전 검사력과 비교를 통하여 헤모글로빈, 헤마토크리트, 심한 혈뇨(severe hematuria), 배액관 양상 등 이식 후 출혈을 사정한다. 백혈구 수치, 갑작스런 고열, 균 배양 검사 등을 통해 감염 발생 여부를 관찰한다. 면역억제제로 인한 감염 노출의 위험성이 증가하기 때문에 수술 후 3개월간은 특별히 싸이토메가로바이러스(cytomegalovirus, CMV), 대상포진, 캔디다, 폐렴, 결핵 감염 등을 주의한다.

## 2) 이식 후 처치와 중재

### (1) 이식 신장 기능 유지

이식된 신장의 상태를 평가하기 위하여 시간당 소변량을 관찰하면서 신장 핵의학 검사(renal scan)를 이식 후 2일과 7일째 시행한다. 중심정맥압은 5~10 mmHg을 유지하도록 하며 필요시 신장 혈류개선을 위하여 도파민 또는 이뇨제를 투여한다.

### (2) 수분과 전해질 관리

수술 후 이식 신장으로의 혈류가 증가하면서 소변량이 증가하는데 이 때 전해질 불균형이 초래될 수 있으므로 환자의 시간당 소변량에 따른 지침에 의거하여 수액 및 전해질 불균형

을 관찰한다. 혈중 나트륨, 혈당 수치를 확인하면서 생리식염수와 5% 포도당을 1:1 또는 2:1 로 혼합된 수액으로 시간당 소변량에 맞춘 수분대체요법을 시행한다. 소아 신장이식의 경우 0.45% 생리식염수(half saline)와 3% 포도당을 혼합한 수액으로 시간당 소변량에 따라 수분대체요법을 시행한다. 수술 후 3일까지 소변량에 따른 수분대체요법을 시행하나 수분 대체량은 시간당 800 mL를 넘기지 않는다. 수분대체요법은 일반적으로 소변량에 따른 수액을 1:1로 투여하는 type 1 (mL) 수분대체요법에 따르나 시간당 소변량이 1,000 mL 이상 3회 지속될 때에는 type 2 (%) 수분대체요법으로 바꾼다(표 9-8).

**표 9-8 신장이식 후 시간당 소변량에 따른 수분대체요법**

| Type 1 (mL) 수분대체요법 | |
|---|---|
| 시간당 소변량 | 수분 주입 용량 |
| 100 mL 미만 | 시간당 소변량 + 50 mL, 주치의와 상의 |
| 101~200 mL | 시간당 소변량 + 25 mL |
| 201~300 mL | 시간당 소변량과 동일 |
| 301~400 mL | 시간당 소변량 – 50 mL |
| 401~600 mL | 시간당 소변량 – 100 mL |
| 601~800 mL | 시간당 소변량 – 200 mL |
| 801 mL 이상 | 주치의와 상의 후 수분주입 용량 결정 |

| Type 2 (%) 수분대체요법 | |
|---|---|
| 시간당 소변량 | 수분 주입 용량 |
| 100 mL 미만 | 주치의와 상의 후 수분주입 용량 결정 |
| 101~200 mL | 시간당 소변량과 동일 |
| 201~300 mL | 시간당 소변량의 80% |
| 301~500 mL | 시간당 소변량의 60% |
| 500 mL 이상 | 시간당 소변량의 50% |

출처: 서울아산병원 장기이식센터. (2018). 서울아산병원 장기이식센터 업무지침서. 서울: 서울아산병원.

### (3) 이식거부반응 관리

초급성 거부반응 발생 시에는 응급으로 이식신장을 제거하고, 헤파린요법, 혈장여과술 등을 시행한다. 급성 거부반응 발생 시에는 고용량 스테로이드 요법(steroid pulse therapy)을 시행한다. 이와 병행하여 신장 핵의학검사, 복부골반 컴퓨터단층촬영(abdominopelvic CT, APCT), 신장조직검사(renal biopsy) 및 시술로 이식된 신장을 제거하기도 한다.

### (4) 출혈 예방

출혈 발생시에는 신선 냉동 혈장, 농축 혈소판, 농축 적혈구 등을 수혈한다. 일반적으로 지혈제까지는 투여하지 않으며 출혈 진단 및 중재로 APCT (Abdomen Pelvis CT)를 시행한다.

### (5) 감염 예방

감염을 최소화하기 위하여 중환자실 재실 동안 환자 처치 전후 손씻기, 무균술, 격리실 사용, 구강 및 회음부 간호, 균배양 검사를 시행하며 필요시 적절한 항생제를 사용한다. CMV IgM이 음성인 경우, 이식수술 전부터 항바이러스제를 투여한다.

### (6) 욕창 예방

욕창을 방지하고 조기 이상을 위하여 중환자실 입원중이라도 베개를 다리 밑에 넣어주어 적당한 굴곡을 유지하고, 부종을 감소시킨다.

### (7) 영양 공급

식사는 이식 후 당일은 금식, 이식 후 1일은 한 두 모금의 수분섭취(sips of water), 2일째부터 유동식이를 시작한다.

### (8) 투약

중환자실 투약 관리의 초점은 급성 거부반응을 최소화하여 이식신장의 생존율을 높이고 타 합병증의 발생을 최소화하는데 있다. 면역억제제 사용약물과 용량은 환자상태와 기관에 따라 차이가 있으나 일반적으로 다음과 같이 사용한다. 급성 거부반응의 일차적 치료로 고용량 스테로이드요법을 시행하고, 이에 호전되지 않는 경우 antilymphocyte immunoglobuline (ALG), antithymocyte immunoglobuline (ATG), monoclonal antibody (OKT3) 등의 항림프구 항체를 투여한다. 총혈구수 검사(CBC)를 확인한 후 백혈구 수치 2,000/mm$^3$ 이하, 혈소판 수치가 50,000/mm$^3$ 이하 시 용량을 감량하거나 투약을 중단한다. 투약 지침에 따라 이식 당일부터 6일째까지 7회 투여할 수 있다. 당뇨병이 있거나 기증자와 조직형 일치도가 덜 맞는 경우에도 투여할 수 있다. 항CD25 항체 약물(basiliximab)과 동시에 중복 투여하지 않는다. 약물 부작용으로 발열, 혈소판 감소증, 호중구 감소증, 빈혈이 나타날 수 있다.

칼시뉴린 억제제인 tacrolimus와 cyclosprin은 일반적으로 12시간 간격으로 하루 2회 투약하며 오전 투약전에 채혈하여 약물의 혈중 농도를 확인한다. mycophenolate mofetil (Cellcept)은 tacrolimus 또는 cyclosporin과 병용 투약한다. 백혈구 감소증을 유발할 수 있으므로 매일 백혈구 수치를 확인한다. Methylprednisone은 수술 당일 수술실에서 500 mg, 수술 1일째 250 mg, 수술 2일째 125 mg을 혈관 주입하며 이후 점차 줄여서 4 mg으로 변경한다. Basiliximab (Simulect)은 이식 수술 전 1회 투약하고, 수술 후 4일 째에 1회 더 투약한다. 기타 투약 고려사항은 이식 수혜자와 기증자의 조건에 따라 면역억제제를 결정한다.

항생제는 대부분 광범위 항생제를 쓰며 필요시 항바이러스제도 투여한다. 수술시 관찰된 환자의 혈관 상태에 따라 활관확장제(prostaglandin)를 투여한다. 이외에 헤파린은 수술 중 관찰된 환자의 혈관 상태, 혈전가능성, 수술 후 출혈 발생 가능성 등을 고려하여 처방할 수 있는데, 수술 후 혈액응고검사(aPTT) 결과를 확인하여 초기 용량을 결정하고, 주입 중에는 보통 6시간마다 aPTT를 관찰하여 치료 농도에서 벗어나거나 출혈 증상이 관찰되면 투여 용량을 조정한다.

### (9) 검사

원인 불명의 발열증상이 지속될 때 거부반응 또는 기회감염 질환 관찰 및 진단을 위하여 CMV antigenemia assay, CMV IgG와 IgM, EBV-VCA IgG와 IgM, parvovirus PCR 검사 등을 실시한다.

### (10) 환자 교육

이식 후 7일까지는 문합한 혈관의 폐색 위험성을 줄이기 위해 장시간 앉은 자세는 피하도록 한다. 심호흡 및 공호흡기 불기 운동과 침상 운동을 격려하여 폐합병증을 예방한다. 환자에게 정서적 지지를 제공하고, 보호자에게 감염예방 교육을 시행한다.

### 3) 격리

중환자실 신장이식 환자를 위한 격리실은 입실 전에 청결히 소독한다. 일반 수술 후 준비 물품이외에 약물주입펌프, 생리식염수, 5% 포도당액, 멸균 장갑, 베타딘/알코올 면봉, 소변 배양검사컵, 소변기, 24시간 소변백, 멸균가위, 면역억제제 투약기록지 등을 추가로 준비한다. 양압 병실 사용을 대비하여 설비를 사전 점검한다.

## 6 신장이식 수혜자 병동 관리

신장이식 후 이식 신장의 장기 생존율은 이식 후 초기 상태와 여러 변화에 따라 많은 영향을 받는다. 이식한 신장의 정상적 기능 회복이 늦어질 경우, 급성 거부반응과 수술에 따른 합병증, 감염, 약물 독성 등이 이식 신장의 장기 생존율을 낮추는 요인으로 작용할 수 있으므로 신장이식 후 병동에서의 관리는 신장이식 성공률과 밀접한 관계가 있다.

### 1) 격리

신장이식 수혜자는 격리 운영지침에 따라 수술 후 이식관찰격리실로 옮겨져 2~3일간 이식신기능과 환자의 상태를 관찰하고, 이상이 없는 경우 퇴원시까지 1인실 또는 2인실에 격리하며 면회를 제한한다.

### 2) 투약

신장이식 수혜자의 약물(면역억제제 등) 복용의 목표는 이식한 신장이 정상적으로 기능할 수 있도록 거부반응을 줄이고, 감염 발생의 위험을 최소화하고, 다양한 요인에 의해 발생할 수 있는 약물 합병증을 최소화 하는데 있다. 일반적 면역억제 효과를 최대화시켜 거부반응을 줄이고 면역억제제의 부작용을 줄이기 위하여 면역억제 3제(calcineurine inhibitor + antimetabolite+steroid) 또는 2제(calcineurine inhibitor + antimetabolite) 요법을 시행한다. 신장이식 수혜자의 이식 전 원인질환, 당뇨 등 합병질환의 유무, 신장기증자의 유형과 조직형 일치도 등의 관련요인을 고려하여 약물을 적절히 선택한다.

적정한 치료농도의 면역억제제 복용은 이식 후 건강한 신장 기능을 유지시키나 과다 복용 시에는 신장, 간독성 등의 부작용을 유발하고, 복용을 제대로 하지 않을 경우에는 거부반응의 위험성이 있다. 이식 초기에는 거부반응이 호발하는 시기이므로 많은 양의 면역억제제를 사용하나 이식 후 3~6개월 이후부터는 개인별 면역역제제 혈액 농도에 따라 복용량을 조절한다(표 9-9).

**표 9-9 신장이식 수혜자 복용약물**

| 약 제 | 약의 효과 | 약 명 | 비 고 |
|---|---|---|---|
| 면역억제제 | 거부반응 예방 및 치료 | cyclosporin, tacrolimus, mycophenolate mofetil, mycophenolic acid, methylprednisolone, prednisone, everolimus, basiliximab | 평생 복용 |
| 항균제 | 감염예방 및 치료 | sulfamethoxazole/trimethoprim | 6개월 복용 |
| 항바이러스제 | | acyclovir, famcyclovir, valacyclovir | 3개월 복용 |
| 항진균제 | | fluconazol, itraconazole, nystatin | 3개월 복용 |
| 항결핵제 | | isozinamide, pyridoxin | 필요시 |
| 위장보호제 | 위장관 운동 위염 및 궤양 예방 | famotidine, esomeprazole basic aluminium sucralfate | 필요시 |
| 혈류개선제 | 혈액순환개선 혈전예방 | aspirin, warfarin, clopidogrel | 필요시 |

**기타** : 필요시 이뇨제, 고혈압 치료제, 혈당강하제, 요산저하제, 콜레스테롤저하제, 골다공증치료제, 비타민, 변비완화제 등

출처: 서울아산병원 장기이식센터. (2018). 서울아산병원 장기이식센터 업무지침서. 서울: 서울아산병원.

## 3) 검사

이식 후 체내 전해질 균형, 대사, 이식 후 출혈이나 감염 등 이식신 기능을 판단하는데 기본 혈액검사들이 귀중한 지표가 된다. 수술 후 체액 보충을 위해 주입하는 0.45% 생리식염수(half saline) 투여로 저나트륨혈증이 야기될 수 있고, 만성 신질환 유병에 따른 저칼슘혈증, 빈혈 등이 수술 후에도 지속될 수 있기 때문이다.

이식 초기 신기능 회복의 지연이나 급성 세뇨관 괴사(acute tubular necrosis)가 있을 경

우 전해질, 수분 조절 및 체액 배설 기능의 약화로 저나트륨혈증, 고포타슘혈증, 혈청 BUN/Cr수치의 상승, 고마그네슘혈증, 고인산혈증 등도 동반될 수 있다. 만약 이식신 기능이 점차 회복된다면 혈청 BUN/Cr 수치는 점차 떨어질 수 있고, 과도한 수액 보충으로 인한 저나트륨혈증은 수액량을 조절하거나 나트륨 보충을 통해 교정한다.

수술 후 출혈 유무도 혈액검사를 토대로 확인할 수 있다. 이식 전 앓았던 만성신부전증으로 빈혈이 있을 수 있고, 이식 후 대부분의 환자에서 헤마토크리트가 약 25% 정도 감소하는 것을 볼 수 있다. 현저한 헤모글로빈과 헤마토크리트의 감소가 있을 경우 신장 초음파와 복부CT 스캔검사를 시행한다. 혈소판 수치와 prothrombin time (PT), activated partial thromboplastin time (aPTT)을 확인하여 출혈이 악화되는 상황에 놓이지 않게 한다. 백혈구(WBC), 적혈구침강속도(ESR), 염증반응수치(CRP) 수치는 감염과 관련이 있는데 백혈구는 고용량 스테로이드 사용 시에도 상승할 수 있다. 그 외 외과적 처치, 수술 또는 기타 감염합병증이 있으면 백혈구 수치 상승과 같은 혈액학적 이상이 나타날 수 있다. 요로감염으로 탁하고, 냄새나는 소변, 빈뇨, 배뇨 시 작열감, 불편감이 발생하는 경우 유치뇨도관을 이식 후 3~4일 이내에 제거하여 감염의 악화를 막고, 방광 문합 상처가 회복되도록 한다.

### 4) 상처와 배액관 관리

수술 환부와 상처 배액관은 이식 후 3일 경부터 피부 봉합 여부를 확인하면서 소독을 시행한다. 이식환자들은 면역억제제, 스테로이드 요법 등으로 수술 상처 회복이 원활하지 않을 가능성이 있다. 상처 배액관은 대개 퇴원 전 제거하나 배액량이 많거나 선홍빛 출혈 성상일 경우 제거하지 않고 보유하며 수술부위 재출혈 유무를 지속적으로 관찰한다. 환자에게 재출혈 시 배액관 양상 등을 사전에 안내하고, 환자를 지지하고 안심시킨다. 과량의 투명하거나 호박색 성상의 배액이 보일 때는 소변누수, 림프종, 장액종(seroma) 등을 의심할 수 있다.

### 5) 식이 관리

적절한 식사는 이식 후 상처 회복과 일상생활을 수행하는데 매우 중요하다. 이식수혜자들은 소화불량과 그 외 여러 합병증으로 섭취장애를 경험할 수 있다. 위장관계 불편감을 최소화하는 식사를 공급하는 것을 기본으로 이식 첫날은 금식, 수술 1일에는 물 섭취 정도가 가능하고, 2일째부터 미음과 죽이나 일반식이가 가능하다. 이식환자의 영양 공급 사정 시 적정 칼로리, 체중, 알부민과 전알부민(prealbumin), 단백질, 철분(transferrin) 등의 수치 등도 함께 모니터하여 식단 설계 시 참고할 수 있다. 만일 수치가 낮거나, 당뇨병 또는 과체중인 이식수혜자들에는 환자마다의 상태를 고려하여 식단을 계획한다.

### 6) 운동 격려

마취가스 배출과 폐확장을 돕고 무기폐 등 수술 후 폐합병증 예방을 위하여 심호흡 및 기침과 폐활량계 운동을 격려한다. 심호흡 및 기침운동은 수술 후 상체를 올리는 반좌위 자세에서 수술 절개부위를 양손으로 지지하면서 코를 통해 서서히 숨을 들이마시고 입으로 숨을 내쉬는 심호흡을 2회 반복한 후 3번째 흡기 시 3초간 숨을 참고 강한 기침을 1~2회 시행하여 객담을 배출하게 하는데 이러한 심호흡 운동은 수술 후 2~3일간은 매시간 5~10회씩 시행할 것을 권장한다. 폐활량계 운동 또한 폐확장을 돕는 운동이다. 가능한 반좌위보다 똑바로 앉은 자세에서 수술 부위 통증이 심화되지 않게 환부를 양손 혹은 베개를 이용하여 지지한 상태로 정상적으로 숨을 내쉰 후 폐활량계 입구부분을 입에 물고 입으로 숨을 힘껏 들이마셔 공이 3초 동안 떠 있도록 숨을 참은 후 내쉰다. 수술 후 2~3일간 1시간 간격으로 5~10회씩 반복 시행하도록 한다. 또한 조기이상을 통하여 이식 후 혈액순환을 돕고, 수술 부위 복부 통증이나 가스 팽만을 감소시키도록 한다.

### 7) 이식거부반응 관리

거부반응은 이식 후 수분 또는 수시간 내에 발생하는 초급성 거부반응, 이식 후 5~7일에서 3달 이내 발생하는 급성 거부반응과 이식 후 3개월 이후 발생하는 만성 거부반응으로 나눈다. 초급성 거부반응은 대부분 수혜자의 혈청 내에 이미 형성되어 있는 항체(performed antibody)에 의해 발생하고 혈관의 내피세포를 손상시켜 혈전으로 인한 혈관폐색으로 나타난다. 이식신장의 재관류(reperfusion) 후 곧바로 발생하고, 이 때에는 응급으로 이식신장을 제거하는 것이 최선의 방법이다. 이를 예방하기 위해서는 이식 전 조직적합성 교차반응검사를 시행하기 때문에 수술 후 입원 중인 병동에서의 발생 빈도는 매우 낮다. 급성 거부반응은 발생 기전에 따라 체액성 또는 세포성 거부반응으로 구분할 수 있다. 급성 거부반응의 임상증상은 발열, 오한, 이식신의 팽만 및 압통, 소변량의 감소, 갑작스런 체중 증가, 혈중 크레아티닌 수치 상승 등이며 영상검사 및 조직 생검을 통해 진단한다. 치료는 급성 세포성 거부반응의 경우 고용량 스테로이드 요법, 항임파구 항체치료, 면역억제제 변경 등이 있으며 체액성 거부반응의 경우 혈장분리교환술(plasmapheresis)이나 면역글로불린 및 리툭시맵(rituximab) 등을 투여한다. 만성 거부반응에 대한 탁월한 치료법이 아직까지 개발된 것은 아니나 만성 거부반응을 촉발, 유도하는 비면역학적 요인들인 고혈압, 고지질혈증, 단백뇨 등을 감소, 완화시키는 전략과 불이행으로 인한 거부반응이 생기지 않도록 하는 치료 관리도 만성 거부반응의 악화 속도를 늦추는데 도움이 될 수 있다.

## 8) 합병증 관리

### (1) 수술 후 외과적 합병증

① 림프관류(lymphocele)

수술 후 상처 배액이 지속되거나 배액관 제거 후 수분정체(fluid collection) 등의 증상으로 나타난다. 혈관박리 시 림프관을 완전히 결찰하지 않거나 기증자 신장측(donor kidney side) 림프관이 원인이 되기도 하기 때문에 신장 적출 후 bench 절차도 중요하다. 요관폐색, 심부 정맥혈전증, 하지부종 등의 증상을 일으킬 수 있고 감염요인이 될 수도 있다. 치료는 경피적 배액술을 시행하거나 복막강으로 창냄술(fenestration)을 시행한다.

② 출혈

신부전 환자는 요독증으로 인하여 혈소판 기능이 떨어져 있어 출혈 경향이 있기 때문에 지혈을 철저하게 시행해야 한다. 응급으로 진행하는 뇌사자 기증 시에는 수술 직전의 투석에서 헤파린을 사용하지 않도록 하고, 예정된 정규 수술을 받는 수혜자는 아스피린 등의 복용력을 확인하여 수술 1주일 전에 끊어야 한다. 요관방광연결술(ureterocystostomy) 후 출혈은 혈뇨로 나타난다.

③ 혈전증

대개 이식 후 1~3일 내에 나타나는 치명적인 합병증으로 갑자기 소변양이 감소하고 크레아티닌이 상승한다. 빠른 진단과 치료가 이루어지지 않으면 대부분 이식신의 소실로 이어진다. 신장핵의학검사나 신장혈관초음파검사를 시행하여 확인할 수 있다.

④ 소변누수, 요관협착

요관방광연결술(ureterocystostomy) 합병증의 가장 큰 이유는 신장 적출 중 손상으로 인한 충분하지 못한 요관의 혈류공급이다. Double-J stent(or double pigtail ureteral stent)를 수술 중에 유치시켜서 합병증을 예방 및 치료할 수 있다. 배액관에서 크레아티닌을 측정하거나 신장핵의학검사나 신장혈관초음파검사, 컴퓨터단층검사 등으로 진단한다.

### (2) 감염

이식 후 거부반응을 예방하고 장기의 생존율을 높이기 위해 장기의 기능이 유지되는 한 평생 동안 면역억제제를 복용해야 한다. 이로 인한 면역기능 감소로 정상인에 비해 저항력이 떨어지므로 감염의 가능성이 높아진다. 그러므로 전염성 질환에 주의해야 하고, 감염을 낮추기 위한 위생적이고 청결한 자가관리가 필요하다. 고용량의 다양한 면역억제제를 복용하는 이식 후 첫 3~6개월은 감염 예방을 위한 관리가 보다 더 신중히 요구되는 시기이다. 이식 후 첫 1~3개월까지는 B형, C형 간염 등 이식 전에 얻었던 감염과 흡인성 폐렴, 수술 부위 감염 등의 이식 후 발생 빈도가 일반인에 비하여 높은 편이고, 이식 후 6개월까지는 바이러스 감염(Cytomegalo Virus, Epstein-Barr Virus, herpes simplex Virus), 진균 감염, 폐포자충 폐렴(*Pneumocystis jirovecii* pneumonia, PCP) 등 특이한 기회감염균에 의한 감염과 세균 감염이 발생하기 쉽다. 특히, 백혈구 감소증, 당뇨병, 거부반응, 고령 환자일수록 발생 가능성이 높다.

### (3) 이식 후 급성 세뇨관 괴사

이식 후 신장 기능이 원활한 경우 혈중 크레아티닌 수치는 1주일 정도면 안정적인 범위(< 2.5 mg/dL)로 호전된다. 무뇨 또는 핍뇨는 아니나 지연성 이식 신장 기능(delayed graft function)을 보이는 경우 혈중 크레아티닌 수치가 1주일 내 정상 범위로 떨어지지 못할 수 있다. 이러한 경우 필요에 따라 요독 제거 및 전해질 균형 조정을 위한 투석이 시도될 수도 있다. 이 때 혈중 크레아티닌 수치가 떨어지지 않고 계속 상승한다면 추가적인 검사가 필요할 수 있다. 신장이식 후 시간당 소변량과 혈중 크레아티닌 수치는 이식 신장의 기능을 확인하는 중요한 지표가 된다. 이식 후 급성 세뇨관 괴사는 지연성 이식 신장 기능의 한 원인인데 대개 생체 신장이식의 경우 5% 정도, 뇌사자 신장이식의 경우 20% 정도에서 일어날 수 있다. 이로 인해 지연성 이식 신장 기능이 나타나면 혈중 크레아티닌 수치가 떨어지지 않거나 증가하고, 소변량이 증가하지 않거나 감소하는 등의 이식된 신장 기능이 호전되지 않

게 되어 체중증가, 폐부종, 전해질 불균형, 빈혈, 전신부종 등이 계속될 수 있다. 급성 세뇨관 괴사로 지연성 이식 신장 기능이 있는 경우 말기신부전 환자에 준한 투석요법 및 전해질 균형을 맞추는 치료를 한다. 이때 즉각적 약물치료가 필요한 것은 아니나 급성 세뇨관 괴사가 회복되어 가는 동안 이식 신기능 검사(신장 초음파, 혈중 크레아티닌, 신장 조직 생검 등)를 꾸준히 실시하여 급성 거부반응 발생 유무를 함께 점검하도록 한다. 급성 세뇨관 괴사는 거의 대부분 이식 후 2~6주 이내에는 회복되어 이식 신장 기능이 정상으로 돌아오는 편이며, 이식된 신장 기능의 장기적 생존에도 영향을 미치지 않는다. 그러나 일부 환자에서는 이식 신장 기능이 정상으로 돌아오지 않거나 이식 신장 기능 장애가 남아 있기도 한다.

### (4) 종양

악성종양은 신장이식 수혜자에게 감염, 심혈관 질환 다음으로 주된 사망원인이다. 신장이식 후 장기 생존율이 늘어나면서 악성종양 발생률이 증가하고 있다. 신장이식 수혜자의 악성종양 발생률은 정상인에 비해 3~5배 가량 높으며 이식 10년 후 누적 발생률은 20%, 20년 후에는 30%를 차지하는 것으로 알려져 있다. 우리나라 사람에게 높게 보고되는 위암, 대장암, 간암, 비뇨생식기암, 유방암, 폐암 외에도 피부암, 악성 림프종, 자궁경부암 등도 많다. 특히 피부에 나타나는 카포시 육종은 일반인에 비해 발생 빈도가 더 높은 편이다. 암 발생 관련 인자들은 면역억제제 복용에 따른 항암 면역감시체계의 파괴, 항바이러스 작용 기전 약화, 유전, 고령, 흡연, 노출되는 환경과 거주지역 등이다. 악성종양을 예방하기 위하여 수술 전 평가를 면밀하게 시행하고, 간염 항체가 없다면 예방접종을 하도록 한다. 기능이 후퇴된 본래 신장(native kidney)내 낭종의 크기가 클 때에는 이식 전 신장절제를 하는 것을 권장한다. 또한 피부암 예방을 위하여 자외선으로부터 피부를 보호할 수 있는 관리가 필요하다. 이식 6개월 이후부터 정기적인 암 검진을 실시하여 조기 발견을 통한 신속한 치료가 이루어질 수 있도록 한다.

### (5) 고혈압

신장이식 환자의 이식 후 고혈압 발생률은 25~95% 정도까지 폭넓게 나타날 수 있다. 관련 요인으로는 면역억제요법에 따른 혈관 수축, 교감신경 자극, 염분 및 수분 축적, 이식 신기능 감소, 신혈관 협착 등이 있다. 또한, 이식 전 고혈압 유무, 심장 질환, 가족력, 비만(과체중), 지속적 음주력, 고령, 이식 시 신장의 허혈 손상 정도 등이 이식 후 고혈압을 악화시킬 수 있는 요인이 된다. 항고혈압제 등의 약물을 쓰지 않고 고혈압을 조절하고 치료하는 방법으로 짜게 먹지 않고, 콜레스테롤을 관리하고 금연과 절주하는 것이 좋다. 규칙적인 운동을 통해 적절한 체중을 유지해 나가는 노력도 필요하다. 고혈압 치료제들은 이뇨제를 포함하여 칼슘길항제, 레닌-안지오텐신 수용차단제, 베타 수용체 차단제, 혈관확장제 등 매우 다양하므로 순환기내과 진료를 통해 환자의 상태에 맞게 적절한 약물이 처방될 수 있도록 해야 한다.

### (6) 당뇨병

신장이식 전 당뇨병을 앓거나 가족력이 없던 환자에서 이식 후 당뇨병 발병 빈도는 30~40% 정도이다. 주된 요인은 면역억제제 등과 관련되어 있고, 스테로이드 사용에 따른 인슐린의 저항성, 근육 내 포도당 사용 방해 때문이다. 이식 신장의 생존율은 당뇨병이 있는 이식환자와 비당뇨병 이식환자 간 현저한 차이를 보이지는 않으나 이식 후 거부반응은 비당뇨병 이식환자 보다 높은 편이다. 당뇨병이 병합된 경우 조절되지 않는 혈당으로 인해 감염의 빈도가 높아지고, 망막증, 동맥경화증, 신경병증, 신기능 저하 등 만성 합병증들이 초래될 수 있으므로 운동, 식이요법 및 경구 약제 또는 인슐린 주사요법으로 혈당을 조절하고, 담당 전문의 진료와 상담을 통해 적절한 약물을 처방 받도록 한다.

### (7) 이상지질혈증

신장이식 환자들의 70%에서 고지질혈증이 발생하고 있다. 이상지질혈증은 신이식 후 동맥경화증 합병증의 발생률을 높여 장기 생존 기능에 영향을 미칠 수 있으므로 적극적으로 치료 관리하는 것이 바람직하다. 임상적으로 콜레스테롤, 중성지방 수치가 증가한다. 고지질혈증이 심한 경우 스테로이드 용량을 줄이고, cyclosporin을 감량하거나 tacrolimus를 중단하고 다른 약으로 변경한다. 이식 후 환자들은 꾸준한 운동요법을 통해 이상지질혈증이 악화되지 않도록 해야 한다.

### (8) 골질환

이식 신장의 기능, 부갑상선 호르몬 기능, 면역억제제 사용, 이식 후 치료 상태가 골질환과 관계가 있다.

#### ① 고칼슘혈증

이식신장 기능이 회복되면서 부갑상선호르몬 저항성이 줄어들고, 비타민 D 합성이 증가하면서 발생할 수 있다. 대체로 이식 후 부갑상선 기능이 회복되면서 정상적으로 돌아오나 1~5%에서 이식 전 보유하고 있던 부갑상선 기능 항진에 따른 고칼슘혈증이 완화되지 않아 수술요법을 필요로 하기도 한다.

② 부갑상선 항진증

이식 전 신질환으로 인해 병합된 고인산혈증, 비타민 D 합성 부족, 부갑상선 호르몬 감소 등이 완화되어 이식 후 3~6개월 후가 되면 50% 정도 개선되고 1년 후에는 대부분 정상적 기능을 회복한다. 이식 전 신장 병력 기간, 고칼슘혈증 합병 유무 등이 관계되어 부갑상선 항진증은 이식 후에도 완전히 개선되지 않을 수도 있으며 이식 환자 중 5% 정도에서는 수술적 치료를 필요로 하기도 한다.

③ 무혈관성 골괴사

신장이식 환자의 6~10%에서 발생한다. 보고되는 시기는 이식 후 첫 6개월~ 2년 이내 50%, 나머지가 이식 후 7~10년 후 발생할 수 있다. 무혈관성 골괴사의 70% 이상이 체중부하가 큰 대퇴골 두부측에 호발하며 무릎, 어깨, 팔꿈치 등에도 나타날 수 있다. 이식 후 복용하는 스테로이드가 주요 인자이고, 기존 골질환 유무, 이식 전 신질환 투병기간, 당뇨 등의 유무가 관련 요인이다.

④ 골다공증

신장이식 환자의 60~70%에서 골감소 및 골다공증이 있다. 이식 전 골질환, 스테로이드, 부갑상선 항진증, 이식신 기능 감소, 산성증, 흡연력, 음주력, 연령 등이 발생 위험 요인들이다. 요추골에 손상이 많으며 통증, 저림, 보행시 불편감이 있고, 경미한 외상에도 골절이 일어나기 쉽다.

⑤ 기타

고요산혈증, 발육부전 등의 근골격계 합병증 발생 빈도 또한 높다. 고요산혈증의 경우 면역억제제 사용과 관련이 있으며 면역억제제가 요산의 신장 내 배설을 억제하여 혈중 농도가 상승한다. 발육부전은 소아 신장이식 환자와 관련된 주요 합병증으로 이식 후 복용하는 스테로이드와 관련이 깊다.

적절한 치료 예방 관리는 스테로이드보다 골질환 부작용이 덜한 약제로 대체하거나 줄이고, 비타민 D 제제를 보강해주며 골감소 및 골다공증 예방적 치료를 함께 병행하는 것이 도움이 된다.

### 9) 원인질환 관리

원인질환의 재발은 이식한 신장에서 이식 전 질병 또는 신사구체 질환이 재발되어 다시 말기 신부전증으로 이어지는 경우를 말한다. 이는 거부반응, 사망에 이어 이식신 기능 소실의 세 번째 원인을 차지한다. 이식 전에 재발 가능성을 잘 평가하여 신장이식을 계획하는 것이 중요하다.

초점분절사구체경화증(focal segmental glomerulosclerosis, FSGS)은 신장이식 후 재발 가능성이 높은 신장질환이다. 이식 후 관리를 통해 단백뇨, 혈중 크레아티닌 수치의 증가 추이를 잘 파악하도록 한다. IgA신증(IgA nephropathy)은 이식 후 조직 생검에서 IgA 신증 침착이 보이더라도 진행성 사구체 신염으로 진행되는 경우는 10~20% 정도이고 면역억제제 조정 및 꾸준한 관리를 통해 진행 속도를 늦출 수 있다. 가족간 신이식을 한 경우 재발 가능성이 더 높다. 막성사구체신염(membrannous nephropathy)은 이식한 환자의 1/3에서 재발가능성이 있으며 이들 중 이식신 기능 소실가능성은 40%에 달한다. 용혈성요독증후군(hemolytic uremic syndrome) 이식 후 재발률이 높으며 이식 신장 소실 가능성도 비교적 높은 편이다. 낭창성신염(lupus nephritis)의 경우 이식 후 면역억제제를 지속 사용할 때 재발 가능성은 30% 이내로 알려져 있으며 이식신 기능 소실의 가능성은 높지 않다. 당뇨병성신증(diabetic nephropathy)은 이식 후 스테로이드 복용으로 인한 당뇨병의 악화 가능성이 있고, 당뇨병성신증 진행 가능성이 있지만 이식신의 소실까지 이르는 경우가 많은 편은 아니다.

이외에도 이식 전에 원인질환이 없었으나 막성 사구체 신염, 반월상 사구체 신염, 면역억제제 등에 의한 용혈성 요독증후군과 같은 새로운 사구체신염(de novo glomerulonephritis) 등도 발생할 수 있다.

## 7 신장이식 수혜자 외래 관리

### 1) 퇴원 후 병원 방문

퇴원 후 외래 정기검진의 목표는 이식 신장 상태 평가 및 문제 발견 시 조기에 치료하고, 면역억제제 복용 관련 부작용 또는 거부반응을 점검, 예방하며 합병증이나 타 질병의 발생을 최소화하여 장기의 생존율을 높이는데 있다.

### (1) 외래 진료

퇴원 후 3~6개월에는 다량의 면역억제제를 복용하고 거부반응 발생 빈도가 높은 시기이므로 1~2주 간격으로 외래 진료를 실시한다. 6개월 이후에는 정상 이식 신장 기능과 심한 면역억제제 부작용 등 기타 병합된 문제가 없으면 평균 월 1회씩 진료를 받도록 권장한다. 외래 진료 전날 저녁의 면역억제제는 외래 당일 채혈 예상 시간의 12시간 전에 복용하고 8시간 금식 상태에서 채혈 검사를 시행하도록 하여 검사 결과의 오류를 줄이도록 교육한다.

### (2) 다른 진료과 방문

부득이한 사정으로 타 병원에서 치료를 받을 때에는 이식 받은 사실과 면역억제제 등의 약물을 복용하고 있음을 알린다. 면역억제제를 복용하므로 이식 장기 외 다른 기관에 이상이 없는지 규칙적으로 건강검진을 받는 것이 바람직하다. 스테로이드 복용에 따른 시야나 시력의 변화, 백내장, 녹내장 등이 나타날 수 있으므로 안과 정기검진, 암 예방 검진과 여성인 경우 부인과, 남성의 경우 비뇨기과 검진도 포함한다, 면역억제제 사용으로 잇몸 증식, 충치 발생 가능성이 증가하므로 치과 검진도 정기적으로 받는다.

## 2) 상처와 배액관 관리

퇴원 후 수술부위의 소독은 보통 3~4일에 한번씩 시행하나, 드레싱이 젖었을 때에는 즉시 시행한다. 소독 전에 손을 깨끗이 씻고, 이전 드레싱을 제거한다. 수술부위를 포비돈 스왑스틱으로 위에서 아래 일방향으로 소독하고, 소독액이 충분히 마른 후 거즈로 수술 부위를 덮는다. 배액관의 소독은 수술부위 소독 방법과 동일하다. 배액관을 비울 때 손씻기 후 비닐장갑을 착용하고 배액컵을 비우고 알코올솜으로 배액관 입구와 뚜껑을 닦고 주머니는 꽉 눌러 음압을 만든 후 뚜껑을 닫고 배액 양과 날짜, 시간을 이식 후 건강관리 수첩에 기록한다. 배액양상의 변화(출혈, 화농성) 및 고열(38 ℃ 이상)의 증상이 있는 경우 즉시 응급실로 방문하거나 병원에 내원하도록 한다. 피부봉합 발사는 수술 후 10~12일 경에 시행한다. 신장이식 후 요관협착이나 소변누출과 같은 합병증을 막기 위해 수술 시에 요관 스텐트를 삽입하는 경우가 대부분이다. 이와 같이 스텐트를 삽입한 경우에는 수술 후 1~3개월 사이에 비뇨기과 진료를 보고, 내시경을 통해 신장에서 방광으로 연결된 요관 내 스텐트를 제거한다.

## 3) 감염 예방

수술 후 처음 몇 달 간은 거부반응의 빈도가 높아 투여하는 면역억제제의 용량이 상대적으로 많으므로 수술 후 첫 3~6개월 동안은 감염에 노출되지 않도록 주의가 필요하며 수술 후 3개월까지 외출 시 항상 마스크를 착용한다. 사람이 많은 곳(극장, 학교, 버스나 지하철, 공항, 역)이나 감기 등의 감염성 질환이 있는 사람과의 접촉은 피한다. 수술 후 초기에는 흙, 식물, 동물 등과의 접촉을 피한다. 기침이나 고열이 있으면 의사에게 즉시 연락한다. 거부반응 치료를 하는 동안은 고용량의 면역억제제를 사용하므로 감염에 특히 주의하고 필요시 입원하여 격리 치료받는다. 다쳐서 상처가 나면 즉시 소독하고 의사에게 연락한다. 튜브나 배액관을 보유하고 있는 경우 통목욕이나 대중탕 이용은 제한한다. 날음식(어패류나 육류 등)이나 비위생적인 음식 섭취를 삼간다. 구강은 세균감염의 주요 원인이 되므로 구강위생에 많은 신경을 써야 하며, 치과를 규칙적으로 방문한다. 피부에 생긴 종기나 병변, 귀의 염증 등도 반드시 병원에서 상담, 치료 받도록 한다. 항상 손을 청결히 씻고, 환자와 접촉하는 가족도 손을 자주 씻는다. 일상적인 일(청소, 정원 가꾸기 등)은 큰 문제는 없으나 먼지에 포함된 미생물을 조심하기 위하여 활동 시 가능한 장갑과 마스크를 착용하고 작업 후에는 손을 깨끗이 씻는다. 가능한 수리 중이거나 신축 중인 건물로 들어가지 않는다. 외출 후에는 샤워를 하며 내의도 자주 갈아입도록 한다. 이식 6~8개월 이후에 독감예방주사를 맞을 수 있다.

## 4) 투약

거부반응과 감염 그리고 합병증의 예방을 위하여 장기이식 후 투약은 매우 중요하다. 반드시 의사 지시에 따라 약물을 복용하고 임의로 용량을 조정하지 않는다. 약물의 정확한 투여방법을 알고 있어야 한다. 면역억제제는 평생동안 복용하게 되며 혈중 농도에 따라 투여량이 매번 조절된다. 투약은 절대 중단해서 안 되고, 약 복용 직후 구토를 한 경우에는 약을 재복용해야 하며 구토 증세나 다른 이유로 약을 복용할 수 없을 때에는 주치의 지시 하에 주사제로 대체하기도 한다. 면역억제제는 집, 직장, 자주 쓰는 수납공간 등에 분산 보관하여 약물 복용 시 융통성 있게 대처한다. 설사, 구토가 있으면 면역억제제가 흡수되지 않고 배설될 수 있으므로 혈중 약물 농도 검사를 시행하고 적절한 약물 투여량을 확인한다. 외래 방문 시 남아 있는 약, 부족한 약을 확인하고 필요한 처방을 받는다. 감기약, 소화제 등도 의사 처방 없이 임의로 복용하지 않는다.

## 5) 일상생활 관리

절주하고 금연한다. 이식 후 3~6개월 동안은 매일 체중, 혈압 등을 규칙적으로 확인하고 5 kg 이상의 짐을 들지 않도록 조심한다. 수술 후 2~3개월 정도 복대를 착용한다. 면역억제제 복용에 따른 피로감 등이 올 수 있으므로 보통 1~2개월 지나 운전하는 것을 권장하며, 장거리 운전시에는 1~2시간마다 5~10분 휴식을 취하는 것이 좋다. 미용 또는 성형 및 치과 치료(스케일링) 등은 가능한 이식 후 2~3개월 정도 지나서 주치의와 상의한 후 치료 시기를 결정한다. 직장 복귀의 시기는 직업에 따라 다를 수 있으므로 진료 시 의사와 상담한다. 면역억제제, 스테로이드 등의 영향으로 피부가 햇빛에 예민해지고, 피부암 위험이 높아질 수 있으므로 외출 또는 야외활동 시 자외선 차단 지수 30 이상 되는 자외선 차단제를 바르고, 선글라스, 모자, 긴 소매 셔츠를 착용하는 것을 권한다. 해외여행 시 주치의와 사전 상담을 시행하고 환자의 병력상태를 정리한 소견서를 지참하고 면역억제제를 여유 있게 소지한다. 약물복용에 따른 다모증, 탈모, 반월형 얼굴 등 외모상의 변화와 피부 부작용으로 얼굴, 가슴 등에 여드름이 생길 수 있으므로 심리적으로 여유를 갖고 세안과 목욕을 자주하고 심한 경우 피부과 진료를 받는다.

## 6) 식이 관리

이식 후 약 4~6주 정도는 회복기로 상처회복, 감염 예방 및 약물 복용 관련 부작용을 최소화하는데 목표를 맞춘 영양섭취가 요구된다. 그 이후부터는 적정한 체중, 정상 혈당과 혈압, 정상 지질혈증, 골밀도 관리에 목표를 맞춘 균형된 영양섭취가 필요하다. 규칙적으로 식사하고 수분섭취를 한다. 면역억제제 복용으로 감염성 질환에 노출될 가능성이 높으므로 가급적 육류, 생선 등은 익혀서 먹을 것을 권하고, 채소나 과일은 흐르는 물에 여러 번 세척한 후 조리하거나 섭취한다. 손씻기 습관을 잘 지키고, 음식물은 유통기한을 잘 확인하여 위생적으로 보관한다. 면역억제제 복용에 따른 고지질혈증, 고혈당증, 고요산혈증 등이 나타날 수 있으며 이를 개선하지 않으면 고혈압, 심장질환 유병률과 이식 후 사망률이 증가할 수 있으므로 증상에 따라 제한 식이가 필요할 수 있다. 면역억제제와 혈압약(베타차단제, 엔지오텐신 전환효소 차단제) 등의 복용으로 고칼륨혈증, 저마그네슘혈증 등이 발생할 수 있으므로 저칼륨 식사, 마그네슘 보급식이도 필요할 수 있다. 면역억제제와 상호관계 등이 검증되지 않은 민간요법이나 체질개선 식품은 금한다. 과식, 비만은 고혈압, 관절 장애, 당뇨, 동맥경화증의 원인이 되며 이로 인하여 이식 장기의 기능에 영향을 줄 수 있으므로 식사량을 조절하고 사탕, 꿀, 크림, 엿, 과자, 케잌, 아이스크림, 사이다, 콜라 등의 단당류의 과잉섭취를 제한한다. 자몽의 경우 면역억제제의 대사에 관여하는 간의 대사 효소 작용을 억제하고, 면역억제제 약물의 흡수를 증가시킴으로써 혈중 약물 농도를 높이게 되므로 면역억제제를 복용하는 신장이식 수혜자에게는 금기이며, 오미자도 면역억제제와 함께 섭취하지 않도록 주의한다.

## 7) 운동

운동은 일반인이나 신장이식 환자 모두에게 건강 유지를 위해 중요하나, 특히 장기이식 환자에게 있어 면역억제제 등 약물 복용으로 인한 근력 약화를 예방하고, 체지방과 과체중에 의한 질환 발생을 예방하고 이식 관련 심리적 불안과 스트레스를 경감시켜 주는 효과도 있으므로 이식 후 건강 유지를 위한 필수적 치료 관리 방법 중 하나이다. 이식 후 걷기, 조깅, 수영, 자전거 등과 같은 유산소 운동은 체내 큰 근육을 강화하고 체지방을 감소시키는 효과가 있으며, 근력 약화를 예방하는 근력 강화 운동도 시행한다. 운동은 식후 1시간 정도 지나 가장 춥거나 더운 시간을 피하여 시행하되 유산소 운동은 1주일에 3~4회, 30~40분 이상, 근력 운동은 1주일에 2~3회 시행하는 것을 권장한다. 다만, 축구, 태권도, 씨름 등과 같은 신체접촉이 잦거나 심한 운동 또는 윗몸 일으키기와 같은 복부 근력 운동은 이식 초기 3~6개월 동안은 자제하는 것이 좋다.

## 8) 성생활과 임신

말기 신부전 환자들은 투석요법에 따른 피로감과 혈압약 복용에 의한 부작용 등으로 성욕감퇴, 발기부전, 무월경 등 성생활에 어려움을 겪는다. 이식 후에는 감퇴한 성기능이 정상적으로 회복되는 것으로 보고된다. 이식 후 성관계가 수술 부위나 이식 신장 기능에 피해를 줄 것을 염려하기도 하지만 불편함을 느끼지 않는 선에서 이식 후 성관계는 금기가 되지 않는다. 다만, 여성 신장이식 수혜자의 경우 요도구와 방광 사이가 짧아서 성관계 후 비뇨기계 감염을 앓기 쉬우므로 성관계 후 즉시 소변을 보거나 수분 섭취를 권장한다. 이식 후 신장의 기능이 정상적으로 회복됨에 따라 5~6개월 내에 월경도 다시 시작된다. 피임 방법으로는 여성 이식인의 경우 자궁내 기구나 장치 삽입 또는 피임약 복용은 감염, 혈전증, 고혈압 등 합병증 유발 가능성이 높으므로 남성 배우자가 콘돔을 사용하거나 배란 주기를 유념하여 성관계를 한다. 임신을 계획할 때에는 이식 후 1년 정도 이식 신장이 정상적으로 기능하는가 관찰하고, 거부반응과 고혈압 등 다른 위험 질환이 없는 상태에서 담당의사와 상의하여 면역억제제 용량을 조절한다. 분만 후 모유수유는 권장하지 않는다.

### 9) 응급상황 대처

급성 거부반응 또는 감염 등을 의심할 수 있는 응급 상황 발생시에는 긴급하게 병원 진료를 받도록 한다. 응급 상황의 사례는 다음과 같다(표 9-10).

**표 9-10 신장이식 후 응급상황의 사례**

- 38 ℃ 이상의 고열, 심한 오한이 있을 때
- 심한 두통과 근육통, 이식 신장 주변으로 불편한 압통이 느껴질 때
- 소변량이 갑자기 1 L/일 이하로 줄거나 소변색이 콜라색으로 변할 때
- 몸이 붓거나 체중이 증가할 때 (1 kg/일 이상 또는 2 kg/주 이상 늘어날 때)
- 구토, 설사, 복통이 생기거나 대변에 피가 나올 때

출처: 서울아산병원 장기이식센터. (2018). 신장이식 건강수첩. 서울: 서울아산병원.

## 8 신장이식 수술 후 기증자 관리

뇌사 신장이식에 비해 생체 신장이식이 월등히 많은 우리나라에서는 수혜자 못지 않게 신장 기증자에 대한 수술 후 관리도 성공적인 신장이식에 매우 중요하다.

### 1) 신장이식 기증자의 병동 관리

국내에서 생체 신장이식시에 신장적출 수술은 보편적으로 비뇨기과에서 시행하나 의료기관의 사정에 따라 신장이식외과 또는 혈관외과에서 신장 기증자 수술을 맡기도 한다. 개복 또는 복강경을 통한 방법으로 수술을 시행하며 수술 포함 평균 재원 기간은 5~7일 정도이다. 개복술과 복강경을 통한 신장 적출의 장단점과 합병증은 다음과 같다(표 9-11).

수술 직후 흉부 X-ray 검사로 기흉유무를 확인한다. 기증 수술 1~2일 후부터 물 또는 맑은 미음 정도로 시작 가능하고, 이후 2~3일부터는 죽 또는 식사가 가능하다. 수술 1~2일 후 도뇨관을 제거하고, 수술 후 통증은 자가 통증 조절기로 지지한다. 심호흡, 공흡입기를 사용하고 조기 이상을 격려하여 폐 합병증을 예방하고 수술 부위 상처 회복을 돕는다. 상처 배액관은 수술 4~5일 후, 상처 봉합사는 대부분 퇴원 전에 제거하나, 완전히 실밥을 풀지 못하고 퇴원할 경우 퇴원 후 7일 이내 연고지 병원에서 제거가 가능하다.

**표 9-11 신장적출 수술 유형에 따른 장단점과 합병증 비교**

| 신적출술 유형 | 개복 수술 | 복강경 수술 |
|---|---|---|
| 장점 | 장기간 입증된 수술안정성<br>후복강을 통한 수술, 복강내 손상 적음<br>허혈 시간 최소화<br>수술 시간 감소함 | 개복수술보다 수술 시야 확보<br>수술 후 통증이 개복수술보다 덜함<br>수술 상처가 개복수술보다 작음<br>조기 일상 복귀(수술 후~4주) |
| 단점 | 수술 후 통증<br>일상 생활 복귀 지연(수술 후 6~8주)<br>수술 상처가 크게 남음<br>복근이 비대칭적으로 바뀜 | 복강내 유착 및 손상 가능성<br>복압에 따른 신혈류 장애<br>수술난이도 개복수술보다 높음<br>장비 등 비용이 개복수술보다 많음 |
| 합병증 | 기흉, 폐렴<br>혈전증, 상처 감염 | 기흉, 폐렴<br>혈전증, 상처 감염<br>드물게 심근경색증, 폐혈전, 패혈증,<br>췌장염, 비장 및 부신 손상 |

출처: G. M. Danovitch.(2005). Handbook of Kidney Transplantation 4판, LIPPINCOTT WILLIAMS & WILKINS.

## 2) 신장이식 기증자의 외래 관리

생체 신장기증자는 퇴원 후 약 4~5주 정도 안정을 취하도록 격려하며 학교, 직장, 사회생활은 수술 후 3~4주 정도면 복귀 가능하나, 6~8주까지는 심한 육체적 활동이나 격렬한 운동 등은 제한한다. 수술 부위 상처 통증은 2~3개월까지 지속되기도 한다. 식사에 제한은 없으나 수술 후 상처 회복을 돕는 균형 잡힌 식사로 규칙적으로 하도록 한다. 그리고 과체중과 비만, 음주 및 흡연 등은 고혈압, 당뇨병, 심장병, 골 및 관절 합병증과 같은 만성 대사성 질병을 유발할 수 있어 남은 신장의 기능과 수명에 부담을 줄 수 있는 건강상태로 악화시킬 수 있으므로 운동으로 적정한 체중을 유지할 수 있도록 격려한다. 샤워는 수술 부위 봉합사를 제거한 후, 통목욕, 사우나 등은 수술 후 3~4주부터 가능하다. 해외 여행은 기증 후 4~6주 후부터는 가능하다. 기증 후 매년 신장 및 건강검진을 받는다. 기증자가 신장을 기증하기 위해 소요된 입원기간에 대해 근무하는 직장으로부터 병가나 유급 휴가로 처리 받은 경우 생체 기증자의 직장 고용주는 유급휴가 보상금을 질병관리본부 장기이식관리센터로부터 지급받을 수 있는 유급휴가 보상금 제도가 운영되고 있다. 지원 금액은 기증 근로자 1일 과세 급여액(입원기간 최대 14일, 1일 과세 급여액은 최대 13만원까지)에 입원기간일을 곱한 금액으로, 해당 이식의료기관 장기이식센터에 접수하여 보상금을 신청할 수 있다.

## [참고문헌]


가톨릭의대 신장내과·장기이식센터. (2008). 임상의를 위한 신장이식 지침서. 서울: 광문출판사.

김연수, 김용림, 김중경, 박수길, 신규태, 양철우 등. (2016). 새 콩팥과 살아가기. 파주: 북스코프.

김용순. (1998). 장기이식-원리와 실제-. 서울: 현문사.

대한이식학회. (2008). 신장이식과 새로운 삶 - 환자와 가족을 위한 안내서 -. 서울: 대한이식학회

박기일, 조백환 & 김유선. (2004). 신장이식 -이론과 실제-. 서울: 의학문화사.

박광옥. 김명숙, 유은숙, 이향우, 이숙자, 김미경 등. (2008). 수술간호의 실제. 서울: 현문사.

법제처 국가법령정보센터. (2019). 장기등 이식에 관한 법률. retrieved 2019. January 18. available at http://www.low.go.kr

서울아산병원 간호부. (2018). 장기이식수술간호 지침서. 서울: 서울아산병원.

서울아산병원 외과계중환자실. 간호부. (2015). 외과계중환자실 주요 질환 및 수술. 서울: 서울아산병원.

서울아산병원 장기이식센터. (2018). 업무지침서. 서울: 서울아산병원.

서울아산병원 장기이식센터. (2018). 신장, 췌장이식 준비교육. 서울: 서울아산병원.

서울아산병원 장기이식센터. (2018). 신장, 췌장이식 퇴원교육. 서울: 서울아산병원.

서울아산병원 장기이식센터. (2018). 신장이식 건강수첩. 서울: 서울아산병원.

이주연, 김영훈, 권현욱, 최지윤, 신성, 정주희 등. (2015). 투석이 필요한 상태의 뇌사 공여자로부터 신장이식 결과: 27예. 대한이식학회지, 29(4), 233-237.

질병관리본부 장기이식관리센터. (2015). 살아있는 자의 장기기증 업무 안내. 서울: 질병관리본부.

질병관리본부 장기이식관리센터. (2016). 장기이식관리업무안내. 서울: 질병관리본부.

질병관리본부 장기이식관리센터. (2018). 장기등 기증자등 지원에 관한 규정. retrieved at 2018. December 10. available at https://www.konos.go.kr/konosis/common/bizlogic.jsp

허나윤, 박효준, 이교원, 최규성, 김종만, 박재범 등. (2015). 뇌사자 평가 중에 발생한 심장사 후 장기기증에 의한 신장이식 단일기관 장기추적 결과. 대한이식학회지, 29(4), 216-226.

Bunnapradist, S., & Danovitch, G. M. (2007). Evaluation of renal transplantation candidates. Am J Kidney Dis, 50(5), 890-898.

Cupples, S., Lerret, S., McCalmont, V., & Ohler, L. (2017). Core curriculum for transplant nurses. 2nd ed. Philadelphia: Wolters Kluwer.

Danovitch. G. M. (2017). Handbook of kidney transplantation. 6th ed. Philadelphia: Wolters Kluwer.

Giuseppe, R., Josep, G., Piero, R., Marco, B., Edward, H. C., Edgar, L. M., et al (1999). Early experience with dual kidney transplantation in adults using expanded donor criteria. Journal of the American Society of Nephrology. 10, 2591-2598.

Lentine, K. L. & Vella, J. (2019). Evaluation of the living kidney donor canadidate. https://www.uptodate.com/contents/evaluation-of-the-living-kidney donor living donor kidney transplantation.

McKay, D. B., Milford, E. L., & Sayegh, M. H. (2005). Clinical aspects of renal transplantation. In: The Kidney, 5th ed, Brenner, B. M., Rector, F. C. (Eds), Saunders, Philadelphia GM (Ed), Philadelphia: Lippincott, Williams & Wilkins.

# 제 10 장 췌장이식

췌장이식은 인슐린 분비 기능을 정상적으로 할 수 없는 췌장을 대신하여 건강한 기증자의 췌장을 환자에게 이식하는 외과적 수술이다. 췌장이식은 당뇨환자에게 췌장을 이식하여 정상 혈당을 유지하게 함으로써 신경장애, 망막질환, 신기능장애 같은 당뇨 합병증의 발생을 줄이거나 예방하기 위한 치료법으로 사용되고 있다.

## 1 췌장이식 대상자

췌장이식의 가장 이상적인 대상자는 제1형 당뇨환자이나 제2형 당뇨환자도 췌장이식의 대상이 될 수 있다. 일반적으로 췌장이식은 당뇨합병증이 발생하는 말기췌장기능부전 환자에게 시행한다. 저혈당과 케토산증이 자주 발생하거나 심각한 경우, 2차 합병증(말초신경병증, 망막병증, 위장관 운동 저하, 관상동맥 질환 등)이 있는 경우가 주요 대상자이다.

췌장이식의 금기증은 대상자가 심혈관 기능에 문제가 있는 경우(예, 심근경색 또는 협심증이 최근에 발생하여 심박출량이 50%가 안 되는 경우), 심리 · 사회적 평가에서 문제가 있는 경우, 활동성 감염이나 패혈증이 있는 경우, 악성종양이 있는 경우, 고도 비만인 경우 등이 있다. 심리 · 사회적 평가에서 문제가 있는 경우는 정신질환자, 알코올 또는 마약에 대한 의존성이 있는 대상자, 이식에 대한 동기가 부족한 경우 등이다.

# 2 췌장이식 종류

췌장이식의 종류는 췌장단독이식(pancreas transplantation alone, PTA), 신 · 췌장 동시이식(simultaneous pancreas kidney transplantation, SPK) 그리고 신장이식 후 췌장이식(pancreas after kidney transplantation, PAK)이 있다. 일반적으로 췌장이식은 당뇨 합병증으로 신장기능이 저하되어 신기능대체요법인 투석(혈액투석 또는 복막투석)을 시행하고 있는 환자에서 시행하고 있어, 신 · 췌장 동시이식을 가장 많이 시행하고 있다. 신 · 췌장 동시이식은 인슐린 의존성 당뇨병으로 말기 신부전증이 생겨서 투석을 하고 있거나 곧 투석이 필요할 것으로 생각되는 환자에서 시행하고, 전체 췌장이식의 대부분을 차지한다. 췌장단독이식의 경우 신장 기능이 정상인 인슐린 의존성 당뇨병 환자에서 시행한다. 신장이식 후 췌장이식은 만성 신부전증이 생긴 환자에서 먼저 신장이식만 시행하고, 경과를 관찰하며 췌장이식을 시행한다.

# 3 췌장이식 수술 전 절차

## 1) 췌장이식 진행 절차

췌장이식수술은 생체 췌장이식과 뇌사 췌장이식으로 구분하며, 다음과 같은 절차로 진행이 된다.

### (1) 생체 췌장이식

췌장이식 대상자와 기증자는 외래에서 진행절차와 비용 등의 췌장이식과 관련된 내용에 대한 상담을 진행한다. 이후 췌장이식 대상자와 기증자는 이식에 적합한 신체적, 심리적, 정신적 건강상태를 가지고 있는지 파악하기 위하여 외래 또는 병동에서 관련 검사와 진료를 받게 된다. 기증자의 경우 정신건강의학과 전문의의 진료와 사회복지사 상담을 받아야 한다. 장기이식코디네이터는 질병관리본부 장기이식관리센터(Korean Network for Organ Sharing, KONOS)에 생체이식 승인을 요청하고, 췌장이식 대상자와 기증자에게 췌장이식 관련 교육을 시행한다. 췌장이식 대상자와 기증자가 혈연관계가 아닌 경우 윤리위원회의 승인도 필요하다. 생체이식승인, 수술 전 검사와 상담 등이 완료되면 입원하여 수술을 진행하게 된다.

#### (2) 뇌사 췌장이식

뇌사 췌장이식 수술을 받기 위해서는 질병관리본부 장기이식관리센터에 뇌사 췌장이식 대기자 등록을 해야 한다. 뇌사자가 발생할 경우 뇌사 췌장이식 대기자 선정기준에 따라 대상자가 선정되고, 뇌사 췌장이식 수술을 시행하게 된다.

### 2) 췌장이식 대상자 수술 전 검사

생체와 뇌사이식 대상자가 장기이식에 적합한 대상자인지를 확인하기 위하여 다양한 검사를 시행한다. 췌장이식 대상자는 악성종양이나 호흡기계와 심혈관계 등에 심각한 건강문제가 있는지 확인하기 위하여 일반혈액검사, 심전도, 흉부 X-선 촬영, 위 · 대장 내시경검사, 초음파, 컴퓨터 단층촬영(CT), 필요한 경우 심혈관조영술 등의 정밀검사를 실시한다. 감염여부를 파악하기 위하여 혈청학적 검사와 결핵검사 등을 시행하고, 치과와 이비인후과 진료를 시행한다. 심리 · 사회적 평가를 통해서 이식수술 후 건강관리를 잘 할 수 있는지도 평가하게 된다. 췌장이식 대상자의 이식 전 검사는 이식기관별로 프로토콜이 다양하며 개인의 병력과 신체검진에 따라 달라질 수 있으며, 일반적인 검사는 다음과 같다(표 10-1).

**표 10-1 췌장이식 대상자 수술 전 검사**

| 분류 | 항목 | 비고 |
|---|---|---|
| 일반혈액검사 | 총 혈구수(complete blood count, CBC)*<br>전해질(electrolytes)*<br>크레아티닌(creatinine)*<br>혈액질소요소(blood urea nitrogen, BUN)*<br>총 빌리루빈(total bilirubin)*<br>간효소(GOT/GPT)*<br>칼슘(calcium), 인(phosphorous)<br>알부민(albumin)<br>혈액응고(coagulation profile):<br>prothrombin time, partial thromboplastin time | |

| | | |
|---|---|---|
| 혈청학적 검사 | 간염(hepatitis screen)* : HBsAg, Anti-HCV, Anti-HAV (IgM), HBs-Ab, HBc-Ab (IgM/IgG), HBeAg<br>Anti-CMV (IgG/IgM)*<br>매독(VDRL 또는 RPR)*<br>항 인간 면역결핍 바이러스(Anti-HIV 1/2)*<br>Anti-HAV (IgG)*<br>Epstein-Barr virus | |
| 혈액형과 면역학적 검사 | 혈액형(ABO typing)*<br>사람백혈구항원(HLA Typing)*<br>항체동정(panel reactive antibody assay, PRA)<br>형광성항핵항체(fluorescent antinuclear antibody, FANA) 또는 항핵항체(ANA) | |
| 소변 검사 | 뇨분석(urinalysis)*<br>소변배양(urine culture) | |
| 내분비계 검사 | 혈당(glucose)*<br>혈청 아밀라아제(serum amylase)*<br>당화혈색소(glycosylated hemoglobin, HbA1c)<br>췌도 세포 항체(islet cell antibodies)<br>C-펩티드(소변과 혈청)<br>혈청 콜레스테롤과 중성지방(serum cholesterol and triglyceride)<br>혈청 리파아제(serum lipase)<br>경구 당부하 검사(oral glucose tolerance test)<br>부갑상선호르몬(parathyroid hormone, PTH)<br>갑상선기능검사(thyroid function test:T3, T4, TSH) | |
| 호흡기계와 심혈관계 검사 | 흉부 X-선 촬영(chest X-ray)*<br>혈액가스(blood gases)*<br>심전도(EKG)*<br>심장초음파, 폐기능 검사 등 | |
| | 운동부하 검사(treadmill test), 심혈관 조영술, 심근 단층 영상검사(thallium SPECT) 등 | 65세 이상, 협심증과 심근경색의 병력, 비정상적인 심전도, 40세 이상의 당뇨병이 있는 환자 |
| 비뇨기계 검사 | 배뇨성 방광요도 조영술(voiding cystourethrography, VCUG) | 신 · 췌장 동시이식을 할 때 폐쇄성 신장질환이나 방광요관 역류가 있는지 확인하여 하부 비뇨기계 합병증을 최소화하기 시행 |

| | | |
|---|---|---|
| 기타 | 위, 대장 내시경, 복부초음파,<br>유방촬영과 부인과 검진(여성),<br>전립선검사(40세 이상 남성): 전립선암검사(prostate specific antigen, PSA), 직장수지검사(digital rectal examination)<br>결핵반응검사(tuberculin skin test) | 악성종양, 체내 감염과 이식 후 중대 합병증 발생 가능성의 여부를 평가 |
| 협진 | 치과, 안과, 이비인후과 | 감염성 질환 유무를 파악하여 이식전 치료의 필요성 여부를 평가 |
| | 정신건강의학과 | 이식대기자의 정신, 심리, 사회적 상태 평가 |
| | 사회복지과(사회사업실) | 이식대상자의 선정승인을 위한 상담 및 평가 |

* 질병관리본부 장기이식관리센터 필수검사항목
출처: 질병관리본부 장기이식관리센터. (2016). 2016년 장기이식관리 업무안내. 서울: 질병관리본부.

## 3) 생체기증자 수술 전 검사

췌장이식 수술 전 기증자의 건강상태가 생체기증에 적합한지를 파악하기 위하여 다음의 검사를 실시한다(표 10-2).

**표 10-2 생체기증자 수술 전 검사**

| 분류 | 항목 | 비고 |
|---|---|---|
| 일반혈액 검사 | 총 혈구수(complete blood count, CBC)*<br>전해질(electrolytes)*<br>크레아티닌(creatinine)*<br>혈액질소요소(blood urea nitrogen, BUN)*<br>총 빌리루빈(total bilirubin)*<br>간효소(GOT/GPT)*<br>칼슘(calcium), 인(phosphorous)<br>알부민(albumin)<br>혈액응고(coagulation profile): prothrombin time, partial thromboplastin time | |
| 혈청학적 검사 | 간염(hepatitis screen)* : HBsAg, Anti-HCV, Anti-HAV (IgM), HBs-Ab, HBc-Ab (IgM/IgG), HBeAg<br>Anti-CMV (IgG/IgM)*<br>매독(VDRL 또는 RPR)*<br>항 인간 면역결핍 바이러스(Anti-HIV 1/2)*<br>Anti-HAV (IgG)*<br>Epstein-Barr virus | |

| | | |
|---|---|---|
| 면역학적 검사 | 혈액형(ABO typing)*<br>사람백혈구항원(HLA Typing)*<br>사람백혈구항원교차검사(HLA cross matching test) | |
| 소변 검사 | 뇨분석(urinalysis)*<br>소변배양(urine culture) | |
| | 24시간 소변 크레아티닌 청소율(24hr urine creatinine clearance)<br>24시간 소변 단백질(24hr urine protein) | 신 · 췌장 동시 이식인 경우 |
| 내분비계 검사 | 혈당(glucose)*<br>혈청 아밀라아제(serum amylase)*<br>당화혈색소(glycosylated hemoglobin, HbA1c)<br>글루카곤 자극 검사(glucagon stimulation test)<br>C-펩티드 (소변과 혈청)<br>혈청 콜레스테롤과 중성지방(serum cholesterol and triglyceride)<br>혈청 리파아제(serum lipase)<br>경구 당부하 검사(oral glucose tolerance test): 경구와 정맥 내 둘 다 시행<br>글루탐산 탈카르복실효소 항체(glutamic acid decarboxylase antibody, GAD-Ab) | |
| 호흡기계와 심혈관계 검사 | 흉부 X-선 촬영(chest X-ray)*<br>혈액가스(blood gases)*<br>심전도(EKG)*<br>심장초음파, 폐기능 검사 등<br>심근단층영상검사(필요한 경우) | |
| 영상검사 | 췌장컴퓨터 단층촬영(CT, dynamic pancreas): 췌장단독이식,<br>신장스캔(kidney scan): 신 · 췌장 동시이식인 경우 | |
| 기타 | 위, 대장 내시경, 복부초음파,<br>유방촬영과 부인과 검진(여성),<br>전립선검사(40세 이상 남성): 전립선암검사(prostate specific antigen, PSA), 직장수지 검사(digital rectal examination)<br>결핵반응 검사(tuberculin skin test) | 악성종양, 체내 감염과 이식 후 중대 합병증 발생 가능성의 여부를 평가 |
| 협진 | 정신건강의학과, 사회복지과 | 기증자의 정신, 심리, 사회적 상태 평가 |
| | 사회복지과(사회사업실) | 이식대상자의 선정승인을 위한 상담 및 평가 |

* 질병관리본부 장기이식관리센터 필수검사항목

출처: 질병관리본부 장기이식관리센터. (2016). 2016년 장기이식관리 업무안내. 서울: 질병관리본부.

## 4) 뇌사 췌장이식 대기자 등록과 관리

### (1) 질병관리본부 장기이식관리센터 등록

뇌사자로부터 췌장이식을 받기 위해서는 이식수술을 희망하는 병원의 장기이식센터를 통해서 질병관리본부 장기이식관리센터에 뇌사자 췌장이식 대기자로 등록한다. 뇌사자 췌장이식 대기자 등록은 전국의 1개의 이식병원을 통해서만 가능하며, 뇌사자 대기등록 이후에 이식병원 지정을 변경하는 것이 가능하다.

### (2) 대기자 관리

「장기등 이식에 관한 법률」의 장기이식관리센터 업무 규정에 따라 우리나라에서 뇌사자 췌장이식 대기자 등록을 위해서는 사람백혈구항원 검사, 혈액형과 건강검진 등의 검사를 시행한다. 뇌사자 등록과 유지를 위해서는 1~2년마다 정기적으로 병원을 방문하여 혈액검체를 채취해야 한다. 혈액검체는 뇌사자가 발생할 때 시행하는 사람백혈구항원교차검사를 위한 것이며, 이식대기기간을 인정받기 위해서도 필요하다.

2017년 질병관리본부 장기이식관리센터 통계연보에 의하면 뇌사자 췌장이식 대기시간은 평균 1,432일로, 혈액형에 따라 A형 1,247일, B형 1,404일, O형 1,518일, AB형 1,862일이다. 질병관리본부 장기이식관리센터에서는 뇌사자가 발생한 경우 전산 매칭 프로그램(K-net)을 통해 다음과 같이 점수화 한 항목들과 세부사항 등의 기준에 맞추어 췌장이식 대상자를 선정한다. 췌장이식 대상자의 선정 세부사항인 항목별 점수와 선정기준 등은 다음과 같다(표 10-3, 표 10-4).

**표 10-3 췌장이식 대상자 선정 세부사항**

| | |
|---|---|
| 우선 배분 | 1. 혈액형이 동일한 경우<br>2. 기증자와 이식대기자의 사람백혈구항원 검사(HLA; A, B, DR) 결과 모든 항원의 조직형이 각각 일치하는 경우(zero antigen mismatch)<br>3. 신 · 췌장 동시이식이 신장매칭 점수순위 상위 25% 내 포함될 경우<br>4. 18세 이하의 뇌사자는 → 뇌사판정대상자관리기관의 18세 이하 소아이식대기자 → 전국 18세 이하의 전국 소아이식대기자 → (19세 이상)뇌사판정대상자관리기관 · 발생병원 → 전국신 · 췌장 동시이식(신장매칭 점수순위 25% 내 속할 시 우선 선정) → 순으로 선정한다.<br>5. zero-antigen mismatch(조직적합성항원 전부 일치) → 신 · 췌장 → 신장 단독, 췌장 단독 → 신 · 췌도(단, 췌장 이식대상자가 없고 이미 신장이식대상자로 선정된 자가 신장 · 췌도 이식대상자로 선정된 경우 췌도 단독보다 우선 선정함) → 췌도 순으로 선정한다. |

| | |
|---|---|
| 대기기간 | 1. 대기기간은 장기등 이식대기자의 HLA 형별검사 의뢰일을 기준으로 하며, 장기이식 등록기간은 KONOS 업무프로그램의 수술 전 관리를 시행하고, 이식대기자의 혈액형, HLA 형별검사 결과를 KONOS에 통보한다.<br>2. 신 · 췌장 동시이식 대기자의 경우 KONOS 업무 프로그램에 등록된 두 장기의 최초 수술 전 관리 일자 중 가장 최근일자를 대기기간으로 산정한다.<br>3. KONOS 업무 프로그램에 등록된 수술 전 관리의 응급도가 "본인수술취소"인 경우 "본인수술취소"로 등록한 일자를 포함하여 그 이전에 등록된 대기기간은 산정되지 않으며, 이식을 받기 위하여 수술 전 관리 응급도를 재등록할 경우 그 시점부터 대기기간이 산정된다.<br>4. 수술 전 관리 응급도가 "수술불가"인 경우 "수술불가"로 등록되어 있는 기간은 산정하지 않는다.<br>5. KONOS 업무 프로그램에 등록하여 이식수술을 받았으나 장기의 소실 등 재이식을 받아야 하는 경우, KONOS 업무 프로그램에 이식수술 정보관리 중 이식자 수술결과, 이식자 장기 수술 후 관리 정보를 등록한 후, 새로운 ID를 부여 받을 수 있다. 이때 대기시간은 새롭게 부여된 ID의 수술 전 관리일자로 산정한다.<br>6. 외국에서 이식받은 환자가 재이식이 필요하여 국내에서 등록할 경우 재이식 여부를 인정하여 준다.<br>7. 장기등 이식대기자의 대기시간 산정 등 연과 월을 계산함에 있어 실제 대기일자 대로 인정한다. |
| 기타 | 1. 신장과 췌장(도) 이식대기자의 HLA 검사결과지는 등록한 일자 포함 90일 이내에 HLA 검사결과지를 송부하여야 하며, 이 기간 내에 검사결과지를 송부하지 않을 경우에는 이식대기자에서 누락된다.<br>단, HLA 검사결과지를 송부하지 않은 이식대기자 중 2000년 2월 9일 이전에 등록한 자는 HLA 검사결과지를 보내거나, 이것이 불가능한 경우에는 재검사를 시행하여 재검사 결과지와 이전 날짜를 인정해주어야 하는 타당한 사유가 기록된 의사의 소견서를 함께 KONOS로 송부한다.<br>2. 신장과 췌장(도) 이식대기자 검체 관리<br>1) 이식대기자로 등록한 일자 또는 검체 폐기일자로부터 최대 1개월간 검체가 채혈되지 않은 경우 해당 이식의료기관에 이 사항을 공지하고, 공지한 이후 최대 2개월이 경과할 때까지 검체가 확보되지 않으면, 해당 이식대기자에 대하여 KONOS에서 〈수술불가〉로 「수술 전 관리」함으로 매칭 리스트에 등재되지 못하도록 한다.<br>2) 〈수술불가〉로 된 이식대기자의 검체가 확보된 이후에 이식의료기관에서 수술 전 관리를 재등록하여야 다시 이식대기자로 매칭 대상에 해당이 된다.<br>3) 이때 신장과 췌장(도) 이식대기자로 등록된 후 등록한 일자와 검체 폐기일자로부터 최대 3개월까지 검체가 채혈되지 않은 경우에는 검체 채혈이 이루어지기까지의 대기시간이 산정되지 않는다.<br>4) 신장, 췌장, 신 · 췌장과 신 · 췌장을 포함한 다장기 이식대기자가 등록된 장기이식 의료기관에서는 이식대기자의 검체를 30㎖ 채혈하여, 혈청을 분리한 후 냉장보관 하며, 채혈 후 1주 이내에 환자정보를 첨부(검체 정보지)하여 위탁검사 기관으로 보낸다.<br>5) 위탁검사 기관에서 검체를 소분 · 이송하는 기간인 최대 3일(휴일 포함 4일) 동안은 이식대기자로 매칭 리스트에 등재될 수 없다.<br>6) 신장과 췌장(도), 신 · 췌장과 신 · 췌장을 포함한 다장기 이식대기자는 최소한 1년마다 혈청을 채혈하여 보관되어 있어야만 이식대상자로 선정될 수 있다.<br>7) 이때 주치의의 판단에 따라, 검체 보관 기간을 1회에 한해 1년 연장할 수 있으며, 최대 2년까지 검체 보관이 가능하며, 「수혈, 임신, 유산, 출산, 장기나 조직이식 등」이 최근에 있었던 경우는 검체를 자주 채취한다.<br>3. 신장과 췌장을 포함한 다장기 이식대기자는 단독 이식대상자로 선정될 수 없으며, 단독 장기를 이식 받기 위해서는 단독 이식대기자로 등록하여야 한다. |

| 기타 | 4. 신 · 췌장 이식대기자는 동시 등록을 허용하고 있는 점을 고려하여 신장 · 췌도 이식대기자도 동시에 등록하는 것을 허용한다.<br>1) 장기 배분 순위는 zero-antigen mismatch(조직적합성항원 전부 일치) → 신 · 췌장 → 신장 단독, 췌장 단독 → 신장 · 췌도(단, 췌장 이식대상자가 없고 이미 신장이식대상자로 선정된 자가 신장 · 췌도 이식대상자로 선정된 경우 췌도 단독보다 우선 선정함) → 췌도 순으로 선정한다.<br>5. 신장과 췌장(도) 기증과 이식과 관련하여 장기이식의료기관 자체 교차 적합성 검사(X/M)를 시행한다.<br>: 신장과 췌장(도) 기증과 이식과 관련하여 기관 간 상이한 HLA 교차 반응검사 결과의 이식대상자 선정기준은 뇌사판정대상자를 관리한 기관의 결과에 따라 이식대상자를 선정한다. |
|---|---|

출처: 질병관리본부 장기이식관리센터. (2016). 2016년 장기이식관리 업무안내. 서울: 질병관리본부.
「장기등 이식에 관한 법률·시행령」 일부개정 및 지침 개정(2018. 10. 8).

**표 10-4 췌장이식 대상자 선정기준에 의한 항목별 점수**

| 항목 | 내용 | 점수 |
|---|---|---|
| 가. 사람백혈구항원검사 (antigen match) | DR 한개 일치 | 1점 |
| | A 또는 B 한개 일치 | 0.5점 |
| 나. 나이 | 만 12세 미만 | 4점 |
| | 만 12세~19세 미만 | 3점 |
| | 등록시 부여받은 가산점은 이식때까지 유지한다. 단, 성인이 되어 재이식할 경우 적용 안됨 | |
| 다. 대기기간 | (총 대기자수–대기자 순위) / 총 대기자수 x 1점 | |
| | – 2000년 2월 8일 이전 대기기간에 대하여는 아래 같이 가산하고,<br>1년 미만 : 0점<br>1년 이상 2년 미만 : 1점<br>2년 이상 3년 미만 : 2점<br>3년 이상 4년 미만 : 3점<br>4년 이상 : 4점<br>– 2000년 2월 9일 이후는 매 1년마다 1점씩 가산함 | |
| | 이식대기자의 대기기간 산정 시작시점은 사람백혈구항원 조직형 검사 일자를 참고로 함 | |
| 라. 과거에 사람백혈구항원 교차검사 결과 2회 이상 양성 반응이 나타났는지의 여부 | 2회 이상 양성 반응 | 2점 |
| 마. 과거에 신장을 이식 받았는지의 여부 | 1회 이상 이식 받은 자 | 2점 |

| | | |
|---|---|---|
| 바. 기증 전력자 등인지 여부 | 과거에 장기 등을 기증한 경우<br>배우자, 직계존속, 비속 중 뇌사자로 장기기증을 한 경우 | 4점 |
| | 형제자매 중 뇌사자로 장기기증을 한 경우 | 3점 |
| | 4촌 이내 친족 중 뇌사자로 장기기증을 한 경우 | 2점 |

* 라. 와 마. 중 2개 항목 모두 해당할 경우 한 가지만 가산
* 바. 항목은 중복 적용되지 않음

출처: 질병관리본부 장기이식관리센터. (2016). 2016년 장기이식관리 업무안내. 서울: 질병관리본부.
「장기등 이식에 관한 법률·시행령」 일부개정 및 지침개정(2018. 10. 8)

※ 라. 와 마. 중 2개 항목 모두 해당할 경우 한 가지만 가산
※ 바. 항목은 중복 적용 되지 않음
※ 기증자와 사람백혈구항원 교차검사 결과가 음성인 이식대기자가 이식대상자 선정시점에서 명백한 의학적 사유없이 이식을 거부할 때는 건당 0.1점씩 감점한다.

# 4 췌장이식 수술

췌장 내 소화효소는 십이지장으로 분비되므로 기증자의 췌장과 십이지장을 동시에 적출하여 수혜자에게 이식한다.

## 1) 췌장이식 수술절차

기증자로부터 적출한 장골동맥을 사용하여 췌장의 비장동맥과 상장간막 동맥에 문합하여 Y자형 이식편으로 만들어 하나의 동맥을 만듦으로써 혈관을 재건한 후, 이식할 췌장과 함께 적출된 십이지장을 가능한 한 작게 축소하여 준비해 둔다.

이식췌장을 복강 내에 위치하게 한다. 이식수술 도중에는 병든 췌장을 제거하지 않는데, 이는 췌장의 외분비 기능을 유지시키기 위함이다. 신 · 췌장 동시이식의 경우에는 신장을 왼쪽에, 췌장을 오른쪽에 위치하도록 이식한다. 췌장이식편의 문맥과 우측 외장골동맥 또는 하대정맥을 단측문합(end-to-side anastomosis)하고, 앞서 상장간동맥과 비장동맥을 이용하여 만들어 둔 Y자형 이식편을 외장골동맥과 단측문합한 후 이식 췌장을 재관류한다.

## 2) 기증된 췌장의 배액방법

기증된 췌장의 배액방법으로는 기증자의 십이지장을 수혜자의 소장에 연결하는 방법과 방광에 연결하는 방법이 있다.

### (1) 방광배액술

방광배액술(bladder drainage)은 이식 췌장과 함께 적출된 기증자의 십이지장과 수혜자의 방광을 측측문합(side-to-side anastomosis)하는 방법으로, 기술적으로 성공률이 높고 거부반응을 쉽게 알아낼 수 있어 우선적으로 선택되는 방법이다. 그러나 췌장의 소화액이 방광으로 들어가게 되므로 비뇨기계 염증 등의 합병증이 발생할 수 있는 것이 단점이다(그림 10-1).

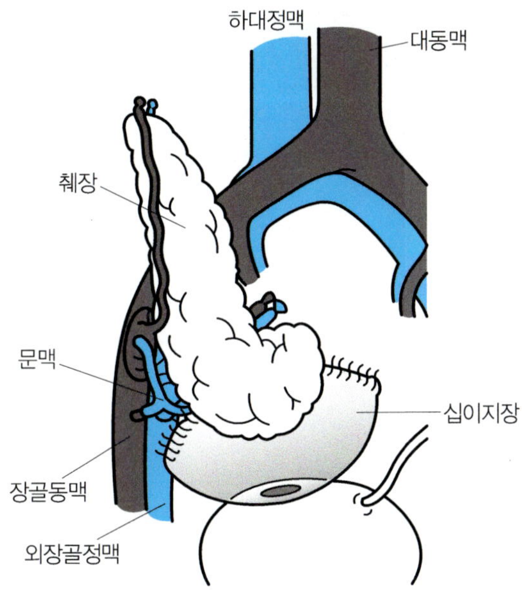


그림 10-1 방광배액술

### (2) 장배액술

장배액술(enteric drainage)은 이식된 기증자의 십이지장을 수혜자의 소장에 문합하는 방법으로, 췌장의 소화액이 십이지장을 거쳐 소장으로 배액되므로 체내 생리 기전과 유사하여 합병증은 적은 편이나, 소장을 절개하므로 감염의 위험이 있고 췌장 분비물을 계속해서 측정하기 어려워 거부반응을 조기에 발견하기가 어렵다. 주로 신 · 췌장 동시이식에 적용하고 있다(그림 10-2).

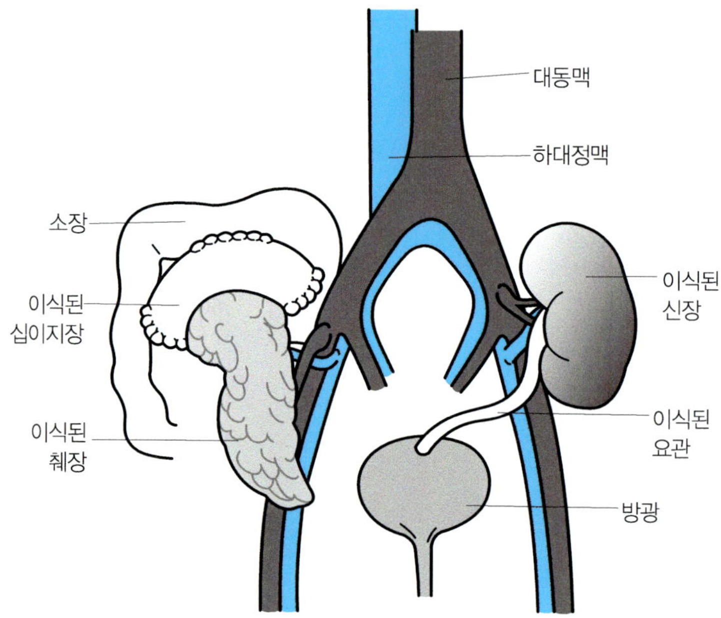


그림 10-2 장배액술(신·췌장 동시이식의 경우)

## 5 췌장이식 수혜자 중환자실 관리

췌장이식 수혜자는 이식수술 후 상태에 따라 병실 또는 중환자실로 입실한다. 췌장이식 수혜자가 중환자실에 입실하면 간호사는 췌장이식 수혜자의 혈역학적 상태를 집중 관찰하고, 이식 후 필요한 치료가 신속히 이루어질 수 있도록 하여, 이식된 췌장이 정상기능으로 빨리 회복할 수 있도록 돕는다.

## 1) 간호사정

### (1) 활력징후 관찰

활력징후는 1시간마다 측정한다. 혈압은 정상범위를 유지하도록 하며, 혈관혈전증(vascular thrombosis)이 생긴 경우는 혈류가 통하지 않으므로 혈압이 감소하게 된다.

### (2) 이식췌장 기능 관찰

방광배액술에서 아밀라아제 수치 감소는 거부반응과 혈전의 지표이므로 소변 아밀라아제 수치를 감시한다. 수혜자의 이식 직후 아밀라아제 수치가 표준이 된다. 24시간 소변 아밀라아제는 검사결과를 확인하는데 시간이 소요되므로 수시 요검사(spot urine test)를 통하여 거부반응을 조기에 발견하도록 한다. 수시 요검사에서 소변 아밀라아제 수치가 4,000~12,000 U/L으로 유지되도록 한다. 또한 소변 아밀라아제 수치의 급격한 변동이 있는지 감시하는 것도 중요하다. 장배액술에서 잭슨-프랫 배액관(Jackson-Pratt drainage)의 아밀라아제와 리파아제 수치를 모니터링한다. 아밀라아제 수치가 증가하는 것은 이식수술 문합부위가 새고 있다는 의미이므로, 혈중 아밀라아제, 리파아제 수치와 비교하여 확인한다. 혈당을 2시간마다 측정하여 수술 전과 이전 수치와 비교한다. 이식된 췌장이 정상적으로 기능하면 1일 인슐린 요구량이 수술 전보다 줄어들게 되며, 혈당이 계속 상승하면 이식된 췌장에서 인슐린이 정상적으로 분비되지 않는 것을 의미한다. C-펩티드와 당화혈색소를 관찰한다.

### (3) 수분과 전해질 불균형 관찰

신 · 췌장 동시이식인 경우 소변양이 급격히 증가하여 수분과 전해질 불균형이 발생할 수 있다. 또한, 방광배액술을 시행한 경우 췌장액 효소에 포함된 알칼리성 물질인 탄산수소나트륨($NaHCO_3$)이 소변으로 다량 소실되어 대사성 산증이 발생할 수 있다.

### (4) 합병증 관찰

췌장이식의 합병증으로 혈관혈전증, 이식거부반응. 출혈과 감염 등이 있다.

혈관혈전증이 발생하면 방광배액술을 시행한 경우 소변 아밀라아제 수치가 급격히 감소하고, 혈당치는 급격히 상승하며, 육안으로 식별할 수 있는 혈뇨가 나타난다. 이식거부반응이 발생하면 혈중 아밀라아제, 리파아제가 상승하고, 소변 아밀라아제는 감소하고, 혈당이 조절되지 않는다. 수술봉합부위와 십이지장 부위에 출혈이 있는 경우 급성출혈이 발생하며,

십이지장 궤양, 지속적인 방광염 그리고 봉합부위에 과립조직이 생기면 만성출혈이 발생한다. 출혈 여부를 사정하기 위하여 배액관으로 나오는 배액액의 양상, 혈액 내 헤모글로빈과 헤마토크릿 수치, 혈뇨 여부를 관찰한다.

장배액술에서 감염이 발생한 경우 효소가 새어나오면서 이식 장기 압통, 발열, 아밀라아제 수치 증가 등의 증상을 보인다. 복강 내 농양이 발생한 경우 농 섞인 배액, 절개 부위의 홍반이 있다. 잔여 효소의 분비, 복막조직의 농양, 췌장 주위의 삼출물 축적, 이식 장기의 부종 그리고 복막조직의 부종 때문에 감염이 발생할 수 있다. 방광배액술에서 요도염(urethritis)과 역류성 췌장염(reflux pancreatitis)이 발생할 수 있다. 감염의 원인은 췌장 효소의 자극, 역류된 소변의 췌장 자극 등이 있다.

## 2) 이식 후 처치와 중재

### (1) 이식췌장 기능 유지

수시 요검사에서 아밀라아제 수치가 낮다고 해서 이 수치가 췌장기능 상태를 완전히 평가하는 것은 아니다. 24시간 소변 아밀라아제 수치를 관찰하는 것이 더 중요하다. 검체 채취 시 소변 백 내부에 아밀라아제가 침전되므로 10초간 소변 백을 충분히 흔들어서 채취한다. 췌장스캔(pancreas scan), 복부골반 컴퓨터 단층촬영(abdominal pelvis computed tomography, APCT)을 시행하여 혈전 유무를 확인한다. 혈당이 조절되지 않으면 속효성 인슐린(RI)을 지침에 따라 주입을 시작한다. 반드시 주치의의 처방에 따라 혈당 측정과 인슐린 요법을 시행하도록 한다.

### (2) 수분과 전해질 관리

방광배액술에서 정맥혈가스검사(vein blood gas anaylsis, VBGA)를 통해 pH, 탄산수소이온($HCO_3^-$)을 관찰하고, 대사성 산증은 탄산수소나트륨을 보충한다. 또한, 나트륨과 칼륨을 보충한다. 신 · 췌장 동시이식일 때 수분대체요법을 지침에 따라 배설된 소변양에 비례하여 시행한다.

### (3) 이식거부반응 관리

이식거부반응이 발생한 경우 고용량 스테로이드 요법(steroid pulse therapy)을 1~3회 시행한다. 필요한 검사는 췌장스캔, 복부골반 컴퓨터 단층촬영 그리고 생검이 있다. 이식거부반응이 호전되지 않는 경우 이식된 췌장을 제거한다.

### (4) 혈전 예방

혈전을 예방하기 위한 방법은 다음과 같다. 먼저, 지혈제를 사용하지 않는다. 또한, 헤파린 요법을 췌장 CT 촬영 후 혈액응고검사(aPTT)를 모니터링하면서 시작하게 된다. 헤파린 요법의 시행 여부는 환자마다 다르다. 수술 후 aPTT를 확인하여 초기 용량을 결정하고, 주입 중에는 보통 6시간마다 aPTT를 모니터링하여 목표 범위에서 벗어나거나 출혈 증상이 관찰되면 주치의와 확인하여 용량을 조절할 수 있도록 한다. 와파린은 수술 후 2일부터 헤파린과 병용 투여하여, 헤파린을 와파린으로 변경한다. 췌장스캔 검사를 실시하여 혈전 유무를 확인하고, 수술 후 2일째 초음파 검사를 실시하여 췌장을 관찰한다. 만약 혈전이 치료되지 않는 경우 이식된 췌장을 제거한다.

### (5) 출혈 예방

출혈 시 수혈을 실시한다. 수혈하는 혈액은 신선동결혈장(fresh frozen plasma, FFP), 백혈구 여과 적혈구(leukoreduced RBC)가 있다. 수술 전부터 방사선과 필터 처리된 혈액을 수혈해야 한다. 요로기계 컴퓨터 단층촬영을 통해서 1차로 그리고 췌장스캔을 통해서 2차로 출혈 유무를 확인한다. 혈뇨가 급성 또는 만성으로 발생하면 원인이 되는 요인을 파악하고 치료한다. 급성으로 혈뇨가 발생한 경우 치료적 방법으로 출혈지점을 소작하거나, 혈병을 제거하는 방법이 있으며, 만성으로 혈뇨가 발생한 경우 치료적 방법으로 염증의 원인 제거 봉합사 제거 그리고 장배액술로 변경하는 방법 등이 있다.

### (6) 감염 예방

감염을 예방하기 위하여 손씻기, 멸균요법 적용 그리고 격리방 사용 등의 간호를 실시한다. 예방적 항생제를 사용하며, 필요시 균배양 검사를 시행한다. 구강간호와 회음부 간호 같은 위생 간호를 실시한다. 문합술에 따라, 장배액술에서 소화효소가 새는 경우, 응급수술을 시행하여, 피부로 배액을 실시한다. 복강 내 농양이 있는 경우 항생제를 사용하거나, 피부로 배액을 실시한다. 방광배액술에서 요도염이 발생하면 유치도뇨관을 삽입하거나, 치골상부에 방광루술을 시행하거나, 장배액술로 변경한다. 역류성 췌장염이 발생하면 유치 도뇨관을 삽입하거나 장배액술로 변경한다.

### (7) 영양 공급

췌장이식 후 수술 당일은 금식하며, 수술 후 1일에는 한두 모금의 물을 주기 시작하고, 수술 후 2일에는 유동식을 시작한다. 장배액술을 시행한 경우는 가스가 나온 후 식이를 시작한다.

### (8) 투약

중환자실 투약 관리의 초점은 급성 거부반응을 최소화하여 이식췌장 기능의 생존율을 높이고 합병증의 발생을 최소화 하는데 있다. 면역억제제 사용 약물과 용량은 환자 상태와 기관에 따라 차이가 있기는 하지만 일반적으로 다음과 같이 사용한다. 급성거부반응의 일차적 치료로 고용량 스테로이드 요법을 시행하고, 호전되지 않을 경우 antilymphocyte immunoglobuline (ALG), antithymocyte immunoglobuline(ATG), muromonab-CD3($OKT_3$) 등의 항림프구 항체를 투여한다. 백혈구감소증(백혈구 수치 2,000/$mm^3$ 미만)과 저혈소판증(혈소판 수치 50,000/$mm^3$ 미만)이 있는 경우 항림프구 항체 투여 중단을 고려한다. 투약 지침에 따라 이식 당일부터 6일째까지 7회 투여할 수 있다. 당뇨병이 있거나, 기증자와 조직형 일치도가 적은 경우에도 투여할 수 있다. 항CD25 항체 약물(basiliximab)과 동시 투약하지 않는다. 약물 부작용으로 발열, 혈소판 감소증, 호중구 감소증, 빈혈이 나타날 수 있다.

칼시뉴린 억제제(calcineurin inhibitor)인 tacrolimus와 cyclosporin는 일반적으로 12시간 간격으로 하루 2회 투약하며 오전 투약 전에 채혈하여 약물의 혈중농도를 확인한다. Mycophenolate mofetil은 tacrolimus 또는 cyclosporin과 병용한다. Mycophenolate mofetil은 백혈구 감소증을 유발할 수 있으므로 매일 백혈구 수치를 확인한다. Methylprednisone은 수술 당일 수술장에서 500 mg, 수술 1일째 250 mg, 수술 2일째 125 mg을 혈관 주입하며 이후 점점 줄여서 4 mg으로 변경한다. Basiliximab은 이식수술 전 1회 투약하고, 수술 후 4일째에 1회 더 투약한다. 기타 투약 고려사항은 이식수혜자와 기증자의 조건에 따라 면역억제제를 결정한다.

항생제는 대부분 광범위 항생제를 쓰며 필요시 항바이러스제도 투여한다. 수술시 관찰된 환자의 혈관 상태에 따라 혈관확장제를 투여한다. 헤파린은 수술 중 관찰된 환자의 혈관 상태, 혈전 및 수술 후 출혈 발생 가능성 등을 고려하여 담당의가 확인하여 처방할 수 있는데 수술 후 활성화부분트롬보플라스틴시간(aPTT) 결과를 확인하여 초기 용량을 결정하고, 주입 중에는 보통 6시간마다 aPTT를 관찰하여 치료 농도에서 벗어나거나 출혈 증상이 관찰되면 투여와 용량을 조정한다.

#### (9) 검사

원인 불명의 발열증상이 지속될 때 거부반응 또는 기회감염 질환 관찰과 진단을 위하여 CMV antigenemia assay, CMV IgG와 IgM, EBV-VCA IgG와 IgM, parvovirus PCR 검사 등을 실시한다.

#### (10) 환자 교육

수술 후 7일까지 이식부위 혈전 위험성 때문에 이식한 쪽의 고관절 굽힘을 금지한다. 수술 후 무기폐 예방을 위하여 폐활량계 운동과 심호흡을 격려한다. 감염관리를 위한 보호자 교육을 실시한다. 격리로 인한 불안 감소를 위해 정서적 지지를 제공한다.

### 3) 격리

수술 후 췌장이식 환자가 입실하기 전 이식방을 준비한다. 이식방과 방내부의 물품은 소독하고, 일반 수술 후 준비 물품, 약물주입펌프, 생리식염수, 5% 포도당액, 소독 장갑, 베타딘과 알코올 면봉, 소변배양 검사컵, 남자 소변기, 24시간 소변백, 소독가위 그리고 면역억제제 투약기록지 등을 준비한다.

## 6 췌장이식 수혜자 병동 관리

췌장이식 수술 후 재원기간은 평균 7일에서 14일이다. 일반적으로 수술 후 24시간에서 48시간은 혈역학적 상태를 모니터링하기 위해 중환자실에서 관리하고, 이후에는 병동에서 관리한다.

### 1) 격리

이식 후 면역억제제 사용으로 인하여 백혈구 수치가 감소하여 감염 위험성이 높아지거나 항균제 내성균이 나오면 적절한 기준에 의하여 격리를 시행한다. 감염 예방을 위해 보호자 1인만 병실 내 상주하며, 환자는 운동이나 검사를 위해 병실 밖으로 나와 이동할 경우에 퇴원 전까지 마스크를 착용한다. 퇴원 전까지 보호자는 병실을 출입할 때 마스크를 착용하고, 접촉주의 환자인 경우 가운과 마스크를 착용한다. 환경 소독을 위해 1일 2회 환자 주변가구나 병실을 청소한다.

항균제 내성균 때문에 격리를 시행하면 다른 의료인들에게 격리환자임을 알려주기 위하여 병실문에 격리 표지판을 걸어주고, 차트와 환자 이름표에는 격리 스티커를 부착한다. 병실 내 폐기물 박스를 두어 감염성 폐기물을 처리하고, 환자가 사용한 의료기구 등을 소독하여 재사용해야 할 때에는 잘 닦은 후, 중앙공급실에 별도로 의뢰한다.

## 2) 투약

### (1) 면역억제제

췌장이식 수혜자는 개인에 따라 차이기 있기는 하지만 일반적으로 스테로이드를 포함하여 3종류의 면역억제제를 사용한다. 칼시뉴린 억제제 계열의 tacrolimus 또는 cyclosporin, 항증식성 제제(antiproliferative agent) 계열의 mycophenolate mofetil 또는 mycophenolic acid, 코르티코스테로이드계열의 정맥 주사용 methyprednisolone 또는 경구용 prednisone을 사용한다. 코르티코스테로이드 계열의 약물은 장기간 사용할 경우 부작용이 발생할 위험성이 높기 때문에 대부분의 췌장이식 수혜자에서 prednisone은 이식 후 몇 달 안에 용량을 줄여 중단하고, tacrolimus와 mycophenolate mofetil만 사용하기도 한다. Sirolimus를 칼시뉴린 억제제와 관련된 신독성 효과를 최소화하기 위하여 사용할 수 있다. 일부 이식기관에서는 초기유도치료(induction therapy) 시 스테로이드를 최소로 사용하여 스테로이드가 혈당에 미치는 영향을 최소화한다. 이때 사용되는 약물은 basiliximab, alemtuzumab, monocolonal antibody, antilymphocyte immunoglobulin 그리고 polycolonal antibody 등이 있다.

### (2) 기타 약물

면역억제제 이외에 처방되는 약물로는 항생제, 전해질 보충제, 진통제, 심혈관계 약물, 제산제 그리고 인슐린 등이 있다(표 10-5).

표 10-5 **췌장이식 수혜자 복용 약물**

| 약 제 | 약 효 | 약 명 | 비 고 |
|---|---|---|---|
| 면역억제제 | 거부반응 예방과 치료 | cyclosporin, tacrolimus, mycophenolate mofetil, mycophenolic acid, methylprednisolone, prednisone everolimus, azathioprine, mizoribine, basiliximab | 평생 복용 |
| 항결핵제 | 감염 예방과 치료* | isoniazid, pyridoxin | 3개월 복용 |
| 항균제 | | sulfamethoxazole/trimethoprim | 6개월 복용 |
| 항바이러스제 | | acyclovir, famciclovir, valacyclovir | 3개월 복용 |
| 항진균제 | | fluconazol, itraconazole, nystatin | 3개월 복용 |
| 위장보호제 | 위염과 궤양 예방 | famotidine, esomeprazole aluminium hydroxide gel, sucralfate | 필요시 |
| 혈류개선제 | 혈액순환개선 혈전예방 | aspirin, clopidogrel, warfarin | 필요시 |
| 기타(산성화 방지제, 요산저하제, 콜레스테롤저하제, 고혈압 치료제, 이뇨제, 혈당강하제, 골다공증치료제, 비타민, 변비완화제 등) | | | |

* 복용기간은 병원마다 다를 수 있음

## 3) 검사

췌장이식 수혜자의 건강상태를 파악하기 위하여 기본적인 혈액검사, 면역억제제 약물농도 모니터링 검사, 소변과 대변검사 그리고 흉부 X-선 촬영과 CT 등의 영상검사 등을 실시한다. 그 중에서 이식된 췌장의 기능을 평가하기 위해서 혈당, 아밀라아제와 리파아제 농도, 당화혈색소, 공복 시 C-펩티드와 면역억제제 약물농도를 감시하는 것이 중요하다.

### (1) 혈당

췌장이식 후 규칙적으로 혈당을 측정한다. 이식 초기에 급격히 혈당이 상승하면 이식된 췌장 혈관의 혈전형성을 의미할 수 있으므로, 초음파를 통해 혈전형성 유무를 파악할 수 있도록 이식팀에 즉각 알리는 것이 필요하다. 만약 혈전형성이 발견되면 혈전제거를 위해 재수술을 응급으로 시행한다. 고용량의 스테로이드와 면역억제제(cyclosporin 또는 tacrolimus)를 사용하면서 고혈당이 발생하기도 한다. 이식수혜자에게 고혈당이 나타나는 경우 수술 후 24~48시간은 인슐린을 정맥내로 주사하고 췌장기능이 회복되면 용량을 줄인다.

### (2) 아밀라아제 농도

아밀라아제 농도는 이식거부반응 발생을 감시하고, 수술 성공 여부를 평가할 수 있는 검사이다. 혈중 아밀라아제 농도는 장기적출 후 이식할 때까지 허혈시간(ischemic time) 중 장기손상, 수술 중 췌장의 조작, 이식 후 48~96시간에 시행하는 이식췌장의 조직검사, 정맥 혈전 그리고 문합부위의 누출 때문에 약간 상승할 수 있다. 아밀라아제 농도는 수술 초기에 배액관이 있다면 배액에서 확인할 수 있다. 배액에서 아밀라아제 농도가 높다면 문합부위 또는 췌장 실질 조직액의 누출을 의미하므로 이를 교정하기 위하여 일반적으로 개복수술을 시행한다.

방광배액술을 시행한 경우 췌장액이 췌장에서 소변으로 분비된다. 소변 아밀라아제 수치가 감소하면 이식거부반응이므로, 소변검사가 이식거부반응을 감시하는 방법이다. 소변검사를 할 때, 검사결과를 비교하기 위해서 같은 시간에 소변 채취를 하며, 수집된 소변의 양과 시간이 정확히 기록되어야 한다. 8시간 소변은 수면시간을 이용해서 쉽게 수집할 수 있다. 소변이 수집되면 바로 검사실로 보낸다. 이식 후 소변 아밀라아제 수치가 시간당 1,500~7,000 IU/L 이면 이식 장기가 잘 기능하고 있음을 의미한다.

### (3) 당화혈색소 검사

이식된 췌장이 잘 기능하는 경우 당화혈색소는 정상수치로 돌아온다.

### (4) 공복시 C-펩티드 검사

C-펩티드는 랑게르한스섬의 베타 세포에서 생산하는 인슐린의 기능을 의미한다. C-펩티드가 없는 것은 베타 세포가 기능하지 않거나 인슐린 생성이 안 된다는 것이다. 정상은 0.8~3.1 ng/mL 또는 0.26~1.03 nmol/L 이다.

### (5) 혈청 중탄산염

방광배액술을 시행한 경우 혈청 중탄산염을 주의깊게 감시한다. 이식 후 중탄산염이 풍부한 췌장액이 다량으로 방광으로 분비되면서 탈수, 체위성 저혈압, 산증이 발생한다. 대사성 산증을 최소화하기 위해 1일 100~150 mEq의 탄산수소나트륨을 보충한다. 장배액술을 시행한 경우 분비된 췌장효소와 중탄산염이 소장에서 재흡수되면서 방광배액술을 시행한 경우보다 탈수 또는 전해질 불균형이 드물 수 있다.

#### (6) 면역억제제 약물농도 모니터링

면역억제제 약물농도는 입원기간 동안 매일 측정한다. 목표 약물농도를 유지하기 위해 약물복용 12시간 후 약물 혈중농도 최저치(trough level)를 측정한다. tacrolimus, cyclosporin, sirolimus, mycophenolic acid의 투약시 약물 혈중농도 최저치를 감시한다. 면역억제제 용량과 치료적 약물농도는 이식 기간, 기관 지침과 환자 목표농도에 따라 조절한다.

### 4) 상처와 배액관 관리

수술 환부와 상처배액관은 이식 후 3일부터 피부 봉합이 잘 되고 있는지 확인하면서 소독을 시행한다. 이식환자들은 면역억제제와 스테로이드 사용 때문에 수술 상처 회복이 원활하지 않을 가능성이 있다. 배액관은 일반적으로 퇴원 전에 제거하지만 배액량이 많거나 선홍빛 출혈 양상일 경우 제거하지 않고 보유하며, 수술부위 재출혈 유무를 지속적으로 관찰한다. 재출혈 시 환자에게 배액관 양상 등의 정보를 미리 알려주고, 환자를 지지하며 안심시킨다. 투명하거나 호박색 성상의 배액이 많은 양 보일 때는 소변누출, 림프종 그리고 장액종 등을 의심할 수 있다.

### 5) 식이 관리

이식 후 대부분의 환자들은 영양상태가 좋지 않으며, 다량의 칼로리와 영양분의 공급이 필요한 상황이므로 충분한 영양분을 공급하는 것이 중요하다. 특별하게 제한할 음식은 없지만 단백질 함량이 많은 것이 좋으며, 이식 후 편식하지 않고 곡류, 어육류, 두류, 야채, 과일 그리고 유지류 등을 매일 적당량 골고루 섭취하면서 정상 체중을 유지하도록 한다. 감염의 위험을 고려해서 이식 후 3개월 동안은 날음식은 피하며, 생선이나 육류는 날 것으로 먹지 말고 가열하여 조리한 것을 섭취한다. 알코올, 한약 그리고 건강보조식품은 절대 섭취하지 않아야 하고, 지나치게 짜거나 매운 음식과 콜레스테롤이나 포화지방산을 과잉 섭취하지 않도록 한다.

### 6) 운동 격려

무기폐 등 폐합병증을 예방하기 위해 심호흡과 기침운동이 필요하다. 이식 후 정맥혈이 심장으로 가는 것을 용이하게 함으로써 혈전성 정맥염을 예방하고 수술 후 복부 통증이나 가스 팽만을 감소시키기 위해 조기이상을 하는 것이 좋다.

## 7) 이식거부반응 관리

췌장이식 거부반응의 발생빈도는 일반적으로 신장이식 거부반응 보다 높다고 알려져 있다. 이식한 췌장 기능 소실의 가장 흔한 원인은 이식거부반응이다. 급성거부반응으로 인한 기능소실은 3~12개월 사이에 주로 발생하며, 만성거부반응으로 인한 기능소실의 가능성은 시간이 지나면서 점점 증가한다. 이식거부반응은 조기에 진단하여 치료를 시작하면 치료 성공률을 높일 수 있다. 거부반응을 진단할 수 있는 검사결과는 혈당의 상승, C-펩티드 감소, 혈중 아밀라아제 상승 등이 있다. 방광배액술을 시행한 경우는 소변 아밀라아제와 산도 측정을 통해서 진단할 수 있으며, 신 · 췌장 동시이식인 경우 혈중 요소질소와 크레아티닌의 측정 등을 이용하여 진단할 수 있다. 일반적으로 혈당 상승 또는 C-펩티드 감소는 거부반응이 진행되면 나타나지만, 방광배액술을 시행한 경우는 소변 아밀라아제 감소가 먼저 나타난다. 신 · 췌장 동시이식인 경우 혈중 크레아티닌 증가가 혈당 증가나 C-펩티드 감소보다 먼저 나타나므로, 소변 아밀라아제 또는 혈중 크레아티닌을 췌장이식 거부반응의 조기지표로 사용한다. 최근에 췌장의 조직검사를 활용한 이식거부반응 진단 비율이 증가하고 있으나, 췌장 조직검사는 다른 장기보다 제한적이고 합병증이 많아 거부반응의 진단검사로 사용하기에는 어려움이 있다.

### (1) 이식거부반응 종류

#### ① 급성 거부반응

이식거부반응이 발생하면 이식부위의 통증, 고혈당, 혈청 아밀라아제와 리파아제 상승, 발열 등의 증상이 나타난다. 방광배액술을 시행한 경우 소변 아밀라아제 감소, 신 · 췌장 동시이식인 경우 혈청 크레아티닌 상승같은 증상이 동반되어 나타난다.

#### ② 만성 거부반응

만성 거부반응이 발생하면서 췌장의 기능은 점차 감소하고, 환자는 혈당조절을 위해 인슐린을 사용해야 한다.

### (2) 이식거부반응의 진단

이식거부반응의 진단검사로 췌장조직검사가 있다. 췌장조직검사의 목적은 거부반응의 확진과 중증도 판별, 급성 세포성 거부반응과 항체 매개성 거부반응의 감별이다. 일반적으로 신·췌장 동시이식에서 두 장기는 동시에 이식거부반응이 발생하기 때문에 이식한 신장 기능평가와 조직검사 역시 췌장이식 거부반응의 지표로 사용할 수 있다. 췌장조직검사 후에는 시술 후 4~6시간은 침상안정을 취하며, 활력징후 변화, 통증, 조직검사 부위의 출혈, 혈종, 방광배액술 환자의 경우 혈뇨 등을 감시한다.

### (3) 치료

치료는 거부반응의 종류와 중증도에 따라서 진행한다. 치료 방법으로는 혈관 내 고용량의 스테로이드 요법, antithymocyte immunoglobulin의 투여, 혈장교환술, IgG, 경구용 면역억제제 용량 증가가 있다.

## 8) 합병증 관리

췌장이식은 다른 장기이식에 비해 이식 후 합병증 발생빈도가 높아서 이에 대한 적극적인 예방과 적절한 치료가 필요하다. 이식초기 췌장기능부전의 원인으로 혈전, 췌장염, 문합부위의 누출, 감염 그리고 출혈 등이 있다.

### (1) 혈관혈전증

췌장의 혈액 흐름은 다른 장기의 혈액 흐름보다 느린 성향이 있어 혈관혈전증이 발생하기 쉽다. 혈관혈전증은 이식 초기에 발생하며, 일반적으로 췌장단독이식과 신장이식 후 췌장이식에서 혈관혈전증 발생률이 신·췌장 동시이식보다 더 높다. 혈전은 이식 후 24~48시간 이내에 정맥 또는 동맥에서 발생하는데 정맥에서 주로 발생한다. 혈전발생위험인자로는 분절형 이식, 고령의 기증자, 뇌사 기증자의 사망원인이 심장, 뇌손상인 경우 그리고 췌장 냉동보존시간이 30시간 이상인 경우이다. 혈전형성을 예방하기 위해서 적절한 기증자를 선택하고, 허혈시간을 24시간 이내로 최소화하며, 이식할 췌장을 주의하여 다루는 것이 필요하다. 혈전형성의 임상적 증상과 징후는 혈당의 급격한 상승, 수술 직후 혈당의 지속적인 상승, 혈청 아밀라아제와 리파아제의 급격한 상승, 이식부위 통증 그리고 방광배액술을 시행한 경우 다량의 혈뇨와 소변 아밀라아제의 감소 등이 있다. 혈전을 예방하기 위하여 대부분 다양한 항혈전제를 단독으로 사용하거나 항혈소판제를 같이 사용한다. 정맥내 헤파린, enoxaparin(Lovenox), aspirin 등이 사용된다. 혈관혈전증이 발생한 경우 혈전제거술을 위한 개복술이 필요하며, 만약 혈전제거가 되지 않으면 췌장절제술이 필요하다.

### (2) 췌장염

이식한 췌장에서 췌장염은 비교적 흔하게 발생한다. 췌장염의 증상과 징후는 급성 거부반응 또는 문합부위의 누출과 유사하다. 미열, 혈청 아밀라아제와 리파아제의 농도상승, 소변 아밀라아제 감소(방광배액술인 경우), 장기의 경화, 복부통증, 오심과 구토, 내분비샘 분비기능(인슐린 분비)의 손상이 있다. 혈청 아밀라아제는 이식 후 2~3일은 약간 상승할 수 있으며, 이식 전 장기를 다루면서 또는 일시적인 허혈성 손상과 관련이 있는 경우 임상적으로 중요하지 않다. 췌장염 발생원인은 기증자의 혈역학적 불안정과 혈압상승제 사용, 관류장애, 췌장 적출시 손상, 췌장 보존시 손상 그리고 재관류 손상 등이 있다. 방광배액술을 시행한 경우 소변정체로 췌장효소가 방광으로 잘 흐르지 못하게 되면 소변과 췌장효소가 역류하여 췌장을 자극하고 혈청 아밀라아제가 상승하는 역류성 췌장염이 발생하기도 한다. 이 때 치료는 방광에 압력을 감소시키기 위해 2~6주 동안 방광카테터를 사용하거나, 금식을 유지하고, 신경성 방광 같은 기저질환이 있는지 비뇨기계 문제를 사정한다. 역류성 췌장염이 반복해서 발생하면 장으로 전환하는 수술을 고려한다.

### (3) 누공

수술문합부위 누출은 췌장이식 후 가장 심각한 합병증 하나이다. 누출은 이식 후 3개월에 대부분 발생하며, 혈관혈전증 또는 췌장염보다 발생빈도가 낮다.

장배액술에서 문합부위가 누출되면 발열, 백혈구 증가, 오심과 구토, 혈청 아밀라아제 상승이 있다. 장에서 복막강으로 장내용물이 스며나오기 때문에 복막액이 박테이라아와 진균으로 오염되어 사망할 위험성이 높다. 치료는 광범위 항생제 투여, 오염부위 세척과 괴사부위 제거, 문합부위 연결을 위한 재수술 그리고 이식한 췌장을 제거하는 것 등이 있다. 치료가 적절하지 않으면 복막염이 진행되어 패혈증, 장기기능부전 그리고 사망에 이를 수 있다.

방광배액술에서 십이지장 분절과 방광사이의 문합부위의 이상으로 소변누출이 발생한다. 임상증상은 이식거부반응과 췌장염 증상과 유사하며, 소변누출이 있는 경우 환자는 하복부통증 또는 이식 부위의 경화 그리고 혈청 아밀라아제 상승이 있다. CT 검사로 진단하며, 유치 도뇨관을 오래동안 유지하거나, 장배액술로 전환하는 수술을 시행하여 치료한다.

### (4) 감염과 패혈증

상처와 복강의 감염은 수술 중 십이지장 분절을 열 때의 오염 때문에 신장이식보다 췌장이식 후에 흔하다. 복강 내 감염 징후와 증상은 문합부위 누출 때와 유사하다. 복강 내 농양이 있는 경우 배액관을 삽입하여 배농하거나 항생제를 투여하며 오염부위를 세척하고, 합병증의 종류와 심각성에 따라 이식한 췌장을 제거하는 등의 치료를 할 수 있다.

췌장이식 환자 역시 다른 수술 후 환자처럼 요로감염의 위험성이 높다. 소변정체 또는 신경성 방광 같은 이차적 이유가 있을 경우 고위험군이다. 방광배액술에서 심각한 요로감염이 발생할 가능성이 높으며, 신우신염 또는 패혈증이 발생할 수 있다. 요로감염과 패혈증이 자주 발생하면 방광배액술을 장배액술로 전환해야 한다.

기회감염, 특히 Cytomegalovirus (CMV) 감염이 면역억제제를 사용하는 환자에서 빈번하게 발생한다. 기회감염 위험요소는 이식 전 대상자가 CMV가 있는 경우, 기증자와 수혜자가 CMV에 대한 반응이 다른 경우(예, 기증자는 CMV가 양성이나 수혜자는 음성인 경우), 과량의 면역억제제를 사용할 때이다. CMV 감염은 대부분 경구용 valganciclovir 또는 정맥용 ganciclovir 같은 예방적 약물 사용을 통해 예방하고 있다. 감염이 패혈증으로 진행되면 심각한 전신증상과 염증반응이 나타나며 신속하고 정확하게 치료하지 않으면 패혈증으로 사망한다.

### (5) 비뇨기계 합병증

방광염은 방광배액술에서 요로관으로 췌장효소가 역류하면서 발생한다. 치료를 위해 유치도뇨관을 삽입하여 치료하거나 심각한 경우 장배액술로 전환이 필요하다.

방광배액술에서 이식 직후 발생하는 혈뇨는 저절로 회복될 수 있다. 그러나 혈전 예방을 위해 사용하는 항응고제 투여 때문에 이식 초기에 혈뇨가 발생한 경우 항혈전제 사용을 중단하고, 출혈이 멈출 때까지 방광세척을 한다. 혈뇨가 지속되면 방광경 시행이 필요할 수 있다. 방광배액술에서 뒤늦게 혈뇨가 나타나는 것은 십이지장의 문제일 수 있으며, 혈뇨가 지속되면 장으로 전환이 필요하다. 혈뇨는 이식거부반응의 증상일 수 있으므로 주의 깊은 관찰이 필요하다.

### (6) 이식 후 림프구 과증식 이상

췌장이식 수혜자는 이식 후 림프구 과증식 이상(post-transplant lymphoproliferative disorder, PTLD)의 위험성이 면역억제제 치료 때문에 증가할 수 있다.

### 9) 원인질환 관리

원인질환의 재발은 이식한 췌장에서 인슐린 분비가 잘 안되거나 인슐린 민감성이 감소되어 이식 전 질병인 당뇨가 재발되는 경우를 말한다. 당뇨는 거부반응과 사망에 이어 이식췌장 기능 소실의 세 번째 원인을 차지한다. 이식 전에 이식 후 당뇨재발 가능성을 평가하여 췌장이식을 계획하며, 이식 후 운동과 식이 등 생활 관리를 꾸준히 하는 것이 중요하다. 췌장이식 수혜자는 이식 후 스테로이드 복용으로 인하여 당뇨가 발생할 가능성이 높기 때문에 예방활동을 적극적으로 시행한다.

## 7 췌장이식 수혜자 외래 관리

### 1) 퇴원 후 병원 방문

췌장이식 수혜자는 퇴원 후 정기적으로 외래를 방문하여 이식된 췌장의 기능을 평가하고, 문제발견 시 조기에 치료가 이루어지도록 한다. 면역억제제 복용 관련 부작용 또는 거부반응이 발생하였는지를 점검하고, 다른 질병이나 합병증 발생을 예방하여 이식된 췌장의 생존율을 높일 수 있도록 한다.

#### (1) 외래 진료

퇴원 후 약 3~6개월은 이식거부반응 발생 빈도가 높고, 많은 양의 면역억제제를 복용하는 시기이므로, 1~2주 간격으로 내원한다. 이식 후 6개월 이후에 이식된 췌장이 정상 기능을 유지하고, 면역억제제 부작용 또는 합병증이 없으면 월 1회 내원한다. 채혈 시 검사하는 항목에 맞추어 검사 전 준비를 할 수 있도록 교육하여 검사결과의 오류를 줄이도록 한다. 예를 들면, 공복 시 혈당검사가 있는 경우 8시간 금식을 유지하도록 하며, 면역억제제 약물농도 측정 시에는 약물 복용 전 채혈하도록 교육한다.

#### (2) 다른 진료과 방문

이식된 췌장 이외 다른 장기에 이상이 없는지 규칙적으로 건강검진을 받는 것이 바람직하다. 면역억제제와 스테로이드 복용으로 시야나 시력의 변화, 백내장, 녹내장, 잇몸 증식 그리고 암 등이 발생할 수 있으므로 안과와 치과를 포함하여 건강검진을 정규적으로 받도록 한다. 이식 후 다른 병원에서 진료를 받는 경우 이식환자임을 알려주고 적절한 진료가 이루어지도록 한다.

### 2) 상처와 배액관 관리

퇴원 후 수술부위의 소독은 보통 2~3일에 한번 시행하나, 상처가 젖었을 때에는 즉시 시행한다. 소독 전 손을 깨끗이 씻고, 이전 드레싱을 제거한다. 수술부위를 포비돈 스왑스틱으로 위에서 아래로 한쪽 방향으로 소독하고 소독액이 충분히 마른 후, 멸균 거즈로 수술부위를 덮는다. 배액관의 소독은 수술부위 소독방법과 동일하다. 배액관을 비울 때는 손을 씻은 후 비닐장갑을 착용한다. 배액컵을 비우고 알코올 솜으로 배액관 입구와 뚜껑을 닦은 후 주머니를 눌러 음압을 만든 상태에서 뚜껑을 닫는다. 배액양과 날짜, 시간을 수첩에 기록하고, 배액양상이 변화하거나 고열이 있는 경우 즉시 응급실을 방문하거나 내원하도록 교육한다.

### 3) 감염 예방

췌장이식 수혜자는 이식 후 이식거부반응 예방을 위하여 면역억제제를 지속적으로 복용해야 한다. 이식 후 3~6개월은 이식거부반응 발생가능성이 높아 면역억제제 투여용량이 상대적으로 많으므로 감염을 예방하도록 주의가 필요하다. 감염예방을 위해서 이식 후 3개월은 외출 시 마스크를 착용하고, 사람이 많은 장소에 가지 않으며, 감기 등의 감염성 질환이 있는 사람과의 접촉은 피한다. 이식 초기에는 흙, 식물 그리고 동물 등의 접촉을 피한다. 일상적인 일(청소, 정원 가꾸기 등)은 큰 문제가 없지만 먼지에 포함된 미생물에 노출되는 것을 예방하기 위하여 장갑과 마스크를 착용하고 손을 깨끗이 씻는다. 수리하고 있거나 신축중인 건물은 가능한 들어가지 않고, 외출 후 돌아오면 샤워를 하여 청결을 유지한다. 상처가 나거나 다친 경우 상처를 깨끗하게 소독하고 병원을 방문하며, 기침 또는 고열이 있는 경우는 이식팀에 연락한다. 튜브나 배액관을 보유하고 있는 경우 통목욕은 할 수 없으며, 예방접종은 이식주치의와 상담 후 시행한다. 날음식(어패류나 육류) 또는 비위생적인 음식을 섭취하지 않고, 양치질 또는 구강함수액 등을 이용하여 구강 내 세균감염이 발생하지 않도록 하며, 치과를 규칙적으로 방문한다. 피부에 생긴 종기 혹은 병변, 귀의 염증 등도 반드시 병원에서 상담과 치료를 받으며, 항상 손을 청결히 씻고, 환자와 접촉하는 가족도 손을 자주 씻는다.

## 4) 투약

이식 후 투약은 이식거부반응, 감염과 합병증의 예방을 위하여 매우 중요하다. 반드시 의사 지시에 따라 약물을 복용하고 정확한 투여방법 등을 알고 있어야 한다. 면역억제제는 평생 복용해야 하며 혈중 농도에 따라 투여량이 매번 조절될 수 있다. 면역억제제 복용은 절대 중단해서는 안 되고, 복용 직후 구토를 한 경우에는 약을 재복용하며 구토 증세나 다른 이유로 약을 복용할 수 없을 때에는 이식팀에 연락하여 주사로 대체할 수 있다. 설사, 구토를 하면 면역억제제가 흡수되지 않고 배설될 수 있으므로 혈중 약물농도 검사를 시행하고 적절한 약물 투여량을 확인할 수 있도록 병원을 방문한다. 면역억제제 복용을 빠뜨리지 않기 위해 집, 직장 그리고 자주 쓰는 수납공간 등에 비상약을 보관한다. 외래 방문 시 남아 있는 약과 부족한 약을 확인하고 필요한 양을 처방받는다. 감기약과 소화제 등도 이식주치의와 상의 후 복용한다.

## 5) 일상생활 관리

이식 후 3~6개월은 매일 체중과 혈압 등을 규칙적으로 확인하고 기록한다. 수술봉합 부위에 무리가 되는 무거운 짐을 직접 들지 않도록 한다. 운전은 보통 1~2개월 이후에 할 것을 권장하며, 복부상처가 아물고 1시간 앉아 있는 자세가 불편하지 않을 때 시작한다. 장거리 운전 시에는 가급적 1~2시간마다 5~10분 휴식을 취하는 것이 좋다. 미용, 성형외과 또는 치과치료(스케일링) 등은 가능한 이식 후 2~3개월 정도 지나서 이식주치의와 상의한 후 적절한 치료시기를 결정한다. 면역억제제와 스테로이드 등의 영향으로 피부가 햇빛에 예민해지고, 피부암 발생위험이 높아질 수 있으므로 외출 또는 야외활동 시 자외선차단제를 바르고, 선글라스, 모자 그리고 긴소매 셔츠를 착용하는 것을 권한다. 이식 후 3개월이 지나면 직장, 학교와 사회로의 복귀를 권장하며 임신과 사회복귀 시기는 주치의와 상담 후 결정하도록 한다. 해외여행은 주치의와 상의 후 병력을 정리한 소견서를 지참하고 면역억제제를 충분히 준비한 후 간다. 음주와 흡연은 금한다.

## 6) 영양 관리

일반적으로 규칙적인 식사와 충분한 수분섭취를 하는 것이 중요하다. 이식 후 약 4~6주는 수술 회복기로 상처회복, 감염예방과 약물복용 관련 부작용을 최소화하기 위한 적절한 영양섭취가 필요하다. 이후부터는 체중, 혈당, 혈압, 혈중 지질수치와 골밀도를 관리하기 위한 균형잡힌 영양섭취가 요구된다. 이식 후 3개월까지 육류와 생선 등은 익혀서 먹을 것을 권하고, 채소나 과일은 흐르는 물에 여러 번 세척한 후 조리하거나 섭취한다. 식사 전 손을 씻고, 식재료와 음식의 유통기한을 확인하며, 위생적으로 보관한다. 면역억제제 복용으로 혈압이 상승하고 체내에 수분이 쌓일 수 있으므로 짠 음식은 피한다. 고용량의 면역억제제를 복용하는 3~6개월은 고칼륨혈증과 저마그네슘혈증 등이 발생할 수 있으므로 칼륨섭취를 줄이고, 마그네슘이 함유된 식이를 섭취한다.

면역억제제와 상호작용이 검증되지 않은 민간요법이나 체질개선 식품은 섭취하지 않는다. 한약과 민간요법으로 구전되는 약용식품(약초, 굼벵이, 가시오가피, 인진쑥, 백술, 알로에 생즙, 고로쇠약수, 목초액, 인삼, 당귀, 황기, 엉겅퀴, 봉황삼버섯 등)의 복용을 금하며, 꼭 복용해야 하는 경우 주치의와 상의 후 복용한다. 자몽은 면역억제제 대사에 관여하는 효소작용을 억제하고, 면역억제제 약물흡수를 증가시켜 혈중 약물농도를 높이므로 함께 복용하지 않는다. 약물의 대사, 합성 그리고 배설이 원활하게 이루어지도록 수분 섭취는 하루 8~12컵(1600~2400cc) 정도 권한다.

## 7) 운동

운동은 일반인이나 이식환자 모두에게 건강유지를 위해 중요하다. 운동은 면역억제제 등의 약물복용으로 인한 근력약화를 막고, 체지방 축적과 과체중에 따른 위험질환 발생을 예방하고, 이식 관련 심리적 불안과 스트레스를 경감시켜 주는 효과가 있다. 일반적으로 걷기 등 가벼운 운동부터 시작하여 점차 운동의 강도를 높이고, 식사 1시간 후 또는 가장 춥거나 더운 시간을 피하여 시행한다. 걷기, 조깅, 수영 그리고 자전거 등과 같은 유산소 운동은 심혈관계 기능을 향상시키고, 체지방을 감소시키는 효과가 있으며, 1주일에 3~5회, 30~40분 이상 시행할 것을 권한다. 근력약화를 예방하기 위해 적절한 강도의 근력강화운동도 시행하고, 1주일에 2~3회 시행하는 것을 권장한다. 축구, 태권도 그리고 씨름 등과 같은 신체 접촉이 잦거나 심한 운동 또는 윗몸일으키기 등과 같이 복부근력운동 등은 이식 초기 3~6개월까지는 시행하지 않는다.

### 8) 성생활과 임신

일반적으로 이식 후 감퇴한 성기능이 점차 회복하는 것으로 알려져 있다. 성관계가 수술 부위나 이식된 췌장 기능에 영향을 미칠 것을 걱정하지만, 이식 후 약 2개월 이후부터 불편감을 느끼지 않는 정도에서 성생활을 시작할 수 있다. 일반적으로 성기능이 회복되면 성욕이 증가하고, 임신이 가능하여 피임을 해야 한다. 자궁 내 장치 삽입 또는 피임약 복용은 감염, 혈전증과 고혈압 등 이식 후 합병증 발생 가능성을 높이므로 배우자의 콘돔사용 또는 배란주기를 이용한 피임방법을 사용하는 것을 권장한다. 고혈압 약물 사용과 자율신경장애로 발기부전증이 발생할 수 있으며, 발기부전이 지속되면 의료진과 상의 후 적절한 조치를 받도록 한다. 성교 시 감염예방을 위하여 청결을 유지하는 것이 중요하다.

임신은 이식 후 1~2년이 지난 후 이식된 췌장이 안정적이고 정상적으로 기능하고, 거부반응과 고혈압 등 다른 위험질환이 없는 상태에서 주치의와 상의 후 계획할 수 있다. 임신 중에는 산전 진찰을 주기적으로 받고, 분만 후 모유수유는 권장하지 않는다.

### 9) 응급상황 대처

급성거부반응 또는 감염 등을 의심할 수 있으면, 즉시 병원 진료를 받는다. 증상은 38℃ 이상의 고열, 심한 오한, 두통과 근육통, 이식된 췌장 주위의 압통, 구토, 설사, 복통, 혈변 등이 있거나 혈당조절이 되지 않는 것이다. 신 · 췌장 동시이식인 경우 소변색이 콜라색으로 변하거나 소변량이 1 L/day 이하로 감소하고, 몸이 붓거나 체중증가(1 kg/day 또는 2 kg/week 이상)가 있다.

# 8 췌장이식 수술 후 기증자 관리

췌장은 생체와 뇌사기증이 가능하나, 일반적으로 생체 보다는 뇌사자 췌장이식이 이루어지고 있다. 생체 췌장기증자의 수술 후 입원기간은 약 15~20일이며, 일반적으로 수술 후 4~6주 정도가 경과하면 정상적인 생활이 가능하다. 수술 후 초기에는 무리한 활동, 음주 그리고 흡연은 피하고, 수술 후 2~3개월 이후에는 활동의 제약이 없다. 기증 후 약물을 지속적으로 복용해야 할 필요는 없으며, 음식도 자유롭게 섭취할 수 있다. 췌장기증 후에 임신이 가능하며, 췌장기증이 임신합병증에 영향을 미치지 않는다. 지속적인 건강관리를 위하여 항상 적절한 체중과 혈압을 유지하고, 매년 정기검진을 받을 것을 권장하고 있다.

## [참고문헌]

김선희 & 서경석. (2013). 간담췌 외과학. 서울: 의학문화사.

김용순. (1997). 장기이식-원리와 실제-. 서울: 현문사.

박광옥. 김명숙, 유은숙, 이향우, 이숙자, 김미경 등. (2008). 수술간호의 실제. 서울: 현문사.

서울아산병원 수술실. 간호부. (2018). 서울아산병원 장기이식수술간호 지침서. 서울: 서울아산병원.

서울아산병원 외과계중환자실. 간호부. (2015). 외과계중환자실 주요 질환 및 수술. 서울: 서울아산병원.

서울아산병원 장기이식센터. (2018). 서울아산병원 장기이식센터 업무지침서. 서울: 서울아산병원.

서울아산병원 장기이식센터. (2018). 신장, 췌장이식 준비교육자료. 서울: 서울아산병원.

장인택, 박준석, 최유신, 김범규, 차성재, 박성준 등. (2009). 전공의를 위한 핵심외과학. 서울: 군자출판사.

질병관리본부 장기이식관리센터. (2016). 2016년 장기이식관리 업무안내. 서울: 질병관리본부.

질병관리본부 장기이식관리센터. (2018). 2017년 장기등 이식 및 인체조직 기증 통계 연보. 서울: 질병관리본부.

천영국. (2011). 논평 : 국내에서의 췌장이식의 경과. 대한내과학회지, 80(2), 164-166.

한덕종, 김송철, 박재범, 김영훈, 박관태, 홍정자 등. (2011). 원저: 신장; 국내 단일기관에서 시행한 췌장이식의 임상적인 결과. 대한내과학회지, 80(2), 167-178.

한덕종. (1997). 당뇨병에서 췌장이식. 한국간담췌외과학회지, 1(2), 143-149.

Cupples, S., Lerret, S., McCalmont, V., & Ohler, L. (2017). Core curriculum for transplant nurses. 2nd ed. Philadelphia: Wolters Kluwer.

Danovitch, G. M. (2017). Handbook of kidney transplantation. 6th ed. Philadelphia: Wolters Kluwer.

Gruessner, A. C., & Sutherland, D. E. (2005). Pancreas transplant outcomes for United States (US) and non-US cases as reported to the United Network for Organ Sharing (UNOS) and the International Pancreas Transplant Registry (IPTR) as of June 2004. Clinical Transplantation, 19(4), 433-455. doi:10.1111/j.1399-0012.2005.00378.x

# 제11장 심장이식

심장이식은 다른 방법으로는 치료가 불가능한 말기 심장질환으로 인하여 정상적인 생활의 영위가 어렵고 수명에 제한이 있는 경우 뇌사자의 심장을 기증받아 환자에게 이식해 주는 수술이다. 이식은 삽입형 심실제세동기(implantable cardioverter defibrillator, ICD), 심장 재동기화치료(cardiac resynchronization therapy, CRT)와 기계순환보조장치를 포함한 새로운 치료방법의 발전에도 불구하고, 말기심부전 환자에게 이상적인 표준치료방법이다.

## 1 심장이식 대상자

어떠한 원인에서든지 심부전증이 생겨 내과적 혹은 외과적으로 더 이상 치료가 불가능한 모든 심장질환이 심장이식의 대상이 된다.

### 1) 심장이식 적응증

관상동맥질환(coronary artery disease), 확장성심근병증(dilated cardiomyopathy), 비후성(hypertropic) 심근병증과 제한성(restrictive) 심근병증의 일부, 심장 판막증(valvular disease), 선천성 심장질환, 심근염(myocarditis), 기타 심장질환으로 인한 말기 심부전증이 주요 대상이다. 그 외에 유육종증(sarcoidosis), 아밀로이드증(amyloidosis) 등과 같은 침윤성 심질환도 드물게 적응증이 된다. 심장이식의 대상이 되는 말기 심부전증의 진단은 심장내과 전문의의 정확한 검사와 판단이 필요하다. 심장이식 대상자를 판단하는 기준은 다음과 같다(그림 11-1).

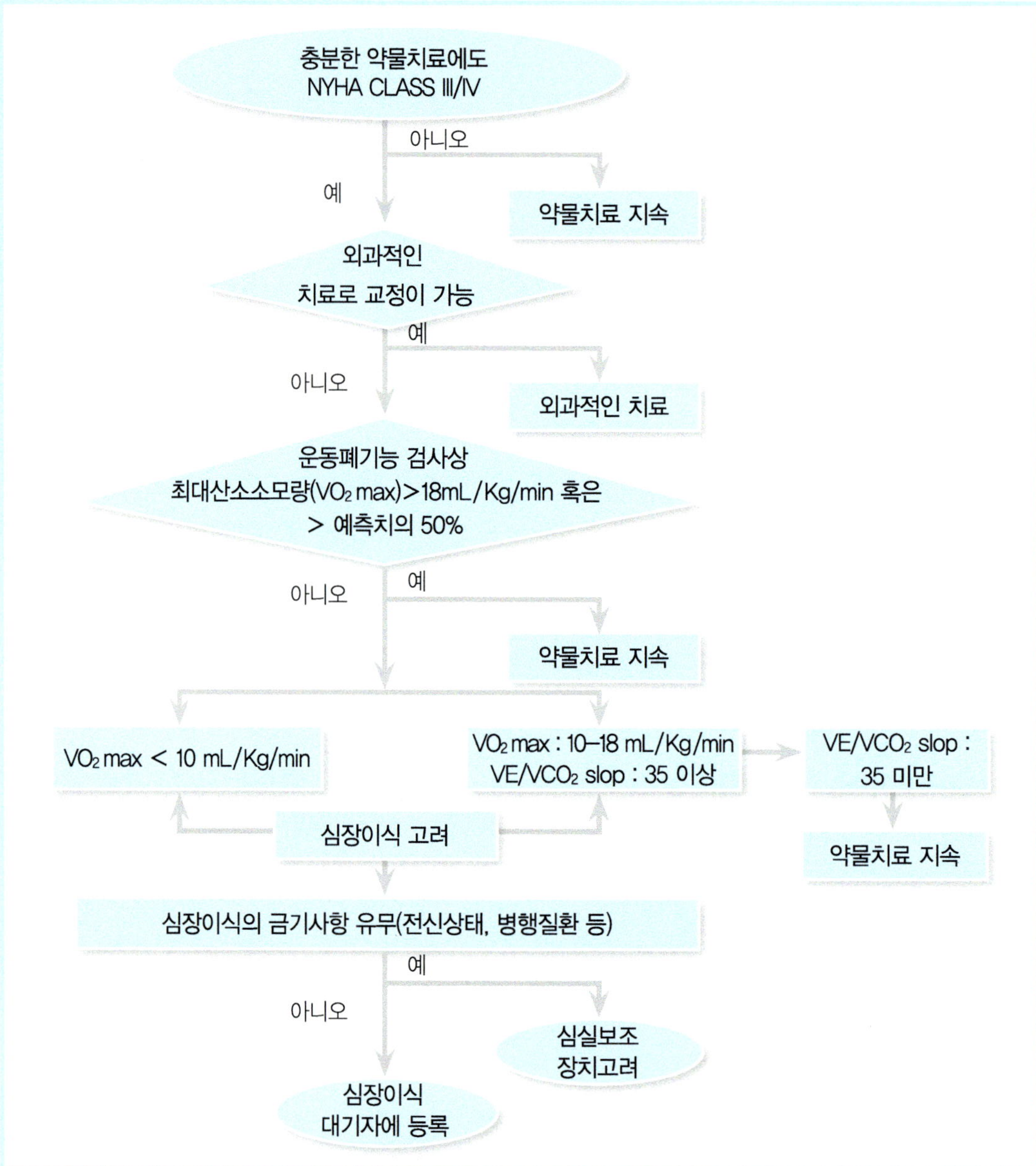


그림 11-1 심장이식 대상자 판단 기준

출처: 서울아산병원 장기이식센터. (2018). 서울아산병원 장기이식센터 업무지침서. 서울: 서울아산병원.
NYHA : New York Heart Association(뉴욕심장학회) Class - 심부전(심장기능상실)의 중등도 판정기준
$VO_2$ max(mL/Kg/min ) : 최대산소섭취량(단위체중당)
VE (minute ventilation, 분당 환기량)/$VCO_2$(이산화탄소 섭취량): 분당폐환기량의 비율

## 2) 심장이식 금기증

심장이식의 대상이 되더라도 심장이식 수술이나 수술 후 예후에 나쁜 영향을 주는 동반질환이나 전신 상태를 평가해서 심장이식을 결정해야 한다.

### (1) 연령

수술 술기 및 이식 후 환자관리의 발전에 따라 이식대기자의 연령에 대한 기준도 상향 조정되고 있다. 그러나 연령이 높을수록 이식 후 합병증이 발생하였을 때 치료가 어렵기 때문에 국제심폐이식학회(International Society for Heart & Lung Transplantation, ISHLT)에서 권장하는 이식대상자의 연령은 65세 미만이며, 70세 이상은 일반적으로 권장하고 있지 않다.

### (2) 폐동맥 고혈압

폐혈관저항(pulmonary vascular resistance, PVR)이 6 wu (wood unit) 이상의 폐동맥 고혈압(pulmonary arterial hypertension, PAH)은 이식 후 우심실 기능부전의 합병증이 나타날 가능성이 크고, 수술 후 1년 생존율이 낮은 것으로 알려져 있다. 폐혈관확장제(nitroprusside sodium, limaprost, alprostadil 등)를 사용하여 폐혈관 저항을 낮추는(3 wu 미만) 것이 예후가 좋다고 보고하고 있다.

### (3) 폐질환

호흡기능평가검사 결과에서 $FEV_1$/FVC(1초간 노력성 호기량, forced expiratory volume in 1sec/노력성 폐활량, forced vital capacity, FVC)가 예측치의 40~50% 미만이거나 $FEV_1$치가 예측치의 50% 미만인 경우이다. 폐동맥경색(pulmonary infarction)은 이식 수술 시에 경색부분을 제거할 수 있으면 이식이 가능하다.

### (4) 신기능 저하

혈청 크레아티닌 수치가 높거나(2 mg/dL 이상) 크레아티닌 청소율(creatinine clearance)이 낮을 경우(50 mL/min 이하)에는 이식 후 예후가 좋지 않다. 그러나 이식 후 심장수축 촉진제 투여로 신기능이 회복될 수도 있다. 신부전이 진행된 경우에는 심장 · 신장 동시이식을 시행하거나, 심장이식 후 신장이식을 시행하기도 한다.

### (5) 당뇨병

과거에는 인슐린 의존성 당뇨에서 치료가 필요한 경우는 금기사항이었으나, 의학적 발전에 따라 최근에는 신장 및 신경계 합병증이 없고 다른 장기에 손상이 없으면 시행한다.

### (6) 감염성 질환

이식 후 면역억제제의 사용 등이 감염성 질환을 악화시킬 수 있기 때문에, 완치가 된 후에 시행하는 것을 원칙으로 한다. 최근에는 B형 간염 보균자는 항바이러스제를  사용하면서 이식을 시행하고 있다.

### (7) 악성종양

완치되지 않은 악성종양이 있으면 이식수술을 할 수 없고, 과거에 악성종양이 있었던 경우는 완치 판정이 있으면 가능하다.

### (8) 심근염 및 침윤성 심근질환

심근염의 경우 이식 후 다른 환자에 비하여 급성거부반응이 더 잘 나타나나 적극적인 면역억제제로 치료가 가능하므로 금기대상은 아니다. 원발성 아밀로이드증의 침윤성 심근질환은 이식 후 대부분 재발하므로 금기대상으로 분류되나, 최근에는 항암치료의 성적이 좋아지고 심장이식 후 조혈모세포이식을 하여 결과가 좋으므로 전신적인 침범이 없는 경우 선택적으로 심장이식을 고려한다.

### (9) 심리사회적 요인

이식은 환자의 심리사회적 상태가 중요하며, 가족의 정서적 지지와 경제적 도움이 중요한 결정요인이 된다. 또한 음주와 흡연 여부를 반드시 확인하고 수술 전에 금주와 금연을 유도한 후 수술을 시행한다.

질병관리본부 장기이식관리센터에서 제시하고 있는 심장이식 금기증의 기준은 다음과 같다(표 11-1).

**표 11-1 심장이식 금기증**

- 연령 : 65세 이상
- 나쁜 예후를 지닌 정신 질환의 동반
- 침윤성 혹은 염증성 심근질환

- 비가역적 폐실질 질환
- 급성 폐실질 질환
- 심한 말초혈관 혹은 뇌혈관 질환
- 비가역적 신장기능 저하
- 비가역적 간기능 이상
- 활동성 궤양성 질환 및 게실염
- 인슐린 의존성 당뇨병으로 말단 장기 손상 동반 시
- 활동성 감염 질환
- 완치되지 않은 악성종양
- 심한 비만 및 골다공증
- 정신적 장애, 약물 중독, 알코올 중독

출처: 질병관리본부 장기이식관리센터. (2016). 2016년 장기이식관리 업무안내. 서울: 질병관리본부.

## 2 심장이식 종류

심장이식 종류에는 뇌사자 심장이식, 사후 기증자 심장이식, 도미노 심장이식이 있다.

### 1) 뇌사자 심장이식

심장은 뇌사자(deceased-donor)로부터 기증받은 심장으로 이식이 이루어진다. 뇌사판정이 진행되면서 심장기능과 전반적인 기증 가능 상태를 평가하여 혈액형 호환이 가능한 대기자에게 이식이 진행된다.

### 2) 사후 기증자 심장이식

심장이 멈춘 사후 기증자(non-heart beating donor, NHBD or donor after cardiac death, DCD)의 기증자 분류기준(Maastricht category) 3, 4가 해당되고, 조절성 심정지 기증자(controlled cardiac death donor)로 뇌손상 후 심정지를 기다리거나, 뇌사판정 중인 뇌사추정자에서 발생하는 심정지와 같은 경우이다. 그러나 국내에서는 아직 보고된 사례가 없다.

### 3) 도미노 심장이식

심장과 폐를 동시에 이식을 받는 심 · 폐이식 수혜자 심장의 일부 기능이 손상되지 않고 남아있는 경우에 심장을 폐기하지 않고, (기증자의 역할을 하여) 다른 수혜자에게 연속적으로 이식이 진행되는 것을 말한다. 1988년(Papworth 팀, 영국)에 처음 시행되었고, 일명 도미노 심장이식으로 불려지고 있다.

## 3 심장이식 수술 전 절차

심장이식 수술을 받기 위해서는 진료과 상담을 받고, 심장이식 대상자 수술 전 검사를 시행하여 적합한 대상자로 확인되면, 뇌사 심장이식 대기자로 등록한다. 심장이식 절차는 다음과 같다(그림 11-2).

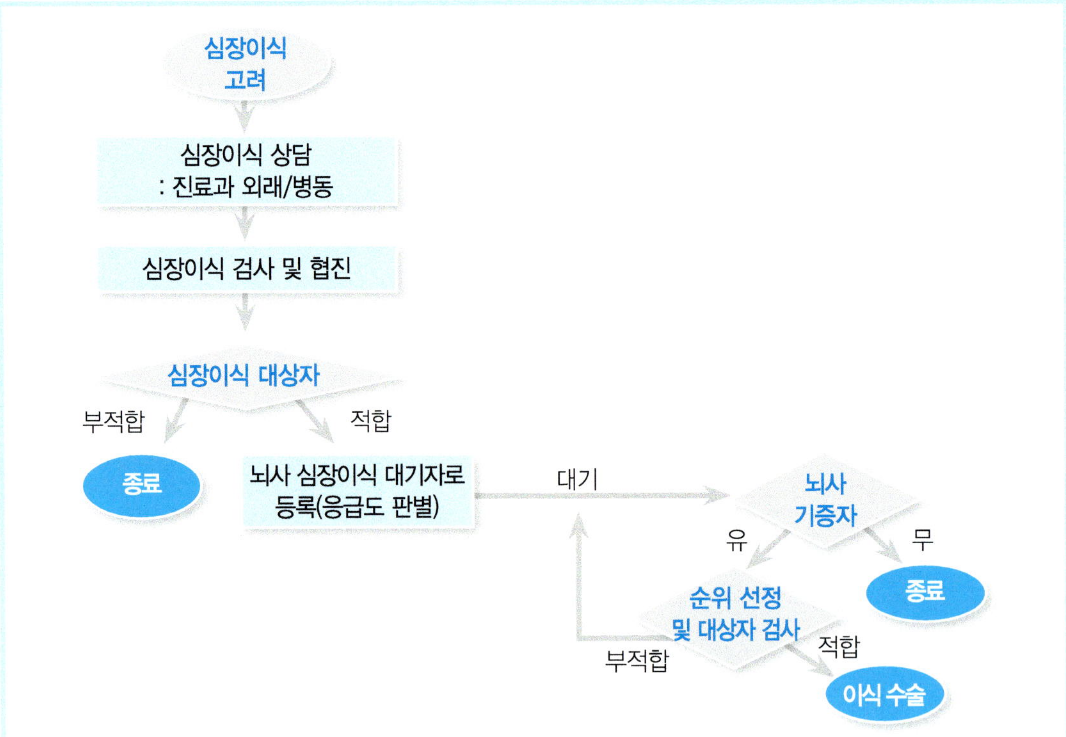


그림 11-2 심장이식 진행 절차

## 1) 심장이식 대상자 이식 전 검사

심장이식 대상자의 이식 전 검사의 목적은 이식 수술에 금기 질환이나 심장 이외의 장기에 대한 평가를 하는 것으로, 이는 이식 수술 전 치료가 필요한 질환이 있는가를 확인하는 것이다. 경흉부 심장초음파(transthoracic echocardiography, TTE), 관상동맥 조영술(coronary angiogram, CAG), 심전도(electrocardiogram, EKG)를 통해 수술 전 심장 상태를 확인하고 폐동맥 압력을 측정하여 수술 후 영향을 미칠 수 있는 폐동맥 고혈압의 위험성을 평가한다. 뇌 컴퓨터 단층촬영(brain computer tomography), 뇌 자기공명영상(brain magnetic resonance imaging), 뇌혈류초음파(transcranial doppler, TCD)를 시행하여 수술 전 뇌병변 유무를 확인한다. 심장이식 수술 후에는 약물 복용, 생활습관 유지 등 자가관리가 필요하기 때문에 이식 전 인지기능평가를 수행한다. 또한 수술 중 전신마취로 인해 수술 후 폐기능 감소가 발생할 수 있어 수술 전 폐기능 검사를 통해 위험인자를 예측할 수 있다. 복부초음파 또는 상복부 위장관 조영술, 대장 내시경, 산부인과 검사, 치과 및 이비인후과 검진과 같이 신체 전반에 걸친 영역에 대한 평가를 시행하고 이를 통해 수술 후 발생할 수 있는 위험성을 예측하여 최소화할 수 있다. 심장이식 수술 후에는 거부반응을 예방하기 위해 면역억제제를 사용하기 때문에 수술 전 세포면역검사, 바이러스검사를 시행하고 필요 시 약물을 사용할 수 있다. 감염질환 관련된 해당 검사 결과에 따라 이식 전부터 치료를 권장하고 있다. 폐렴구균 백신(pneumococcal vaccination)은 가능한 이식 전 시행하고, B형간염 항체가 음성인 경우에는 가능한 예방접종(HBV vaccination)을 시행한다. B형간염 항원이 양성이거나, B형간염 바이러스가 혈액에서 검출된 경우에는 항바이러스제를 투여하여야 한다(tenofovir, enticavir 등). C형간염 항체가 양성의 경우 C형간염 바이러스 RNA 정량검사(blood HCV RNA titer)와 유전자형(genotype) 검사를 추가 시행한다. C형간염 바이러스 RNA정량검사에서 양성으로 확인된 경우에는 소화기내과에 의뢰하여 이식 전 항바이러스제를 투여하는 것을 고려하여야 한다(인터페론 등). 기타 치료를 요하는 질환이 있으면 이식 전에 치료를 시행한다.

심장이식 대상자 수술 전 검사항목은 다음과 같다(표 11-2).

**표 11-2 심장이식 대상자 수술 전 검사**

| 분류 | 항목 | 비고 |
|---|---|---|
| 혈액형 및 일반혈액 검사 | 혈액형(ABO-Rh typing)<br>총혈구수(complete blood count, CBC)<br>전해질(electrolyte)<br>혈당검사(glucose)<br>크레아티닌(creatinine)<br>혈액질소요소(blood urea nitrogen, BUN)<br>총빌리루빈(total bilirubin) | |
| 혈청학적 검사 | 간염 : HBsAg, Anti-HCV, Anti-HAV(IgM),<br>HBs-Ab, HBc-Ab(IgM/IgG), HBeAg<br>Anti-CMV(IgG/IgM)<br>매독(VDRL or RPR)<br>항 인간 면역결핍 바이러스(Anti-HIV 1/2)<br>엡스타인바 바이러스(Epstein-Barr virus, EBV)<br>단순포진 바이러스(herpes simplex virus, HSV)<br>대상포진 바이러스(varicella- zoster virus)<br>anti-HHV8 IgG<br>톡소플라스마증(toxoplamosis)<br>풍진(rubella)<br>홍역(measles) | |
| 면역학적 검사 | 사람백혈구항원(human leukocyte antigen, HLA typing)<br>사람백혈구항원교차반응검사(human leukocyte antigen cross matching, HLA-XM)<br>항체동정검사(panel reactive antibody test, PRA) | PRA: 수혜자 혈액 내에 기증자에 반응하는 항체가 있는지 미리 예측해 볼 수 있는 검사 |
| 소변 검사 | 뇨분석(routine urinalysis)<br>24시간 소변 크레아티닌 청소율(24hr urine creatinine clearance)<br>24시간 소변 단백질(24hr urine protein)<br>사구체여과율(glomerular filtration rate, GFR) | |
| 심폐 기능 검사 | 심전도(electrocardiogram, EKG)<br>심장초음파(transthoracic echocardiography, TTE)<br>관상동맥조영술(coronary angiogram, CAG)<br>흉부 X-선 촬영(chest X-ray)<br>폐기능검사(pulmonary function test, PFT) | |

| | | |
|---|---|---|
| 기타 합병 질환 | 복부초음파(abdominal ultrasonography, USG) 또는 복부 CT<br>위내시경 검사<br>분변잠혈검사(occult stool blood test)<br>대장내시경검사(40세 이상, 분변잠혈검사 양성시)<br>유방촬영(40세 이상 여성), 전립선 검사(50세 이상 남성)<br>경동맥 초음파(carotid artery USG, transcranial doppler) 혹은 두개내혈관조영검사(brain MRI and angiography) | 악성종양 및 체내 감염과 이식 후 중대 합병증 발생 가능성의 여부를 평가 |
| 협진 | 이비인후과(PNS series)<br>치과<br>부인과(여성인 경우)<br>감염내과 | 감염증 질환유무를 확인하여 이식 전 치료 여부를 평가 |
| | 정신건강의학과<br>사회복지과 | 이식대기자의 정신, 심리학적 상태 평가(이식 후 적응관련)<br>이식비용 지원이 필요한 경우 |

출처: 질병관리본부 장기이식관리센터. (2016). 2016년 장기이식관리 업무안내. 서울: 질병관리본부.
서울아산병원 장기이식센터. (2018). 서울아산병원 장기이식센터 업무지침서. 서울: 서울아산병원.

## 2) 뇌사 심장이식 대기자 등록과 관리

심장이식 대상자의 수술 전 평가, 동반된 질환의 평가가 완료되어 이식대기자로 등록이 가능한 것으로 최종 판단된 경우에는, 이식수술을 희망하는 병원의 장기이식센터를 통해서 질병관리본부 장기이식관리센터(Korean Network for Organ Sharing, KONOS) 전산시스템(K-net)에 심장이식 대기자로 등록하고, 대기자의 응급도에 따라 수술 전 대기등급을 분류한다.

사람백혈구항원교차반응검사(human leukocyte antigen cross matching, HLA-XM)는 선택사항으로, 추후 검사를 위하여 이식대기자로 등록 시에 혈액검체를 보관한다. 수술이나 수혈의 기왕력, 임신이나 출산경험, 거부반응 예측검사인 항체동정검사(panel reactive antibody, PRA)가 양성인 경우에는 심장이식 수술 전에 뇌사자와 이식대상자의 혈액으로 HLA-XM를 시행해야 한다.

뇌사자와 HLA-XM 결과에서 정량적 검사 수치가 높은 경우 이식수술이 취소될 수도 있고, 수치가 낮은 경우에는 이식수술 전후로 탈감작 등 추가 처치를 시행한다. 탈감작 치료방법에는 혈장분리교환술(plasmapheresis)과 rituximab, bortezomib 등의 약물치료가 있다.

심장이식 대기자로 등록 시에는 가능한 대상자와 보호자에게 정확한 정보를 제공하는 것이 중요하다. 심장이식의 필요성, 대기기간 중 주의 사항, 이식대상자 선정기준, 이식 후 격리병실 사용법, 면역억제제를 포함한 약물 복용, 이식 후 부작용 등에 대하여 교육한다. 심장이식은 뇌사자의 발생에 따라 응급으로 수술이 이루어지므로, 이식대기자는 비상연락이 가능하도록 전화 등을 항상 휴대하도록 알려준다. 이식대기자 체중, 혈액형, 응급도에 따라 적게는 며칠에서 길게는 일년 이상 기다려야 할 수도 있다. 외국인의 뇌사이식 대기자 등록은 최소 1년 이상 국내에 체류한 증빙서류(외국인등록 사실증명서 또는 국내거소신고증, 출입국 사실증명서)가 있을 경우에만 가능하다.

### (1) 심장이식 대기자 응급도

KONOS 심장이식 대기자 응급도는 의학적 상태에 따라 언제라도 조정이 가능하다. 응급도 0과 응급도 1의 대기자가 이식을 받지 못하면 8일 이내에 재등록해야 하고, 기간 연장의 횟수 제한은 없다. 대기자가 정맥 주사제나 심장기능을 보조하는 기계의 필요여부에 따라 입원 또는 자택에서 대기하게 되며, 대기기간 동안 의학적 상태변화에 따라 대기자의 응급도는 상향 및 하향 조정될 수 있다(표 11-3). 동일한 응급도일 경우에는 대기기간, 기증전력자 등 인지의 여부, 나이 등의 항목별 점수에 따라 대상자가 선정된다(표 11-4).

**표 11-3 심장이식 대기자 응급도**

**응급도 0** : 다음 중 한가지 이상 해당하여야 한다(8일이내 재등록).
1) 체외막형 심폐기(V-A ECMO)* 가동중인 환자
2) 심부전으로 인한 인공호흡 중인 환자
3) 기계적순환보조장치*가 필요한 심실빈백/심실세동
4) 삽입형 심실조력장치(VAD)를 가진 환자가 심각한 합병증**으로 중환자실에 입실하는 경우
5) 비삽입형 심실조력장치(VAD)***
* 기계적순환보조장치 : ECMO를 제외한 기계순환 장치로 IABP나 VAD
** 심각한 합병증 : 혈전색전증, 심실조력장치감염, mechanical failure, 반복적 심실성부정맥
*** 비삽입형 우심실, 좌심실, 양심실 조력장치

**응급도 1** : 입원한 환자로 등록일 기준으로 다음 한 가지 이상 해당하여야 한다.
단, 2)의 경우는 입원하지 않은 환자도 포함한다(8일이내 재등록).
1) 인공심장(artificial heart)
2) 심실조력 장치(VAD)
3) 대동맥내 풍선 펌프(IABP)
4) 연속적으로 4주 이상 정맥내 강심제 투여중인 환자
5) 최소 1주 이상 고용량+의 단일 강심제 또는 두 가지 이상의 중증도 이상용량+의 강심제가 필요한 경우

+고용량 또는 중등도 강심제(단위: mcg/kg/min)

| 구분 | Dopamine | Dobutamine | Milronone | Epinephrine | Norepinephrine | Isoproterenol |
|---|---|---|---|---|---|---|
| 고용량 | 10 | 10 | 0.75 | 0.1 | 0.1 | 0.05 |
| 중등도 | 5 | 5 | 0.5 | 0.05 | 0.05 | 0.03 |

6) 지속성 심실빈맥/심실세동이 자주 반복되거나 심실제세동기(ICD)가 자주 작동하는 경우
- 항부정맥제를 사용중이거나 부정맥 시술을 시행했던 경우로 24시간 이내 3회 혹은 그 이상의 심실빈맥/심실세동이 나타나거나 ICD가 3회 혹은 그 이상 작용한 경우(재신청 기간 내에 3회 이상이 나타난 경우)

**응급도 2:** 다음 중 한가지 이상 해당하여야 한다(30일마다 재신청).
1) 등록일 기준으로 최소 1주 이상 강심제 투여 중이나 응급도 1의 기준에 맞지 않는 경우
2) 항부정맥제를 사용 중이거나 부정맥 시술을 시행했던 경우로 심실빈맥/심실세동이 나타나거나 ICD가 작동한 경우(처음 등록 시 8일 이내에 발생한 경우에 해당함)

**응급도 3:** 응급도 0, 1, 2에 해당하지 않는 경우

**응급도 4:** 심장이식 대기 보류인 상태

출처: 질병관리본부 장기이식관리센터. (2016). 2016년 장기이식관리 업무안내(개정공문 2017.7). 서울: 질병관리본부.
V-A ECMO : veno-arterial extra corporeal membrane oxygenation
VAD : ventricular assist device
IABP : intra-aortic balloon pump

### 표 11-4 심장이식 대상자 항목별 점수

| 항 목 | 내용 | 점수 |
|---|---|---|
| 가. 대기기간* | 응급도 0 | [(총 대기자수 – 대기자순위) 총 대기자수] × 2<br>0.5점/일 가산(최대 8점) |
| | 응급도 1 이상 | [(총 대기자수 – 대기자순위) 총 대기자수] × 2<br>0.5점/주 가산(최대 8점) |
| 나. 기증 전력자 등인지 여부 | 과거에 장기 등을 기증한 사람, 배우자, 직계존속 · 비속 | 2점 |
| | 형제자매 | 1점 |
| | 4촌 이내 | 1점 |
| 다. 나이 | 만 19세 미만 | 2점 |
| | 만 19세 이상 | 1점 |
| | 만 70세 이상 | 0점 |

* 대기기간 합산: 응급도 0, 1, 2인 경우 응급도 하향 조정될 때는 이전 응급도의 대기기간을 포함
출처: 질병관리본부 장기이식관리센터. (2016). 2016년 장기이식관리 업무안내(개정공문 2017.7). 서울: 질병관리본부.

### (2) 심장이식팀 구성과 기능

심장이식 수술은 수술을 담당하는 흉부외과 의사 외에 관련 여러 진료과와의 유기적인 협진체계가 중요하다. 수혜자 선별 및 관리, 수술 후 거부반응 관리 등을 위하여 이식과 기증자 적출을 담당하는 흉부외과 의사 외에도 심장내과, 병리과, 감염내과, 정신건강의학과 등 다학제간 팀구성이 필수적이다. 응급수술에 대비하여 수술실, 중환자실, 격리병실, 원무과, 보험심사과 등의 부서간 협력이 중요하다.

심장이식은 장기의 특성상 허혈 시간이 매우 짧기 때문에 기증자와 수혜자 수술이 동일한 병원 내에서 이루어지면 문제가 없지만, 병원이 다를 경우에는 장기이송에 각별한 주의가 필요하다. 심장의 냉허혈시간은 일반적으로 최대 4시간이므로 근거리 이송 시에는 구급차를 이용하지만 장거리 이송 시에는 항공, 고속철도, 헬기 등을 이용하므로 유관기관과 긴밀히 협조하여 이송에 차질이 없도록 준비하고 대처한다.

## 3) 심장이식 수술 전 준비

대상자 수술 전 기본 처방으로는 일반적으로 신선동결혈장과 백혈구를 여과한 적혈구와 혈소판, 급성 거부반응 예방을 위해 단일클론항체와 T 세포 증식 길항제, 제산제, 항생제, 지혈제(해당자만), 금식, 소독제 샤워(생략가능)가 포함된다. 심장이식 대상자의 수술 직전 기본 처방 사례는 다음과 같다(표 11-5).

**표 11-5 심장이식 대기자 수술 직전 기본 처방의 사례**

| 분류 | 항목 |
|---|---|
| 혈액 | 신선동결혈장(fresh frozen plasma)<br>백혈구 여과한 적혈구(leukoreduced red blood cell)<br>농축혈소판(platelet concentrates leukocyte filtered) |
| 약물 | 면역억제제(mycophenolate mofetil 1.5 ~ 2.0 g)<br>단일클론항체(basiliximab 20 mg) / 다클론항체(ATG 1.0–1.5 mg/kg)<br>제산제(antacid )<br>항생제(antibiotics)<br>지혈제(vitamin K , 혈액응고수치가 정상의 1.5배 이상의 경우) |
| 기타 | 금식(6~8시간)<br>샤워(소독액 혹은 비누) - 환자의 상태에 따라 생략 가능 |

출처: 서울아산병원 장기이식센터. (2018). 서울아산병원 장기이식센터 업무지침서. 서울: 서울아산병원.

일부 대상자는 상태에 따라 추가처치가 필요하다. 말기 심부전으로 인해 심장 구조의 변화로 부정맥이 있어서 항부정맥제나 항응고제를 투여하고 있는 심장이식 대상자는 출혈경향을 조절하기 위하여 수술 전에 혈액응고검사 수치에 따라 신선동결혈장이나 비타민 K를 투여한다. 삽입형 인공 심박동기 혹은 삽입형 제세동기(implantable cardioverter defibrillator, ICD)를 적용중인 환자는 수술 전에 전기생리학검사실에서 기계작동을 조절한다. 폐동맥압이 높은 환자(수축기 폐동맥압 50 mmHg 이상 혹은 폐혈관저항 3.5 Wood unit 이상)에게는 폐동맥압을 낮추는 흡입제(ventavis 0.02 mg/2 mL)를 투여한다.

# 4 심장이식 수술

심장이식 수술은 아래와 같은 과정으로 진행한다.

## 1) 정중흉골절개

심장이식 수술을 위하여 정중흉골절개(median sternotomy)로 가슴을 열고 심낭을 절개함으로써 심장을 노출시킨다(그림 11-3).

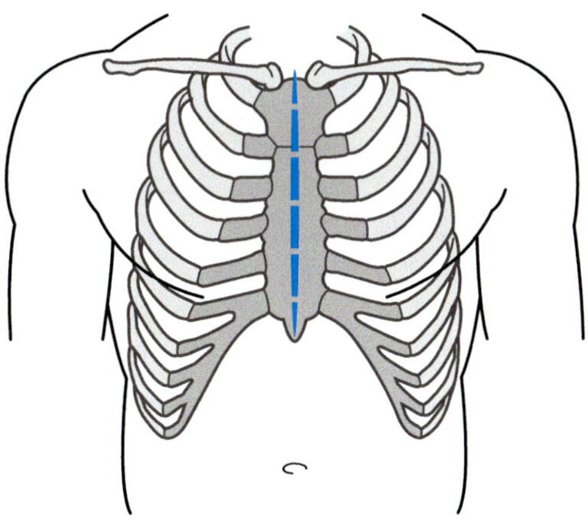

그림 11-3 심장이식을 위한 정중흉골절개(median sternotomy)

## 2) 심폐우회

대동맥, 상대정맥, 하대정맥에 카테터를 삽입한 후 심폐우회(heart lung bypass)를 시작하기(그림 11-4)위해 인공심폐기(그림 11-5)를 준비한다.

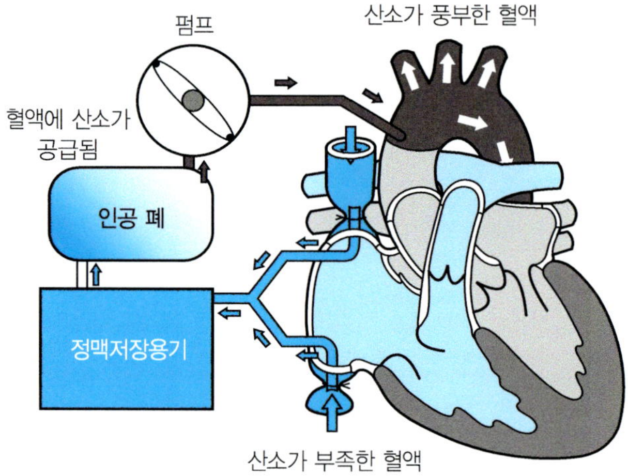


그림 11-4 심폐우회(heart lung bypass)

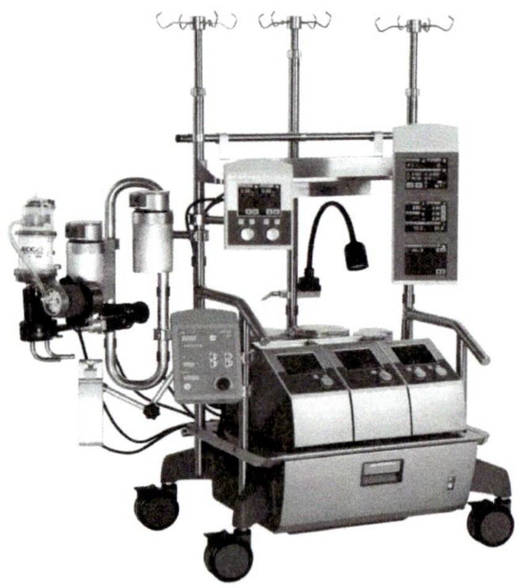

그림 11-5 인공심폐기(heart lung machine)

### 3) 병든 심장 제거

상행대동맥의 원위부에서 클램프하여 교차차단하고 좌심방, 대동맥과 폐동맥, 상대정맥, 하대정맥을 자름으로써 병든 심장을 안전하게 제거한다(그림 11-6).

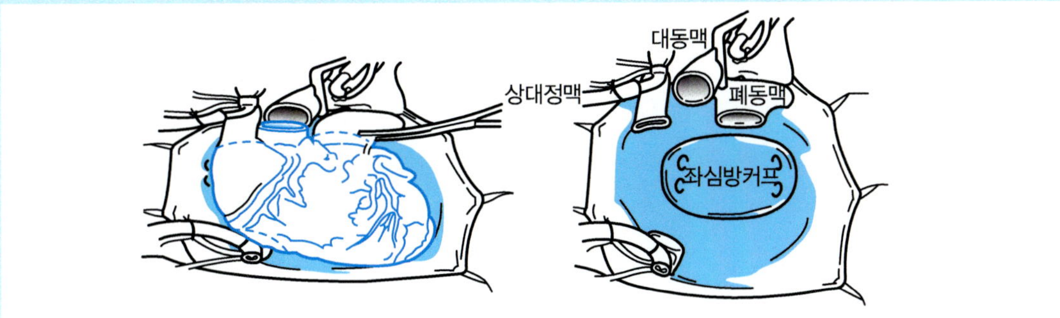


그림 11-6 병든 심장의 제거

### 4) 기증된 심장이식

기증자의 좌심방을 수혜자의 좌심방 바닥부분과 대동맥을 문합한 후 대동맥의 교차차단 했던 클램프를 제거하고 심장을 재관류한 상태로 하대정맥, 폐동맥을 문합한 뒤 마지막으로 상대정맥을 문합한다(그림 11-7).

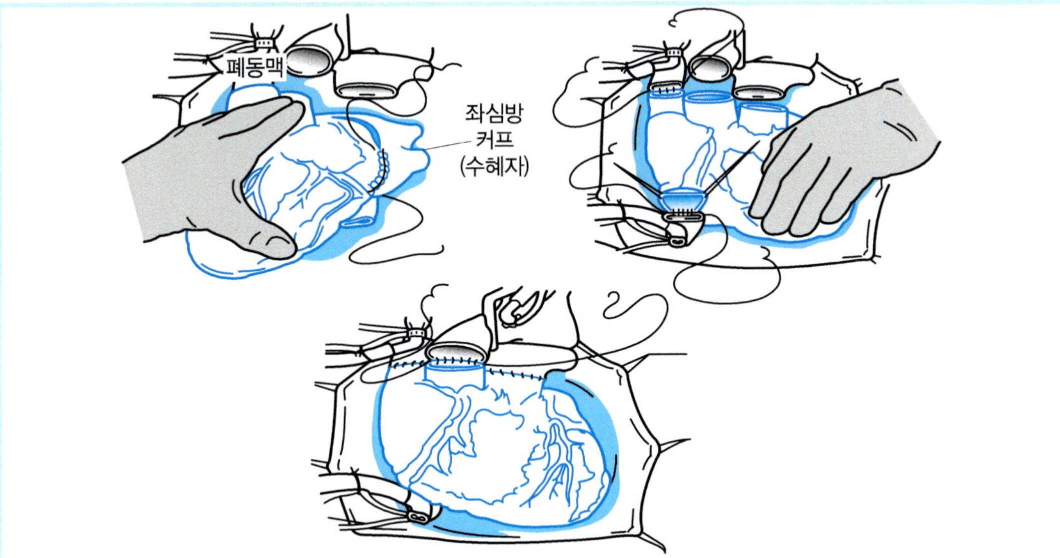


그림 11-7 심장이식 수술 과정

# 5 심장이식 수혜자 중환자실 관리

심장이식 수술 후 수혜자는 수술실에서 중환자실의 이식환자용 1인실 격리실로 이동한다. 격리실을 출입하는 의료진이 격리지침을 따르도록 철저히 통제하며, 출입시 보호장구 착용과 손위생이 필수적이다. 이식과 관련된 임상적인 상태, 수술 후 합병증에 따라 중환자실 재실기간은 다양하며 각 계통별 간호는 다음과 같다.

## 1) 호흡기계 간호

심장이식 수술 후 기도삽관 상태로 중환자실에 입실하므로 중환자실에 도착 즉시 흉부 X-선 촬영을 실시하여 삽입된 카테터와 기도삽관 튜브의 위치가 적절한지 확인하고, 무기폐, 기흉, 폐부종, 흉막삼출과 같은 이상소견을 사정한다. 인공호흡기 유지가 필요하여 기도삽관 상태가 지속되면 환자는 불안감과 통증을 느끼게 되고 이는 심근에 혈역학적 스트레스로 작용하여 심장에 부담을 주게 된다. 필요 시 적절한 진정제를 지속적으로 주입하여 환자의 불안을 경감시키고 기도삽관 유지기간 동안 불편감을 최소화한다.

### (1) 산소 및 환기 유지

중환자실 입실시에는 인공호흡기를 적용한다. 초기 흡입 산소 농도는 60%로 시작하여 동맥혈가스분석 및 산소포화도를 감시하면서 점차 감량한다. 지속적으로 산소포화도를 감시하고 95% 이상 수준으로 유지한다. 또한, 동맥혈가스분석을 통해 이산화탄소의 분압(partial pressure of $CO_2$ in arterial blood, $PaCO_2$)이 증가하지 않도록 유의하면서 설정요소를 변경할 수 있다. 낮은 호기말양압을 적용하면 호흡 순환에 따른 폐포 허탈을 예방할 수 있다. 수술 후 중환자실 입실초기 인공호흡기 설정 요소는 다음과 같다(표 11-6).

**표 11-6 중환자실 입실 초기 인공호흡기 설정 요소**

- 흡입산소농도(FiO2): 60%
- 일회호흡량(tidal volume): 8 ~ 10 mL/kg
- 호흡수(respiratory rate): 8 ~ 10회/분
- 호기말양압(positive end-expiratory pressure, PEEP): 5 $cmH_2O$

의식을 회복하고 자발 호흡이 유지되면 환자의 호흡상태를 평가하고 동맥혈가스분석을 통해 인공호흡기 이탈이 가능한 상태인지 평가한다. 일반적인 인공호흡기 이탈기준은 다음과 같다(표 11-7).

인공호흡기 이탈 후에는 환자의 자발적인 호흡을 확인하고 산소 포화도 및 혈역학적 감시를 통해 안정 상태를 유지하는지 주의 깊게 관찰한다. 경우에 따라 인공호흡기 이탈 후 불안정한 호흡상태가 지속되어 기도삽관이 다시 필요할 수도 있다.

**표 11-7 인공호흡기 이탈기준**

- 명료한 의식상태
- 마취제의 효과에서 회복된 상태
- 흉관 배액량이 시간당 50 ml 이하로 출혈양상이 없을 때
- 혈역학적 안정상태
  - 심계수(cardiac index, CI) > 2.2 L/min/$m^2$
  - 수축기 혈압 : 100 ~ 120 mmHg 유지
  - 심박동수가 분당 120회 미만
- 동맥혈가스분석 목표치 유지
  - $PaO_2/FiO_2$ > 150
  - $PaCO_2$ < 45 mmHg
  - pH 7.35 ~ 7.45

## 2) 신경계 간호

수술 후 의식이 회복되는 상태를 주의 깊게 사정한다. 특히, 수술 중 심폐기 사용으로 혈역학적 불안정 상태가 유발되어 뇌혈류 감소로 인한 허혈이나 드물게 뇌혈관 공기 색전증과 같은 뇌손상이 발생할 수 있다. 중환자실에 입실하면 환자의 의식이 회복될 때까지 매 시간마다 의식상태를 포함한 신경학적 사정을 수행한다.

## 3) 심혈관계 간호

동맥관, 중심정맥관, 폐동맥도관과 같은 침습적 카테터를 이용하여 환자의 혈역학적 지표를 모니터한다.

### (1) 체온유지

환자의 심장을 제거하고 기증자의 심장을 이식하는 동안 타 장기로의 순환 혈류를 유지하기 위해 반드시 심폐기가 사용된다. 심폐기 사용시에는 뇌혈관 대사를 감소시키기 위해 체온을 32~34℃로 유지하는데 저체온 상태는 수술 직후 여러 측면에 영향을 줄 수 있어 중환자실 입실 후에는 보온을 통해 체온을 36℃ 이상으로 유지해야 한다. 저체온 상태는 부정맥을 유발할 수 있고, 전신 혈관 저항을 증가시켜 수술 후 고혈압의 원인이 된다. 또한 혈소판 기능 부전을 유발하고 체내 응고 기전이 정상적으로 발현되는 것을 막아 종격동 내 출혈을 유발할 수 있다. 저체온 상태에서 오한이 발생하면 심근의 산소 소비량이 증가되고 잠재적으로 심근 수축력과 심박출량이 줄어들 수 있다.

### (2) 활력징후 측정

수술 후 첫 1시간은 일시적인 심근 기능 저하로 인해 허혈로부터 회복하고 재관류가 이루어지는 시기로 수축기 혈압을 110~130 mmHg로 유지한다. 수술 시 심폐기 사용으로 인한 전신염증반응으로 혈관확장상태에는 isoproterenol, dobutamine, dopamine, milrinone과 같은 적절한 승압제를 사용한다. 승압제 사용에도 적절한 평균 동맥압을 유지할 수 없는 경우 vasopressin과 같은 혈관 수축제를 소량 사용한다. 사용된 승압제는 3~5일에 걸쳐 서서히 감량한다. 수술 시 환자의 심부 체온을 낮추기 때문에 수술 직후 환자의 체온은 35~36℃ 정도 측정된다. 이러한 상태에서는 전신 혈관 저항이 증가되어 고혈압 상태가 지속되는데, 이때 혈관확장제를 사용하여 적절한 혈압을 유지해야 한다.

적절한 심박출량을 유지하기 위해 심박동수를 분당 90~110회로 조절한다. 승압제 사용으로 인해 수술 직후에는 심박동수가 증가되는 경우가 있다. 이처럼 과도한 심박동수 증가상태는 심장의 이완기 감소로 오히려 심박출량 감소를 유발한다. 반대로, 심박동수가 낮은 경우 일시적으로 인공심박조율기를 적용할 수 있다.

### (3) 수액 주입

수술 시 심폐기의 사용으로 체내 수분과 나트륨 축적으로 이뇨작용이 증가하고, 전신염증반응으로 모세혈관 누출이 발생하여 혈관내 저혈량 상태가 유발된다. 따라서, 적절한 수액공급이 필요하다. 혈액 내 체액량을 유지하기 위해 정질액(crystalloid)과 교질액(colloid)이 사용된다. 심폐기의 영향으로 모세혈관 투과도 증가와 저알부민혈증 상태로 인해 주입된 수액이 간질 공간으로 체액이 이동할 수 있기 때문에 수술 후 24시간 동안 colloid가 선호된다.

필요시 혈액제제를 수혈할 경우 거대세포바이러스(Cytomegalovirus, CMV) 등 감염 위험이 있으므로 반드시 백혈구제거 혈액제제를 수혈한다. 적절한 전부하를 유지하기 위해 중심정맥압은 8~12 mmHg로 유지한다. 이는 삽입된 중심정맥관을 통해 측정할 수 있으며, 체액 과다가 될 경우 수술 초기 우심실 확장으로 우심부전을 유발할 수 있기 때문에 중심정맥압을 지속적으로 관찰하면서 수액을 공급해야 한다.

#### (4) 출혈

심폐기 사용으로 인한 정상적인 응고 기전 장애 및 헤파린 사용으로 인한 항응고 효과로 출혈이 지속될 수 있으며 수술 후 출혈 여부를 사정하는 것은 매우 중요하다. 수술 후에는 종격동, 심막, 흉막 등의 공간에 흉관을 유지하게 되는데 흉관의 개방성 여부를 사정하고 배액량과 배액 양상, 색깔 등을 주의 깊게 확인하여 지속적인 출혈여부를 확인해야 한다. 지속적인 출혈이 의심되는 경우 흉부 X-선 촬영 및 혈역학적 감시를 통해 임상적 판단에 도움을 얻을 수 있다. 출혈로 인해 체액 손실이 발생하면 수액이나 수혈을 통해 부족한 체액을 보충하여 전부하를 유지할 수 있다. 그러나, 출혈로 인해 빈맥 및 저혈압을 동반한 중심정맥압 증가 등 심박출량이 감소되는 경우에는 심낭압전을 의심할 수 있다. 심낭압전이 의심되는 경우 즉시 흉부 X-선 촬영을 통해 넓어진 종격동(mediastinal widening)을 확인하고 이를 해결해 주어야 한다. 심낭압전은 이식 받은 심장에 영향을 주어 좌·우심실의 기능부전을 유발하여 조직관류를 저해하게 된다. 필요 시 경식도 초음파를 이용하여 환자의 상태를 진단하고 심낭압전이 의심되는 경우 수술적 교정이 필요하다.

#### (5) 합병증

최대치의 승압제 사용에도 불구하고 2.0 L/min/$m^2$ 이하의 심계수를 보이면서 우심방 압력이 15 mmHg 이상, 폐동맥 쐐기압이 15 mmHg 이상으로 증가하는 경우 원발성 이식장기 기능부전(primary graft failure, PGF)을 의심할 수 있다. PGF는 수술적, 면역적 원인 없이 최대한의 승압제 사용에도 불구하고 적절한 조직관류압이 유지되지 않으며 수술 후 24시간 이내 심장보조장치를 필요로 하는 심각한 심부전 상태로 우심부전을 동반하는 형태가 흔하다. 중심정맥압의 상승과 심전도에서 V wave의 모양이 두드러진 경우 우심부전을 시사한다(그림 11-8).

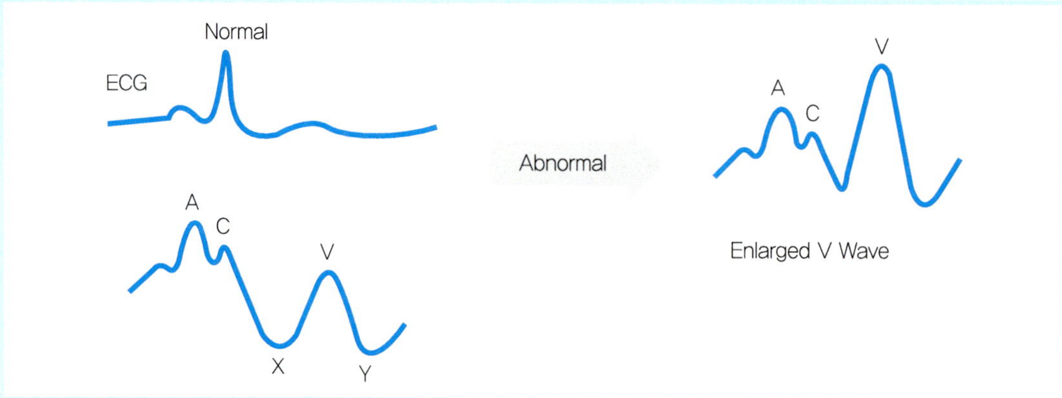


그림 11-8 우심부전을 시사하는 V wave

이식 전 수혜자가 폐동맥 고혈압을 동반하거나 장기간 체외순환장치를 적용한 경우, 기증자의 심장이 이식되기 전까지 허혈 시간이 길거나 장기의 보존이 부적절한 경우 발생 가능성이 높다. 경정맥 비대가 관찰되는 경우 우심부전으로 인해 삼첨판막 역류를 의심할 수 있다. 이러한 경우 심초음파를 통해 정확한 진단이 필요하다.

## 4) 신장계 간호

만성 심부전으로 저심박출 상태가 지속되었기 때문에 레닌-안지오텐신-알도스테론 시스템 항진 상태로 인해 체내 수분과 나트륨이 증가되어 있다. 시간당 소변량을 유지하기 위해 저용량의 도파민을 사용할 수 있으며 소변량이 감소하면서 중심정맥압이 10 mmHg 이하인 경우는 순환혈류량을 증가시키기 위해 수액 공급이 필요하다. 그러나 중심정맥압이 15 mmHg 이상임에도 소변량이 감소한다면 이뇨제 사용을 고려해야 한다. 말기 심부전 환자의 경우 증상 경감을 위해 이뇨제를 사용하는데 이로 인해 이뇨 저항성(diuretic resistance)이 유발되어 고용량의 이뇨제가 요구된다. 심장이식 수술 동안 심폐기 사용으로 급성 신기능 부전이 발생할 수 있다. 칼시뉴린(calcineurin) 억제제를 조기에 투약하는 경우 신혈관 수축으로 인해 이뇨제 반응을 감소시키고 신독성을 악화시킬 수 있다. 만약, 시간당 소변량이 감소하고 혈중 크레아티닌 농도가 수술 후 급격하게 증가하는 경우 필요 시 일시적인 투석을 시행하기도 한다.

### 5) 감염

심장이식 수술 후 면역억제제 사용은 감염 위험성을 증가시킨다. 정기적으로 감염에 대한 감시를 하고 감염의 증상 및 징후를 초기에 관리해야 한다. 일반적으로 CMV, 아스퍼질러스(aspergillus)와 같은 감염원이 알려져 있다.

## 6 심장이식 수혜자 병동 관리

심장이식 후 재원기간은 이식 후 초기 상태와 임상적인 심각성 등 여러 변화에 따라 영향을 받는다. 수술 후 중환자실에서 초기 치료 후 병동으로 전동을 오게 되면, 퇴원 시까지 3~4 주간 병동에서 관리한다.

### 1) 격리

격리를 위한 교육은 환자와 병실 상주 보호자에게 같이 시행하는 것이 중요하다. 기본적인 손위생, 마스크, 장갑, 가운, 모자 착용법과 분리수거, 방문객 제한 및 병실소독, 외기차단을 위해 문을 닫도록 하고, 계속적인 감시배양검사를 통해 환자 상태를 모니터한다. 병동의 격리병실로 전동이 결정되기 전에 보호자 면담을 통해 보호자 검사의 필요성에 대해 교육하고 검사를 시행한다. 간병에 참여하는 모든 보호자는 흉부 X-선 촬영, B형 간염 항원 및 항체, 항인간면역결핍 바이러스, 매독과 같은 성매개감염 검사를 시행하고 검사결과 확인 후 격리병실을 출입하도록 권장한다.

### 2) 투약

#### (1) 면역억제제

장기이식 수술 후에는 이식거부반응을 예방하기 위해 면역억제제가 사용된다. 병원의 방침에 따라 약제 선택의 차이가 있으나 칼시뉴린 억제제(calcineurin inhibitor)(cyclosporin 또는 tacrolimus), T 세포 증식 길항제(inhibitor of T cell proliferation), 당질코르티코이드(glucocorticoid)의 3종 병합 면역억제제요법이 일반적이다. 수술 후 면역억제 작용을 증가시키기 위해 단일클론항체(monoclonal anti-T cell antibody)를 사용하는데 이는 IL-2 수용체를 차단하여 면역억제제의 용량증가 없이 거부반응을 감소시킨다. 칼시뉴린 억제제는 calcineurin과 결합하여 T 세포에서 IL-2의 생성을 억제한다. T 세포 증식 길항제는 T 세포의 작용을 억제함으로써 면역억제 작용을 나타낸다. 당질코르티코이드는 이식 초기 외부 항원에 의한 사이토카인(cytokine) 생성을 억제하고 T 세포의 활성을 초기 단계에서 차단한다.

### (2) 기타 약물

면역억제제 이외에 처방되는 약물로는 예방적 항균제, 항진균제, 항바이러스제, 혈류개선제, 혈압약, 이뇨제, 위장보호제, 이뇨제, 고지혈증 치료제, 골다공증 예방제 등이 있다(표 11-8). 특히 이식 후에는 감염예방이 중요하다. 피부나 점막의 칸디다증을 예방하기 위해 매일 nystatin 시럽이나 clotrimazole lozenges로 가글하고 남은 약물은 삼키도록 한다. 항균제는 피부 상재균, 특히 포도구균에 효과적인 약제를 선택한다. 수술 전 장기간 심실보조장치, 인공 심박동기, 체외막 산화기 등 감염위험성이 높은 침습적 장치를 사용했거나 수술 전에 감염징후가 있었던 경우에는 동정된 미생물에 따라 약제를 사용한다. 면역저하 환자에서 일정기간(6개월~1년) 폐포자충 폐렴(*Pneumocystis jirovecii* pneumonia, PCP) 예방을 위해 Trimethoprim(TMP)/sulfamethoxazole(SMX)을 투여하는 것을 권장한다.

**표 11-8 심장이식 수혜자 복용 약물**

| 약 제 | 약 효 | 약 명 | 비 고 |
|---|---|---|---|
| 면역억제제 | 거부반응 예방과 치료 | cyclosporin, tacrolimus, mycophenolate mofetil, mycophenolic acid, methylprednisolone, prednisone, everolimus, imuran, bredinin | 평생 복용 |
| | | basiliximab, ATG | 필요시 |
| 항결핵제 | 감염 예방과 치료 | isoniazid, pyridoxin | 3개월 복용 |
| 항균제 | | sulfamethoxazole/trimethoprim | 6개월 복용 |
| 항바이러스제 | | acyclovir, famciclovir, ganoiclovir | 3개월 복용 |
| 항진균제 | | fluconazol, itraconazole, nystatin | 3개월 복용 |
| 위장보호제 | 위염과 궤양 예방 | famotidine, esomeprazole<br>aluminium hydroxide gel, sucralfate | 필요시 |

| 고혈압치료제 | 혈압 및 맥박조절 | carvedilol, amlodipine, diltiazem Hcl, nebivolol, bisoprolol | 필요시 |
|---|---|---|---|
| 이뇨제 | 이뇨 | furosemide, torasemide, amiloride | 필요시 |
| 혈류개선제 | 혈액순환개선 혈전예방 | aspirin, clopidogrel, warfarin | 필요시 |
| 고지혈증 치료제 | 콜레스테롤 저하 | pravastatin sodium | 필요시 |
| 골다공증 치료제 | 골밀도 유지 및 증가 | risedronate sodium, calcium carbonate | 필요시 |
| 기타 (요산저하제, 혈당강하제, 비타민, 변비완화제 등) | | | |

출처: 서울아산병원 장기이식센터. (2018). 서울아산병원 장기이식센터 업무지침서. 서울: 서울아산병원.

## 3) 검사

심장이식 후 정규적인 혈액 및 영상검사, 심초음파, 심근 생검 등을 통하여 거부반응을 조기에 발견하고 치료하는 것이 중요하다.

### (1) 일반혈액검사

심장이식 수술 직후 중환자실에서 하루 2회 일반혈액검사, 혈액응고검사, 일반화학검사, 심장효소검사를 시행하여 임상적인 평가에 반영하고, 격리병실로 전동 이후에도 주기적으로 검사를 시행한다.

### (2) 면역억제제 약물농도 검사

면역억제제를 과량 복용할 경우 신독성, 간독성, 혈소판 감소 등 부작용을 나타낼 수 있어 약물의 혈중 농도를 관찰하는 것이 중요하다. 일반적으로 수술 후 1~2일부터 시작하고 약물 복용 후 1일 후부터 치료적 약물농도를 관찰한다. 치료적 약물농도를 위한 혈액 검체 채집은 약물 복용 30~60분 전에 시행한다. 이식 후 처음 1년간 약물농도는 tacrolimus는 8~15 ng/mL, cyclosporin은 250~400 ㎍/mL를 유지하는 것을 권장하나, 각 이식센터별 프로토콜에 따라 차이가 있다.

### (3) 바이러스 혈액검사

CMV는 심장이식 후 환자를 사망에 이르게 할 수 있는 감염원으로 수술 후 CMV 감염을 예방하기 위해 주기적으로 모니터하고, 수술 후 첫 날 이후 매주 반복한다. CMV 검사에서 음성인 경우에도 수술 직후 입원기간 동안은 예방적으로 항바이러스제(ganciclovir) 투여가 권장된다.

### (4) 혈당 검사

이식 후 투여하는 고용량의 스테로이드, tacrolimus 등의 면역억제제가 당뇨를 유발하기도 한다. 이식 전 당뇨가 있었던 경우는 이식수술 초기에 혈당이 높아지고 당뇨 증상이 심해지는 경향이 있으나, 추후 면역억제제가 유지용량으로 감소되면 대부분 호전된다. 이식 전 당뇨가 없던 경우에도 주기적인 혈당검사를 통해 관리하는 것이 중요하다.

### (5) 심전도 검사

기증자 심장 적출 시 부적절한 심방 보존과 수술적 문제, 수술 중 동결절의 허혈 등으로 동결절 부전이 발생하여 서맥이 유발될 수 있다. 서맥은 수술 후 첫 2주 내에 흔하게 발생하며, dobutamine, isoproterenol, dopamine과 같은 약물 사용으로 심박수를 분당 90~110회로 유지한다. 미주신경이나 교감신경 차단 시 동결절의 자동능 증가로 분당 130회 이상의 빈맥이 발생할 수 있다. Catecholamine에 대한 민감성 증가와 허혈시간으로 인해 2% 이내의 환자에서 비지속성 심실빈맥이 관찰된다. 이러한 경우 부정맥 자체를 교정하기보다는 혈압이 유지되는 범위에서 승압제를 감량하여 심박동수를 조절하면 혈역학적 안정 상태가 유지되어 부정맥도 조절가능하다. 그럼에도 불구하고 부정맥이 조절되지 않으면 amiodarone과 같은 약물을 투여할 수 있다. 거부반응 발생시에도 심실빈맥과 같은 부정맥이 지속될 수 있으므로 거부반응 여부를 감별하기 위한 검사도 필요하다.

### (6) 심장초음파 검사

심장이식 후 이식 받은 심장상태를 정확하게 평가하기 위해 심장초음파 검사를 시행한다. 이식 직후 수술실에서 경식도 초음파를 이용하여 심장 상태를 평가하고 중환자실 재실기간에는 심장초음파를 연속적으로 시행하고 혈압, 중심정맥압, 시간당 소변량과 같은 지표를 반영하여 이식받은 심장의 기능에 대한 정확한 임상적 판단을 내릴 수 있다. 수술 초기 출혈량 증가로 심낭 압전이나 삼출액 증가가 의심되는 경우 정확한 진단을 위해 심장초음파 검사를 시행한다. 또한 수술실에서 삼첨판막 역류가 확인된 경우나 수술 직후 grade 2 이상의 삼첨판막 역류가 있을 때에는 24시간 이내 경식도 심장초음파를 통한 재평가가 권장된다. 격리병실로 전동 이후에는 퇴원일까지 주기적으로(매주) 검사를 시행한다.

## 4) 상처 관리

심장이식 수술 후 흉골절개 부위는 첫 주 동안 약간의 가려움증, 발적, 무감각 또는 통증을 느낄 수 있다. 수술 상처부위의 봉합여부를 확인하면서 소독을 시행하고, 과다한 부종이나 분비물이 있으면 즉시 의사와 확인하는 것이 좋다. 흉관은 일반적으로 중환자실에서 올라오면서 제거하는데, 흉관 제거 부위의 실밥은 일반적으로 이식 1~2주 후에 제거하며, 제거 부위에 이물질이나 물이 들어가지 않도록 통목욕은 제한하고 가벼운 샤워 정도는 가능하다.

## 5) 식이 관리

면역억제제로 인한 비만, 고혈압, 당뇨, 고지혈증을 예방하는데 식사 조절은 매우 중요하며, 이는 이식된 심장에서의 관상동맥질환을 예방하는 데에도 중요하다. 과체중이나 비만하지 않도록 식이관리를 하는 것이 필수적이고, 영양상담실의 지도를 받아 관리하는 것을 추천한다. 또한 이식수술 후에는 식품위생에 각별히 주의해야 한다. 고기나 생선류는 잘 익혀 먹고, 채소는 데치고 과일은 가능한 껍질을 벗겨서 섭취하는 것을 권장한다. 식사 전에는 손을 씻어 위생관리를 철저히 하는 것이 필요하다. 질이 좋은 단백질 식품을 매끼 적당량 섭취하고, 가급적 짠음식은 제한하는 것이 좋다. 포화지방이 많은 음식이나 콜레스테롤이 많은 음식은 줄이는 것이 좋고, 조리법의 경우도 기름을 많이 사용하는 튀김은 제한하고 삶거나 찌거나 굽기를 권장한다(표 11-9).

**표 11-9 심장이식 후 권장식품과 주의식품의 예**

| 식품군 | 권 장 식 품 | 주 의 식 품 |
|---|---|---|
| 곡 류 | 쌀밥, 잡곡밥, 국수, 빵, 떡, 감자, 고구마, 옥수수, 미숫가루 등 | 인스턴트 식품(라면, 짜장면) |
| 어육류 | 신선한 육류(소고기, 돼지고기, 닭고기), 흰살 생선, 조개, 두부류(연두부, 순두부 등) | 육류의 내장류(골, 콩팥 등), 계란노른자, 젓갈류, 통조림, 소금에 절인 생선, 훈연어묵제품(어묵, 햄, 베이컨, 소세지), 건어물(오징어채, 쥐어채, 뱅어포, 마른멸치 등) |
| 우유 및 유제품 | 멸균된 저지방우유, 요구르트, 요플레, 두유 | 치즈 |
| 채소류 | 신선한 채소 (익혀서) | 김치류, 장아찌 |
| 과일류 | 과일통조림, 과일쥬스(사과, 포도, 파인애플) | 염분이 첨가된 야채쥬스 |

| | | |
|---|---|---|
| 지방류 | 참기름, 들기름, 콩기름, 미강유, 채종유, 깨(하루 3-4찻술) | 버터, 마아가린, 마요네즈, 프렌치드레싱, 깨소금, 소금이 첨가된 견과류 |
| 기 타 | | 소금, 간장, 된장, 고추장, 케찹, 우스터소스, 바비큐소스 등 염분이 있는 조미료는 평소 사용량의 절반으로 줄인다. 즉석식품, 냉동조리식품, 알코올 음료 |

출처: 서울아산병원 심장병원. (2014). 심장이식 바로알기. 서울: 서울아산병원.

## 6) 운동 및 재활

전신마취로 인한 폐합병증 예방을 위해 심호흡 및 폐활량계 운동을 격려한다. 심장이식 수술 후 활동에는 특별한 제한은 없으나, 흉골절개 부위가 잘 아물 때까지 무리를 주는 자세는 피하는 것이 좋다. 예를 들어 옆으로 눕는 것보다는 똑바로 눕는 자세가 권장된다.

심장이식 수술하는 동안 일부 신경이 절단되며, 이러한 신경은 회복이 되지 않으므로, 휴식시간에도 심장이 다소 빠르게 박동할 수 있으며 운동을 시작하여도 심장박동수가 즉각적으로 증가하지 않을 수 있다. 그러므로 이식 후 운동은 점차적으로 증가시킨다. 격리 병상 내에서의 활동을 시작으로 이식 병동 내에서는 걷기 운동 이후 병동 외 걷기 및 계단 걷기 등 가벼운 단계부터 시작하여 점차 증가시킨다. 가벼운 보행 걷기는 심장의 회복에 도움이 되므로, 5분씩 걷다가 차츰 운동시간을 늘린다. 적절한 신체활동을 통해 심혈관 질환의 예방을 도모할 수 있다. 심장이식재활 프로그램은 심장이식 후 적절한 회복에 도움이 되므로 참여하도록 권장한다.

## 7) 이식거부반응 관리

이식된 심장에 대한 거부반응은 기증자와 수혜자의 조직적합성의 차이로 나타난다. 즉, 다른 유전자를 갖고 있는 이식된 장기에 대하여 강력한 거부반응을 나타내므로 심장이식 수술 후 면역억제제를 사용하지 않으면 수일내에 이식된 심장이 기능을 상실하게 되므로, 이식 직후부터 강력한 면역억제제를 투여해야 한다. 만성 거부반응은 수개월에서 수년이 지난 뒤에 나타날 수 있는데 이식된 심장의 원인 모를 기능 저하, 압축성 심낭염, 이식 심장에서의 관상동맥 경화증 등의 형태로 나타나기도 한다.

심장이식에서의 거부반응은 대부분 무증상으로 발생하기 때문에 이식 후 초기에는 침습적인 검사를 통해 발견하는 것이 필요하다. 경피적 심내막심근 조직생검검사(endomyocardial biopsy)는 이식 심장의 조직을 일부 떼어내서 현미경으로 보는 검사로, 우측내경정맥(internal jugular vein)을 통해 우심실내 생검을 통해 거부반응 여부를 진단하는데 가장 확실한 방법이다. 이 검사방법은 거부반응의 치료 후 치료성과 판정, 감염성 심근염의 진단, 심근의 허혈상태 판정 등에도 이용된다. 따라서 이 검사는 이식 후 기간에 따라 주기적으로 실시하는데 대부분 1년이 지나면 횟수를 줄이거나 심초음파로 대체한다. 조직검사로 진단한 거부반응의 치료로는 대부분 스테로이드 충격요법을 시행하는데 약 90% 이상에서 치료효과가 있는 것으로 알려져 있다.

## 8) 합병증 관리

### (1) 감염

이식 후 면역억제제의 사용으로 기회감염의 빈도가 높아져 특히 이식 후 1년 이내에는 세심한 관찰이 필요하다. 이식 수술전 환자의 감염병력 및 혈청검사, 균에 대한 배양검사를 통해 진단할 수 있다. 심장이식 후 사망률과 이환율에 영향을 주는 기회감염 중 주감염에는 패혈증, 균혈증, 폐렴, 농양, 거대세포바이러스 감염, 결핵, 폐포자충 등이 있다. 이를 예방하기 위해서 이식수술 후 격리병실에서 치료받고, 퇴원 후에도 청결한 공간에서 생활하면서 외래 통원시 정기적인 검사를 시행하며, 필요한 경우는 입원치료를 받게 된다. 입원기간 및 퇴원 후 1년간은 감염예방을 위해 항생제 투여, 진균예방을 위한 가글링(Nystatin 용액), 예방적 약제를 복용하는데, 폐포자충 예방을 위해 Bactrim 1~2T QD 또는 QOD, 거대세포감염예방을 위해 ganciclovir를 복용하게 한다. 이식 전 결핵의 유무에 따라서, 결핵약제도 예방적 또는 치료적 목적으로 투여하여 치료하게 된다. 이식 수술전 매독 혈청검사(VDRL, TPHA, FTA-ABS)에서 양성인 환자의 경우는 수술 전 benzathine penicillin G 120만 unit를 근육주사하고, 이식수술 후에도 주 1회 3주간 근육주사를 권장한다.

대상포진의 경우는 가장 많이 발병하는 흔한 감염증으로 이환된 피부의 발진과 수포, 가려움증이 특징적 증상으로 나타난다. 대부분 항바이러스 제제를 1주간 정맥주사 또는 경구투여하면 완치된다. 이식 초기 발열, 오한, 객담을 동반한 기침 등의 증상은 흉부방사선 사진을 통해 폐렴여부를 진단할 수 있다. 세균성 폐렴의 양상, 객담 검사상 균 분리에 따른 경험적인 광범위 항생제의 사용으로 호전이 될 수 있다. 수술 후 감염에 대한 초기 진단 및 치료는 매우 중요하며, 이식수혜자가 스스로 예방적 약제를 복용하지 않은 불이행의 경우도 감염치료 및 예후에 중요한 하나의 인자에 해당된다.

### (2) 이식된 심장의 관상동맥질환

장기적으로 볼 때 심장이식 후 예후에 영향을 미치는 가장 큰 중요한 원인으로, 정도의 차이가 있지만 대부분의 거의 모든 환자에게 발생한다고 되어 있다. 심각한 경우 재이식의 원인이 되기도 한다. 거대세포바이러스 감염력과 거부반응이력이 있었던 경우, 고령의 심장기증자나 이식 수혜자의 연령이 높을수록 이식된 심장의 관상동맥질환(cardiac allograft vasculopathy, CAV)의 위험인자로 보고되고 있다. CAV는 임상적으로 진행이 빠르나, 심장이식의 특성상 신경이 제거되어 통증이 없이 무증상으로 진행하는 편이라, 조기발견을 위해서는 주기적인 관상동맥 조영술과 혈관내초음파를 시행하는 것이 필요하다. 관상동맥 협착 정도에 따라, 경피적 경혈관 관상동맥확장술, 관상동맥 우회술, 치료적 약물투여(aspirin, clopidogrel etc), 재이식의 치료방법을 결정하게 된다.

### (3) 림프종

심장이식 후 특히 증가하는 악성종양으로 림프선암이 특징적이다. 거부반응을 예방하기 위해 복용하는 면역억제제와 EB 바이러스 감염 등과 관련성이 있는 것으로 보고되고 있다. 치료는 면역억제제를 일시적으로 중단하거나 감량하는 것이 일반적이고, 방사선 및 항암치료에 반응하지 않은 경우가 많은 편이고, 이러한 경우 예후는 좋지 않는 것으로 보고되고 있다.

### (4) 신부전

면역억제제의 투여량과 시간에 관계가 있어 대부분의 환자에서 어느 정도 크레아티닌청소율 감소가 나타난다. 면역억제제 중 칼시뉴린억제제(cyclosporin, tacrolimus)가 관련성이 높은 것으로 보고되고 있으며, 이들 약제에 의한 급성신부전의 경우는 약물을 중단하면 정상으로 회복될 수 있다. 가급적 신독성 약물을 제한하는 것이 필요하며, 필요한 경우는 투석이 시행될 수 있다.

### (5) 고혈압

이식 수술 후 면역억제제의 부작용, 레닌-안지오텐신-알도스테론 체계의 부적응에 따른 체액잔류, 혈장량 볼륨의 증가, 카테콜라민 레벨의 증가, 스테로이드 치료가 고혈압의 원인이 된다고 밝혀져 있다. 이식 수술 후 수분 조절이 원활해지면서 혈압약을 줄이거나 중단할 수 있으나, 이식 수술 후 1년이 지난 경우에도 흔하게 발생할 수 있어 필요한 경우 항고혈압제(칼슘통로차단제, 베타차단제, 이뇨제, ACE 차단제 등)를 투여한다.

#### (6) 고지혈증

면역억제제의 복용으로 콜레스테롤이 상승될 수 있고, 허혈성 심장질환으로 수술받은 환자에게 더 많은 빈도로 나타난다. 콜레스테롤 및 중성지방 수치가 함께 상승하므로 저콜레스테롤 식이요법, 항콜레스테롤제 투여 등으로 조절하여야 한다.

## 7 심장이식 수혜자 외래 관리

심장이식 후 상태가 호전되면 퇴원하여 정기적으로 외래를 방문하여 관리하도록 한다. 정기적인 외래방문 목적은 이식된 심장의 기능을 평가하고, 문제 발견시 조기치료, 면역억제제 복용과 기타 합병증 발생을 최소화하여 생존율을 높이는데 있다. 퇴원 후에 발생할 수 있는 응급상황시의 대처, 약물복용, 외래 진료시 검사일정 등에 대한 정보를 정확히 환자나 보호자에게 제공한다.

### 1) 퇴원 후 병원 방문

퇴원 후 첫 2개월 동안은 1~2주일마다 병원을 방문하고, 이후부터는 이식 후 1년이 될 때까지 매달 방문하도록 권고한다. 퇴원 후 외래 방문시 면역억제제 농도검사가 포함된 혈액검사를 시행하고, 이식 후 기간에 따라 심장 조직검사, 심장초음파 검사를 시행한다. 이식 후 거부반응증상은 대개 무증상적으로 발생하여 이식 초기에는 심장 조직검사를 시행하는 것이 권장된다. 심장이식 후 1년이 되는 시점에는 관상동맥 조영술을 통하여 이식 후 예후에 대한 평가를 하는 것이 중요하며, 관상동맥혈관 내의 협착의 정도에 따라 예방적 약물치료 및 심장재활평가가 이루어지고, 소견에 따라 이후 매 1~3년마다 검사일정이 달라질 수 있다. 면역억제제 복용으로 이식장기 외 다른 장기에 이상이 없는지 규칙적인 건강검진을 받는 것이 중요하고, 타원에서 진료를 받을 경우 반드시 면역억제제를 복용하는 이식환자임을 알려 적절한 진료가 이루어지도록 한다.

## 2) 상처 및 배액관 관리

심장이식 수술 부위는 일반적인 개심술을 받은 환자와 동일하게 가슴 중앙의 흉골 부위에 약 15~20 cm 정도의 수직 모양의 피부절개부분과 흉관배액관을 제거한 상처가 있다. 상처의 회복 속도에 따라 다르지만, 절개된 흉골이 완전히 아물 때까지는 약 8주 정도가 소요된다. 당뇨나 골다공증, 고령의 경우에는 상처의 회복이 더 오래 걸릴 수 있다. 팔을 벌리거나, 옆으로 누워자는 자세, 손을 딛고 몸을 일으키는 자세 등도 상처 치유에 방해가 되므로, 흉골에 무리가 되는 자세는 피하는 것이 좋다. 수술 부위의 발적, 부어오름, 분비물의 경우 드물지만 수술부위 감염의 문제가 될 수 있으므로, 퇴원 후 첫 외래 방문시 흉부외과 의사와 수술 상처 부위에 대한 확인은 필수적으로 필요하다.

## 3) 감염 예방

심장이식 후 퇴원을 하더라도, 이식 후 1년까지는 면역억제제 고용량 사용으로 인해 감염성 질환에 대한 저항이 감소되어, 감염의 위험성이 높으므로 이식환자들은 가정에서도 개인위생을 철저히 하며 감염성 질환에 주의를 기울여야 한다. 기본적으로 호흡기 질환이 유행하거나, 외출시에는 마스크를 착용하고, 특히 병원을 방문할 때에는 마스크를 하는 것이 필요하다. 구강을 청결히 하고 손을 씻는 등의 위생관리가 중요하다.

흔히 인플루엔자에 걸리기 쉽고, 이것은 이차감염으로 폐렴으로 진행될 수 있기 때문에 이식 후 1년 이후로 매년 10월경에는 인플루엔자 예방접종을 하는 것을 권장한다. 바이러스 질환 중 CMV의 경우, 특히 한국인에서 유년기에 대부분 1차 감염을 일으켜 성인이 되어 흔적이 발견되어, 심장이식 수술 후 면역억제제를 사용하는 이식환자는 다시 CMV 감염의 위험이 높기 때문에 이식 후 항바이러스제(ganciclovir)로 예방하면서 치료하는 것이 추천된다. 이외에도 흔한 조갑백선 등과 같은 진균증과 바이러스에 의한 대상포진의 발병에도 주의를 기울이고 감염시 조기치료가 필요하다.

## 4) 투약

장기이식 후 면역억제제의 복용은 매우 중요하다. 면역억제제는 이식 후 기간의 경과에 따라 용량이 줄어들 수 있지만 평생 복용해야 하므로, 복용하는 약물에 대한 이해가 필요하다. 이식 수혜자는 본인이 복용해야 하는 약물의 이름, 용량, 부작용을 알고 있어야 한다. 일반적으로 이식 초기에는 면역억제제 3제 요법을 사용하는데 약물 상호간의 작용 때문에 피해야 하는 약물이 있다. 그러므로 감기약, 진통제(NASID) 등도 함부로 섭취해서는 안 되고, 주치의와 상의하여 약물 상호간의 문제가 있지 않도록 주의하는 것이 필요하다. 일반적으로 알려진 건강보조식품(인삼, 한약, 오메가 3 등)의 경우도 면역억제제와의 상호작용을 고려하여 이식 초기에는 특히 주의하여 함부로 복용하는 것을 금지하고 있다.

이식 후 초기부터 약물의 이행습관을 규칙적으로 정확히 하는 습관을 가지는 것이 필요하다. 간혹 약물의 복용을 잊은 경우는 생각 났을 때 즉시 복용한다.

### 5) 일상생활 관리

흡연은 특히 심장 환자들에게 해로운 것으로 이미 밝혀져 있다. 심장질환이나 기타 합병증을 높일수 있는 흡연은 심장이식 수혜자에게는 특히 해롭기 때문에 금지해야 한다.

피부에 물집이나 상처가 있을 때 간과하지 말고, 주치의와 상의하는 것이 필요한데 이는 일반인에 비해, 이식환자에게 피부암 발생보고가 높은 편이기 때문이다. 이와 관련하여 자외선 차단을 위한 습관(모자, 양산, 긴팔 옷, 선글라스 등)도 권장한다.

또한, 심장이식 후 치과 치료시에는 특히 주의를 하는 것이 필요하다. 일반적으로 치과 치료(스케일링, 발치, 구강내 수술 등)시에는 치료 전후로 항생제를 사용하는 것이 권장되는데, 이는 구강내 세균에 의한 심내막염 예방을 위해 중요한 사항으로 보고되고 있다. 추천되는 항생제는 아목사실린(amoxicillin)이고, 사용용량 및 시기는 치과치료 1시간 전 또는 후에 2.0 g을 복용하는 것으로 이런 문제 외에 심장이식 자체가 치과치료를 받는 것에 문제가 되지 않는다.

### 6) 영양 관리

이식 후 규칙적이고 균형적인 식사는 회복기에 있는 심장이식 수혜자에게 도움이 된다. 정상 체중을 유지하여 비만하지 않도록 주의해야 한다. 면역억제제의 고용량 복용으로 인해 감염의 위험이 높은 초기에는 위생적으로 관리된 음식을 섭취하고, 혈중 콜레스테롤의 상승 우려로 지방질이 많은 식사는 제한하는 것이 좋다. 음식을 통해 균이 옮겨질 수 있으므로 음식 선택에서 특히 유의하는 것이 좋다. 일반적으로 야채나 과일의 경우는 신선하고 깨끗한 것, 수술 후 1년 미만까지는 익히지 않은 고기, 회, 조개류 등의 섭취는 제한하고, 완전히 굽거나 삶거나 끓여서 음식을 섭취하는 것을 권장한다.

## 7) 운동과 재활

수술 후 2개월 이내에는 푸쉬업 등의 흉곽근육을 사용하는 운동을 삼가해야 한다. 수술부위 즉 가슴에 통증을 유발하는 운동은 피하는 것이 좋고, 5kg 이상의 무거운 물건을 드는 것도 삼간다. 가능한 자동차 운전도 삼가하는 것이 좋은데, 이는 만일의 사고시 핸들에 수술부위인 가슴뼈를 다칠 수 있기 때문이다. 이러한 주의는 수술시 절개했던 가슴뼈가 완전히 아물 때까지 무리를 주는 것이 좋지 않기 때문이다.

수술 후 2~3개월이 경과되면, 가슴뼈가 아물기 때문에 흉곽근육을 사용하는 운동이 가능하다. 수술 후 운동 능력의 회복은 심장기능의 회복 뿐 아니라 골격근의 기능회복과도 관련성이 있으므로 점차적으로 운동량을 늘려가며 주기적이고 꾸준한 운동에 대한 노력이 중요하다

## 8) 성생활과 임신

심장이식 후 퇴원 후에 부부생활은 특별한 문제가 없다. 그러나 이식 후 임신은 최소 2년간은 피하고, 그 이후에는 주치의와 상의를 하는 것이 필요하다. 여성의 경우 임신으로 인한 고혈압, 당뇨, 심장의 부담이 동반되어 심장이식 후 가임기 여성의 출산 보고는 흔치 않다.

## 9) 응급상황 대처

급성거부반응 또는 감염 등을 의심할 수 있는 증상이 있는 경우는 병원 진료를 받도록 한다. 체온이 37.5℃ 이상의 열과 오한, 가래의 색이 노랗거나 초록빛으로 변할 경우, 호흡곤란 증상이 새로 생겼거나, 누웠을 때 호흡곤란 증상이 더 악화되는 경우, 이유 없는 극도의 피로감과 무기력감, 지속되는 오심, 구토, 설사 등은 감염의 증상일 수 있다. 이상 반응이 있을 경우는 예정된 진료일이 아니더라고, 병원을 방문하여 진료를 받는 것을 권장한다.

# 8 심장이식을 위한 뇌사자 관리

심장이식 대기자에 비해 기증자가 부족한 것은 전세계적인 문제이다. 이러한 문제를 극복하기 위해 관련 기관에서 장기기증 활성화를 위해 노력하고 있으며, 제도와 규정이 개선되고 있다. 심장이식 대기자 및 기증자에 대한 조건을 지속적으로 보완해가고 있는 실정이다. 국내에서 제시하는 뇌사자의 심장기증 가능한 기준은 다음과 같다(표 11-10).

**표 11-10 뇌사자 심장기증의 기준(질병관리본부 장기이식관리센터 규정)**

- 이식대상자에게 수혈 가능한 혈액형이어야 한다.
- 가급적 남자는 45세 이하, 여자는 50세 이하이어야 하나 담당의사의 판단에 따라 연장될 수 있다.
- 심장 부위 수술이나 외상의 병력이 없어야 한다.
- EKG 상 Q wave가 없어야 한다(단, 심초음파에서 심장기능이 정상이면 사용가능)
- 심장초음파상 기능 및 해부학적 위치 등이 정상이어야 한다.
- 전신적 감염의 증거가 없어야 한다.
- 몸무게가 20% 내외가 이상적이지만 경우에 따라서는 50%까지 가능하다.

출처: 질병관리본부 장기이식관리센터. (2016). 2016년 장기이식관리 업무안내. 서울: 질병관리본부.

상기의 규정 외에도 일반적으로 도파민과 같은 강심제의 경우는 10 mcg/kg/min 이하, 중심정맥압 12 torr 이하, 예상되는 심장의 허혈시간(ischemic time)이 6시간 이내, 심정지 및 저혈압유지기간이 없도록 하여 뇌사자가 있는 병원의 관리의가 적극적으로 관리하는 것이 심장을 기증하는데 도움이 되는 것으로 보고되고 있다.

뇌사자가 있는 병원의 심장전문의가 심장초음파를 실시하는 것이 가장 좋으며, 심장초음파를 통해 심장의 수축력은 물론 판막 이상여부, 기타 다른 심장내 이상이 있는지 확인하는 것이 기증을 판단하는데 가장 중요한 근거가 된다. 뇌사자 관리시에 심장의 기증을 위해서는 적절한 강심제의 사용도 중요하다. 저용량의 levophed과 dobutamine의 강심제를 사용하고 바소프레신(vasopressin)을 적절히 사용하여 수축기혈압 100 mmHg 이상으로 유지하는 것이 필요하다. 중심정맥압이 8 mmHg 이하이면 수액 및 혈액 투여로 10~12 mmHg로 상승시키는 것이 필요하고, 이때 수액은 crystalloids 보다는 colloids 제제가 더 효과적인 것으로 보고되고 있다. 이러한 관리가 심장기증의 중요한 요인 중의 하나가 된다. 확장범주기증자(extended criteria donor)로 심장초음파상 좌심실 구혈률(Left Ventricular Ejection Fraction, LVEF)이 저하되어 있거나, 강심제가 많이 필요한 경우는 심장 적출

6~12시간 이내에 심초음파 검사를 다시 시행하는 것이 필요하다.

심장기증의 금기로는 심장 이외의 문제이거나 심장 본래의 기능 저하가 의심되는 두 가지로 분류해볼 수 있다. 심장 이외의 문제로 HIV 혈청검사결과 양성의 경우, 항생제에도 통제되지 않고 있는 전신적인 박테리아 감염이 있는 경우, 원발성 뇌종양을 제외한 악성종양이 있는 경우, HLA XM 결과 양성의 경우가 해당된다.

조절되지 않는 심실부정맥, 뇌사의 원인이 심정지로 인한 경우, 심장외상의 있는 경우, 고용량의 강심제와 적절한 볼륨 상태가 유지되는 경우에도 LVEF가 40% 미만인 경우, 이전에 심장수술을 받았거나, 이로 인하여 심장기능에 장애가 있는 경우, 심한 좌심비대가 있는 경우(심초음파상 LV wall thickness가 systole 시 20 mmHg 이상), 심폐소생술이 반복적으로 나타나는 5분 이상 지속된 경우는 심장 본래의 기능저하로 판단되어 심장기증자의 제외기준으로 보고 있다.

## [참고문헌]

가천의과대학교부속 길병원 심장센터. (1999). 심폐이식 지침서. 인천: 가천의과대학교부속 길병원.

김용순 (1998). 장기이식-원리와 실제-. 서울: 현문사.

박광옥. 김명숙, 유은숙, 이향우, 이숙자, 김미경 등. (2008). 수술간호의 실제. 서울: 현문사.

서울아산병원 간호부. (2016). 심장이식 수술 후 간호. 서울: 서울아산병원.

서울아산병원 수술실. 간호부. (2018). 서울아산병원 장기이식수술간호 지침서. 서울: 서울아산병원.

서울아산병원 심장병원. (2014). 심장이식 바로알기. 서울: 서울아산병원.

서울아산병원 장기이식센터. (2012). 심장이식 건강수첩. 서울: 서울아산병원.

서울아산병원 장기이식센터. (2017). 심장이식 지침서. 서울: 서울아산병원.

Bojar, R.M. (2005). Manual of perioperative care in adult cardiac surgery 4th edition, Blackwell Publishing.

Braunwald, E., & Loscalzo, J. (2013). Harrison's cardiovascular medicine(2nd edition). columbus : McGraw-Hill Education.

Cheng, A., & Slaughter, M. S. (2014). Heart transplantation. Journal of Thoracic Disease. 6(8), 1105-1109.

Cupples, S., Lerret, S., McCalmont, V., & Ohler, L. (2017). Core curriculum for transplant nurses. 2nd ed. Philadelphia: Wolters Kluwer.

Heart transplant patient education manual, Baylor college of medicine Houston, Texas.

International society for heart and lung transplantation guideline for the care of heart transplant recipients (Aug, 2010).

Lough, M. E. (2016). Hemodynamic monitoring; Evolving Technologies and Clinical Practice.

Lower, R. R., Stofer, R. C., & Shumway N. E. (1961). Homovital transplantation of the heart. The Journal of Thoracic and Cardiovascular Surgery. 41, 196–204.

www.jthoracdis.com

www.konos.go.kr/konosis/common/bizlogic.jsp

# 제12장 폐이식

폐는 생명을 유지하는데 필수적인 장기로 우측이 3엽, 좌측이 2엽으로 구성되어 있으며, 우리 몸의 조직이 각종 대사를 하는데 필수적인 산소를 공급하고 대사과정에서 나오는 이산화탄소를 배출시킨다. 폐이식은 폐기능이 말기에 이르러 다양한 치료에도 불구하고 회복이 불가능한 경우에 건강한 타인의 폐를 이식하는 치료방법이다.

## 1 폐이식 대상자

내과적 혹은 외과적으로 더 이상 치료가 불가능한 말기폐질환이 폐이식의 대상이 되고, 폐이식 진행여부는 만성진행성 폐질환 경험이 많은 호흡기내과 및 흉부외과 전문의의 판단이 매우 중요하다.

세계심폐이식학회(International Society for Heart and Lung Transplant, ISHLT)의 폐이식 대상자 가이드라인에 따르면 폐이식을 2년 내 받지 못하여 사망률이 50% 이상인 경우, 폐이식 후 최소 90일 이상 생존할 확률이 80% 이상인 경우, 이식 후 적절한 이식 폐기능이 유지된다면 5년 이상 생존할 확률이 80%가 넘는 경우로 정하고 있다.

## 1) 폐이식 적응증

폐이식의 적응증은 1차성 폐동맥 고혈압(primary pulmonary hypertension), 폐기종(emphysema), 섬유화 폐(pulmonary fibrosis), 유육종증(sarcoidosis), 아이젠멩거 증후군(Eisenmenger's syndrome), 석면증(asbestosis), 림프관평활근종증(lymphangio-leimyomatosis), 낭성 섬유화 폐(cystic fibrosis), 기관지 확장증(bronchiectasis), 이식 후 폐색성 세기관지염(bronchiolitis obliterans) 등이 일반적인 폐이식 적응증이고, 기준은 다음과 같다(표 12-1).

**표 12-1 폐이식 적응증 기준**

1) **특발성 폐섬유증(idiopathic pulmonary fibrosis, IPF)**
   (1) 상용 간질성폐렴(usual interstitilal pneumonia, UIP)
   - 일산화탄소 확산능력지수(pulmonary diffusion capacity of carbon monoxide, DLCo) 예측치 < 39%
   - 최근 6개월 동안 노력성폐활량(forced vital capacity, FVC) 10% 이상 감소 및 10% 이하
   - 6분 보행검사((6-min walk test, 6-MWT) 동안 맥박산소측정(pulse oximetry) 88% 미만
   - 흉부고해상도 CT (high resolution CT, HRCT) 검사결과의 벌집모양(honeycombing), 섬유화 점수(fibrosis score) > 2

   (2) 비특이적 간질성폐렴(nonspecific interstitial pneumonia, NSIP)
   - 폐 확산DLCo < 35% 예측치
   - FVC 10% 또는 최근 6개월 동안 DLCo 15% 미만 감소

2) **폐동맥 고혈압(pulmonary arterial hypertension, PAH)**
   최대한의 약물치료에도 지속되는 호흡곤란, 뉴욕심장학회(new york heart association classification, NYHA class) 심장기능상실의 중등도 판정기준 3, 4단계
   - 6-MWT < 350 meter
   - 정맥 내 epoprostenol 또는 이와 동등한 약물치료에 실패한 경우
   - 심계수(cardiac index, CI) < 2 L/min/$m^2$
   - 우심방압(right atrial pressure, RAP) 〉 15 mmHg

3) **유육종증(sarcoidosis)**
   - NYHA functional class III or IV
   - 안정시에도 저산소증이 있는 경우
   - 폐동맥 고혈압(pulmonary hypertension)
   - RAP > 15 mmHg

4) **림프관평활근종증(lymphangiomyomatosis, LAM)**
   - 폐기능과 운동능력(exercise capacity)의 심각한 장애(예, 최대 산소 섭취량($VO_2$ max) 예측치 ≤ 50%)
   - 안정시에도 저산소증이 있는 경우

5) **조직구증식증(histiocytosis X)**
   - 폐기능과 운동능력의 심각한 장애
   - 안정시에도 저산소증이 있는 경우

6) 미만성 기관지확장증(diffuse bronchiectasis), 낭성 섬유증(cystic fibrosis, CF)
- 산소 의존 호흡부전(oxygen-dependent respiratory failure)
- 과탄산혈증(hypercapnia)
- 폐동맥 고혈압

7) 만성 폐쇄성 폐질환(chronic obstructive pulmonary disease, COPD)
: BODE* 지수가 7~10 이거나 다음 중 적어도 하나인 환자 :
- 심각한 고탄산혈증이 동반된 악화로 인한 입원력(탄산가스분압, partial pressure of carbon dioxide, $PCO_2$) > 50 mmHg)
- 산소 요법에도 반응하지 않는 폐고혈압 또는 폐성심(cor pulmonale)
- 강제호기량($FEV_1$ < 20%, $DLC_O$ < 20%의 폐기종의 동질 분포(homogenous distribution)

* BODE index (0–10 point): 점수가 높을수록 사망 위험이 높음
A: Body–mass index (kg/m²)
0 = 21 ≤, 1 = 21 >
B: $FEV_1$ (% predicted)
0 = ≥65
1 = 64 – 50
2 = 49 – 36
3 = ≤ 35
C: 의학연구위원회(medical research council, MRC) 호흡곤란 척도(dyspnea scale)
0 = MRC 0–1
1 = MRC 2
2 = MRC 3
3 = MRC 4
D: 6분 보행검사 거리(distance walked in 6 minutes) (단위 : meter)
0 = ≥ 350
1 = 349 –250
2 = 249 – 150
3 = 149

출처: Orens, J.B., et al., International guidelines for the selection of lung transplant candidates: 2006 update, a consensus report from the Pulmonary Scientific Council of the International Society for Heart and Lung Transplantation. J Heart Lung Transplant, 2006. 25(7): p. 745-55.

## 2) 폐이식 금기증

폐이식 적응증이 되더라도 폐이식 후 예후에 나쁜 영향을 주는 동반질환이나 전신 상태를 평가해서 폐이식 여부를 결정해야 한다. 폐이식 여부를 고려할 때 금기증은 다음과 같다(표 12–2).

**표 12-2 폐이식의 절대적 금기증과 상대적 금기증**

절대적 금기증(absolute contraindication)

- 피부 편평 상피(cutaneous squamous epithelial) 세포와 기저세포종양(basal cell tumors)을 제외한, 지난 2년간의 악성종양이 있는 경우, 일반적으로 암 치료 후 완치판정을 받기 전 5년 이내
- 다른 주요한 장기(심장, 간 또는 신장)의 치료 불가능한 진행된 기능장애, 관상동맥 질환으로 좌심실기능의 심각한 손상이 있거나, 경피적 중재요법(percutaneous intervention)이나 우회술(bypass grafting)로 치료가 불가한 경우
- 만성 활동성(chronic active) B형간염과 C형간염, 인간면역결핍 바이러스(human immunodeficiency virus)를 포함한 치료 불가능한 만성적 폐외 감염
- 중대한(significant) 흉벽 기형 및 척추 기형
- 의학적 치료나 이식 후 관리에 불이행이 예상되는 문서화된 평가결과가 있을 때
- 의학적 치료에 협조하거나 준수할 수 없는 정신적 상태
- 일관성 있고 신뢰할 수 있는 사회적 지원 시스템의 부재
- 지난 6개월 이내 물질중독이 있어 치료가 필요한 경우(예: 술, 담배, 마약 등)

상대적 금기증(relative contraindication)

- 65세 이상이면서 관련 금기사항이 동반된 경우, 대부분의 경우 75세 이상
  단, 연령 자체로 이식에 금기 사항으로 간주되어서는 안 되지만, 일반적으로 나이가 증가하는 것은 절대적 또는 상대적 금기사항의 합동 조건과 관련됨
- 비만 Class I (BMI 25–30 kg/m$^2$)
- 체질량 지수(body mass index, BMI) 30.0–34.9 kg/m$^2$, 특히 체부 비만(truncal, central obesity)
- 점진적 또는 심각한 영양실조
- 심각하고 증상이 있는 골다공증
- 폐절제술 등의 광범위 흉부 수술력
- 기계 환기(mechanical ventilation) 및 체외생명유지장치(extracorporeal life support, ECLS)를 유지한 경우
  단, 다른 급성 또는 만성적 타 장기의 기능장애가 없는 대상자는 대상자로 가능
- 고도의 내성 또는 악성 세균, 진균, 특정 균주의 마이코박테리아에 의한 감염 또는 집락화

출처: Data from Weill D, Benden C, Corris P, et al. A consensus document for the selection of lung transplant candidates: 2014 an update from the pulmonary transplantion council of the International Society for Heart and Lung Transplantation. J Heart Lung Transplant. 2015;34(1):1-15.; Kreider M, Hadjiliadis D, Kotloff RM. Candidate selection, timing of listing, and choice of procedure for lung transplantation Clin Chest Med. 2011;32(2):199-211.

상기의 금기증 외에도, B형간염 및 C형간염에 감염된 환자의 경우 간경변이나 문맥압 항진의 임상적, 방사선학적 또는 생화학적 증상이 없고 적절한 치료법으로 안정한 환자에서 폐이식을 고려할 수 있다. 간염 대상자의 폐이식은 경험이 풍부한 간병리학 부서가 있는 센터에서 시행해야 한다. 인간면역결핍 바이러스(human immunodeficiency virus, HIV)에 감염된 환자의 경우 폐이식은 HIV-RNA가 검출되지 않는 환자와 항 레트로 바이러스 요법

을 병용한 환자에게 고려될 수 있다. 가장 적합한 대상자는 현재 후천성 면역 결핍증 증후군 질환이 없어야 한다. HIV 양성인 환자의 폐이식은 HIV 양성 환자의 치료에 전문성이 있는 센터에서 수행되어야 한다. *Burkholderia cenocepacia*, *Burkholderia gladioli*, 다제 내성 결핵균, *Mycobacterium abscessus*에 대한 감염이 이식 수술 전에 충분히 치료되었고, 수술 후 적절한 통제가 가능할 것으로 기대되는 환자가 적절한 이식 대상자로 간주되기 위해서는 이식 환경에서 이 감염을 관리하는 경험이 풍부한 센터에서 환자를 평가해야 하며 이식 대상자는 이러한 감염으로 인해 이식의 위험이 증가한다는 사실을 인식해야 한다. 폐 이식 후 말기장기부전의 위험에 빠지게 하는 죽상 경화성 질환의 경우, 관상동맥질환과 관련하여 일부 환자는 수술 전 관상동맥중재술 또는 관상동맥우회술(coronary artery bypass graft, CABG)의 대상자가 될 수 있다. 경우에 따라 폐이식과 CABG를 병행하는 경우도 있다. 수술 전 평가, 사용될 관상동맥 스텐트의 종류(금속 또는 방출) 및 관상동맥질환의 정도는 이식센터마다 다양하다. 당뇨병, 전신 고혈압, 간질, 중심 정맥 폐쇄, 소화성 궤양 또는 위식도 역류와 같은 말기 장기 손상을 일으키지 않는 기타 의학적 상태는 이식 전에 최적으로 치료가 된 후에 이식대상자로 고려한다.

## 2 폐이식 종류

폐이식의 종류에는 뇌사자 폐이식, 사후 기증자 폐이식, 생체 폐이식이 있다.

### 1) 뇌사자 폐이식

뇌사자 폐이식은 양측 폐이식(bilateral lung transplantation or double lung transplantation BLT or DLT), 일측 폐이식(single lung transplantation, SLT), 심장－폐 동시이식(heart-lung transplantation, HLT)이 있다. 양측 폐이식은 일반적으로 뇌사자로부터 양측 폐를 기증 받아 수혜자에게 이식되는 것으로, 기증되는 폐의 전체를 수혜자의 폐를 제거한 위치에 이식한다. 일측 폐이식은 폐이식을 받을 수혜자의 좌 또는 우측의 일측의 기능부전시 좌 또는 우측의 일측만 이식을 진행하는 경우에 해당된다. 심장 · 폐 동시이식은 폐이식이 필요한 대상자 중에서 심장의 기능손상이 동반되거나 이식 수술 후 관리에 문제가 될 가능성이 높은 경우에 진행한다. 대표적으로 회복 불가능한 심장손상을 동반한 아이젠멩거 증후군이 있다.

### 2) 사후 기증자 폐이식

뇌사자를 통한 폐기증이 부족하기 때문에 심장이 멈춘 사후 기증자(non-heart beating donor, NHBD)를 통한 폐이식도 드물게 진행대상이 된다. 사후 기증자를 이용한 폐이식은 1993년(Wisconsin 팀) 처음 발표하였다. NHBD의 기증자 분류기준(Maastricht category) 3, 4가 해당되고, 조절성 심정지 기증자(controlled cardiac death donor)로 뇌손상 후 심정지를 기다리거나, 뇌사판정 중인 뇌사추정자에서 발생하는 심정지와 같은 경우이다. 그러나 국내에서는 아직 보고된 사례가 없다.

### 3) 생체 폐이식

생체 폐이식(living donor lobar lung transplantation, LDLLT)은 건강한 생체 기증자의 폐의 일부를 절제하여 수혜자의 기능을 못하는 폐를 제거한 위치에 이식하는 방법이다. 생체 폐이식이 뇌사자 폐이식보다 좋은 성적이 보고되고 있으며, 국내에서는 2017년 서울아산병원(박승일 교수팀)에서 국내 최초로 시행하여 성공한 후 「장기등 이식에 관한 법률 시행령」이 2018년 10월 8일 개정되어 생체 폐이식이 합법화 되었다. 폐기증자는 수술 전 기증자 검사를 통해서 기증자 두 명이 각각 우하엽 또는 좌하엽을 수혜자에게 각각 기증하게 된다.

## 3 폐이식 수술 전 절차

폐이식 수술을 받기 위해서는 진료과 상담을 받고, 폐이식 대상자 수술 전 검사를 시행하여 적합한 대상자로 확인되면 뇌사 폐이식 대기자로 등록한다. 폐이식 절차는 도식화 하면 다음과 같다(그림 12-1).

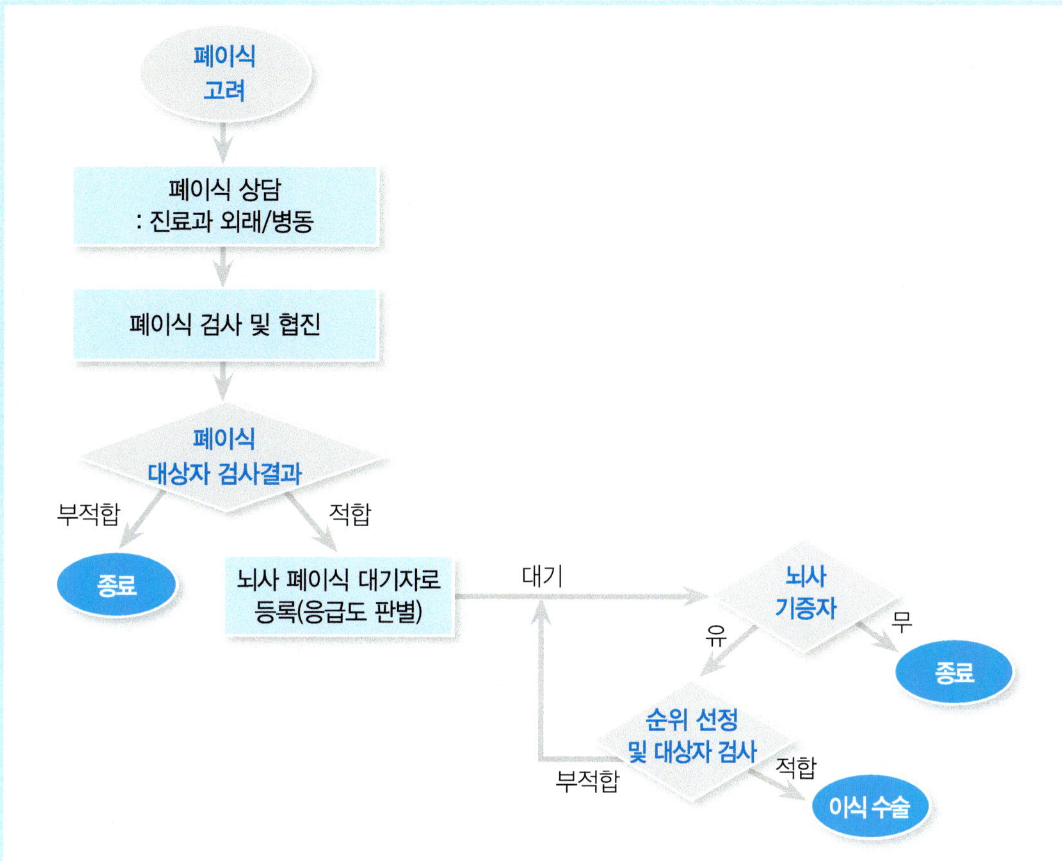


그림 12-1 폐이식 진행 절차

## 1) 폐이식 대상자 수술 전 검사

폐이식 대상자의 이식 전 검사의 목적은 이식 수술에 금기 질환이나 폐 외의 장기에 대한 평가를 하는 것으로, 이는 이식 수술 전 치료가 필요한 질환이 있는가를 확인하는 것이다. 폐이식 대기자로 등록여부를 결정할 때 환자의 치료받은 병력, 치료약제들을 조사하고 사전 검사들을 통하여 환자의 현재 폐상태가 말기인가를 평가한다. 사전검사 평가과정에서 더 이상 치료로 환자의 증상을 호전시킬 수 없는가를 판단하게 되며, 이 때 각 분야의 경험이 풍부한 호흡기내과, 흉부외과, 감염내과, 영상의학과, 마취통증의학과 등의 전문의사들 뿐만 아니라 장기이식코디네이터, 사회복지사가 참여하여 치료계획을 결정하게 된다.

폐이식 대상자의 수술 전 검사 항목은 다음과 같다(표 12-3).

**표 12-3 폐이식 대상자 수술 전 검사**

| 분 류 | 항 목 | 비 고 |
|---|---|---|
| 혈액형 및 일반혈액검사 | 혈액형(ABO-Rh blood typing)<br>총혈구수(complete blood count, CBC)<br>전해질(electrolyte)<br>혈당검사(glucose)<br>크레아티닌(creatinine)<br>혈액요소질소(blood urea nitrogen, BUN)<br>총빌리루빈(total bilirubin)<br>동맥혈 가스분석(arterial blood gas analysis, ABGA)<br>갑상선 기능 검사(thyroid function test) | |
| 혈청학적 검사, 세균 및 바이러스 검사 | 간염 : HBsAg, Anti-HCV, Anti-HAV(IgM),<br>HBs-Ab, HBc-Ab(IgM/IgG), HBeAg<br>Anti-CMV(IgG/IgM)<br>매독(syphilis, VDRL or RPR)<br>항 인간 면역결핍 바이러스검사(Anti-HIV 1/2)<br>Epstein-Barr virus(EBV)<br>Herpes simplex virus(HSV)<br>Varicella zoster virus(VZV)<br>anti-HHV8 IgG<br>톡소플라스마증(toxoplamosis)<br>풍진(rubella)<br>홍역(measles)<br>파상풍 항 독소(tetanus anti-toxin)<br>인터페론-감마분비검사(interferon-gamma releasing assay, IGRA)<br>아스페르질루스 항원혈청검사(aspergillus Ag, galactomannan) | |
| 객담 검사 | 객담배양(Culture/gram stain, Sputum, AFB Stain/Culture, Sputum)<br>비강 면봉 배양(nasal swab,culture)<br>진균배양(fungus culture) | |
| 면역학적 검사 | 사람백혈구항원(HLA Typing)<br>사람백혈구항원교차반응검사(human leukocyte antigen cross matching, HLA-XM) test<br>항체동정검사(panel reactive anti body, PRA) class I,<br>PRA class II<br>CYP2C19 genotyping | PRA: 대상자 혈액 내에 기증자에 반응하는 항체가 있는지 미리 예측해 볼 수 있는 검사 |
| 소변 검사 | 뇨분석(routine urinalysis) | |

| | | |
|---|---|---|
| 심폐 기능 검사 | 폐기능검사(pulmonary function test, PFT)<br>6분보행검사(6-Minutes Walk Test)<br>심장초음파(2D+Doppler Echocardiography) (필요시 CT, MRI) | |
| 기타 합병질환 검사 | 상복부 위장관 검사(내시경 또는 조영술)(40세 이상)<br>복부초음파(abdominal USG) 또는 복부 CT(abdominal CT)<br>분변잠혈검사(occult stool blood test)<br>대장내시경검사(colonofiberscopy) )(40세 이상, 분변잠혈검사 양성시) | 악성종양 및 체내 감염과 이식 후 중대 합병증 발생 가능성의 여부를 평가 |
| 협진 | 호흡기 전문치료사<br>심장내과<br>폐이식 수술 전문의 | |
| | 영양사<br>사회복지과<br>정신건강의학과 | |
| | 치과<br>감염내과<br>이비인후과<br>부인과(여성의 경우) | 감염질환을 확인하여 이식 전 치료 여부를 평가 |
| 기타 | 0.1ml PPD Skin Tester, Tuberculin inj(2tu), | |

출처: 질병관리본부 장기이식관리센터. (2016). 2016년 장기이식관리 업무안내. 서울: 질병관리본부.
서울아산병원 장기이식센터. (2018). 서울아산병원 장기이식센터 업무지침서. 서울: 서울아산병원.

## 2) 뇌사 폐이식 대기자 등록과 관리

폐이식 대상자의 수술 전 평가가 완료되어 이식대기자로 판단된 경우에는, 이식수술을 희망하는 병원의 장기이식센터를 통해서 질병관리본부 장기이식관리센터(Korean Network for Organ Sharing, KONOS) 전산시스템(K-net)에 폐이식 대기자로 등록한다. 등록 후에는 의학적 상태에 따라 대기자의 응급도에 따라 수술 전 대기등급을 분류한다.

사람백혈구항원교차반응검사(human leukocyte antigen cross matching, HLA X-M)는 선택사항으로, 추후 검사를 위하여 이식대기자로 등록 시에 혈액검체를 보관한다. 수술이나 수혈의 기왕력, 임신이나 출산경험, 거부반응 예측검사인 항체동정검사(panel reactive antibody, PRA)가 양성인 경우에는 폐이식 수술 전에 뇌사자와 이식대상자의 혈액으로 조직적합성 교차반응 검사를 시행해야 한다

뇌사자와 HLA X-M 검사결과에서 정량적 검사 수치가 높은 경우 이식수술이 취소될 수

도 있고, 수치가 낮은 경우에는 이식 수술 전후로 탈감작 등 추가 처치를 시행한다. 탈감작 치료방법에는 혈장분리교환술(plasmapheresis)과 rituximab, bortezomib 등의 약물치료가 있다.

폐이식 대기자로 등록 시에는 가능한 환자와 보호자에게 정확한 정보를 제공하는 것이 중요하다. 폐이식의 필요성, 대기기간 중 주의 사항, 이식대상자 선정기준, 이식 후 격리병실 사용법, 면역억제제를 포함한 약물 복용, 이식 후 부작용 등에 대하여 교육한다. 폐이식은 뇌사자의 발생에 따라 응급으로 수술이 이루어지므로, 이식대기자는 비상연락이 가능하도록 전화 등을 항상 휴대하도록 알려준다. 이식대기자의 나이, 혈액형, 응급도에 따라 적게는 며칠에서 길게는 일년 이상 기다려야 할 수도 있다. 외국인의 뇌사이식 대기자 등록은 최소 1년 이상 국내에 체류한 증빙서류(외국인등록 사실증명서 또는 국내거소신고증, 출입국 사실증명서)가 있을 경우에만 가능하다.

폐기증자 발생시 이식대상자 선정에 폐 크기의 비교가 필요하므로, 폐이식 대기자로 등록 시에 대상자의 폐 크기를 측정하여 입력하는데, KONOS의 기준은 다음과 같다(그림 12-2).

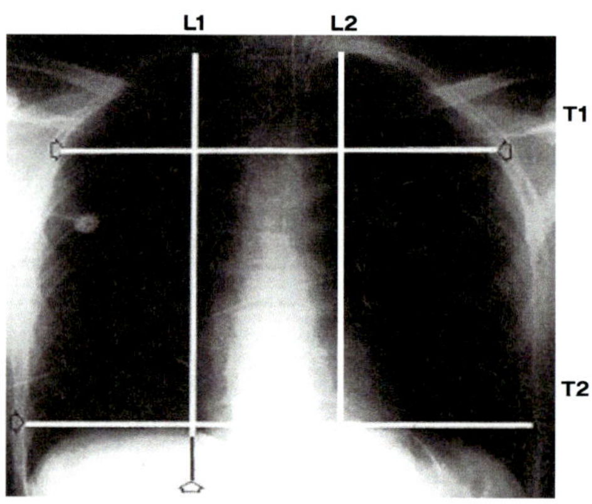


그림 12-2 이식 대상자 폐 크기 측정 기준

T1 (transverse dimension) : 대동맥궁 부위에서 횡단길이
T2 (transverse dimension) : 횡경막 부위에서의 횡단길이
L1 (longitudinal length, right side) : 폐첨부(우)에서 횡격막 까지의 상하 길이
L2 (longitudinal length, left side) : 폐첨부(좌)에서 횡격막 까지의 상하 길이
출처: 질병관리본부 장기이식관리센터. (2016). 2016년 장기이식관리 업무안내. 서울: 질병관리본부.

### (1) 폐이식 대기자 응급도

폐이식 대기자 응급도(status)는 의학적 상태변화에 따라 조정이 가능하다. 응급도 0의 대기자가 이식을 받지 못하면 8일 이내에 재등록해야 하고, 기간 연장의 횟수 제한은 없다. 대기자가 폐기능을 보조하는 기계장치인 체외막형 심폐기나 인공호흡기의 필요 여부에 따라 입원 또는 자택에서 대기하며, 대기기간 동안 의학적 상태 변화에 따라 대기자의 응급도는 상향 및 하향 조정될 수 있다. 응급도의 재등록 기간은 응급도 0의 경우 8일, 응급도 1의 경우 60일, 응급도 2의 경우 180일로 정해져 있고, 해당기간 내에 연장해야 한다(표 12-4). 동일한 응급도일 경우, 대기기간, 기증전력자 등 인지의 여부, 나이 등의 항목별 점수에 따라 대상자가 선정된다(표 12-5).

**표 12-4 폐이식 대기자 KONOS 응급도**

Status 0 (입원한 환자로 다음 중 한가지 이상에 해당하는 경우)
- 호흡부전증으로 인공호흡기(intubation ventilator)를 부착 중인 환자
- 체외막형 심폐기를 가동중인 환자

Status 1 (다음 중 한가지 이상에 해당하는 경우)
- 산소투여 없이 측정한 동맥혈가스 검사상 $PaO_2$ < 55 mmHg
- 평균 폐동맥혈압 > 65 mmHg, 또는 평균 우심방 혈압 > 15 mmHg
- Cardiac index < 2 L/min/$m^2$인 경우
- 동맥혈검사상 $PCO_2$ ≧ 80 mmHg인 경우
- 입원환자 중 고유량비강캐뉼라 highflow nasal cannula 30L $FiO_2$ ≧ 0.6 로 2주 이상 유지중인 경우(유지 중에만 인정)

Status 2 (다음 중 한가지 이상에 해당하는 경우)
- 폐기능 검사에서 1초 강제 호기량(FEV 1) < 25 %
- 산소 없이 측정한 동맥혈 가스검사 상 $PaO_2$ < 60 mmHg
- 평균 우심방혈압이 10–15 mmHg인 경우
- 평균 폐동맥압력이 55–65 mmHg인 경우
- Cardiac index < 2 – 2.5 L/min/$m^2$인 경우
- 동맥혈검사상 70 mmHg ≦ $PCO_2$ < 80 mmHg인 경우
- $DLC_O$ < 30 %인 경우

출처: 질병관리본부 장기이식관리센터. (2016). 2016년 장기이식관리 업무안내. (개정공문 2017. 7). 서울: 질병관리본부.

**표 12-5 폐이식 대상자 항목별 점수**

| 항목 | 내용 | 점수 |
|---|---|---|
| 가. 대기기간* | 응급도 0 | [(총 대기자수 – 대기자순위) 총 대기자수] × 2<br>0.5점/일 가산(최대 8점) |
| | 응급도 1 이상 | [(총 대기자수 – 대기자순위) 총 대기자수] × 2<br>0.25점/주 가산(최대 8점) |
| 나. 기증 전력자 등인지 여부 | 과거에 장기등을 기증한 사람, 배우자, 직계존속 · 비속 | 2점 |
| | 형제자매 | 1점 |
| | 4촌 이내 | 1점 |
| 다. 나이 | 만 19세 미만 | 2점 |
| | 만 19세 이상 | 1점 |
| | 만 65세 이상 | 0점 |

* 대기기간 합산: 응급도 0, 1, 2인 경우 응급도 하향 조정 될 때는 이전 응급도의 대기기간을 포함

출처: 질병관리본부 장기이식관리센터. (2016). 2016년 장기이식관리 업무안내(개정공문 2018. 8). 서울: 질병관리본부.

### (2) 폐이식팀의 구성과 기능

폐이식 수술은 수술을 담당하는 흉부외과 의사 외에 관련 여러 진료과와의 유기적인 협진체계가 중요하다. 수혜자 선별 및 관리, 수술 후 거부반응 관리 등을 위하여 이식과 기증자 적출을 담당하는 흉부외과 의사 외에도 호흡기내과, 심장내과, 감염내과, 영상의학과, 정신건강의학과, 병리과 등 다학제간 팀구성이 필수적이다. 응급수술에 대비하여 수술실, 중환자실, 격리병실, 원무과, 보험심사과 등의 부서간 협력이 중요하다.

폐이식의 경우, 장기특성상 허혈시간이 매우 짧기 때문에 기증자와 수혜자 수술이 동일한 병원 내에서 이루어지면 문제가 없지만, 병원이 다를 경우에는 장기이송에 각별한 주의가 필요하다. 폐의 허혈시간은 일반적으로 최대 6시간이므로, 근거리 이송 시 구급차를 이용하지만, 장거리 이송 시에는 항공, 고속철도, 헬기 등을 이용하므로 유관기관과 긴밀히 협조하여 이송에 차질이 없도록 준비하고 대처한다.

## 3) 폐이식 수술 전 준비

대상자 수술 전 기본 처방으로는 일반적으로 신선동결혈장과 백혈구를 여과한 적혈구와

혈소판, 급성 거부반응 예방을 위해 단일클론항체와 T 세포 증식 길항제, 제산제, 항생제, 지혈제(해당자만), 금식, 소독제 샤워(생략가능)가 포함된다. 폐이식 대상자의 수술 직전 기본 처방 사례는 다음과 같다(표 12-6).

**표 12-6 폐이식 대기자 수술 전 준비 처방 사례**

| 분류 | 항목 |
|---|---|
| 혈액 | 신선동결혈장(fresh frozen plasma)<br>백혈구 여과한 적혈구(leukoreduced red blood cell)<br>농축혈소판(platelet concentrates leukocyte fittered) |
| 약물 | 면역억제제(mycophenolate mofetil 1.5~2.0 g)<br>단일클론항체(basiliximab 20 mg)<br>제산제(antacid )<br>항생제(antibiotics)<br>지혈제(vitamin K, 혈액응고수치가 정상의 1.5배 이상의 경우) |
| 기타 | 금식(6~8시간)<br>샤워(소독액 혹은 비누) – 환자의 상태에 따라 생략 가능 |

출처: 서울아산병원 장기이식센터. (2018). 서울아산병원 장기이식센터 업무지침서. 서울: 서울아산병원.

# 4 폐이식 수술

## 1) 폐이식 수술의 종류

폐이식에는 양측 폐이식(bilateral lung transplantation), 일측 폐이식(single lung transplantation), 심 · 폐 동시이식(heart-lung transplantation), 생체기증자 폐엽 이식(living donor lobar lung transplantation) 등이 있으며, 양측 폐를 동시에 순차적으로 이식하는 수술(bilateral sequential lung transplantation)이 가장 많이 이루어진다.

## 2) 양측 폐이식 수술

양측 전측 개흉절개 및 흉골 횡절개를 시행하고 네 번째 늑간(intercostal)을 열고 체외순환을 시작한다(그림 12-3).

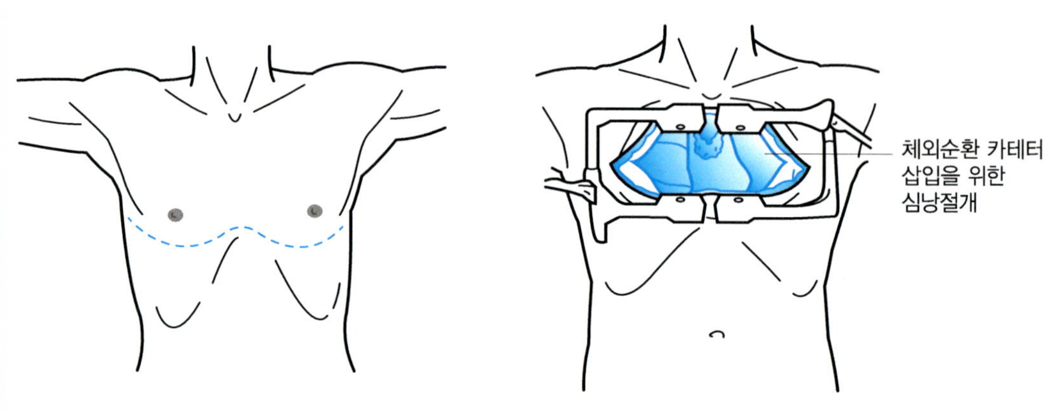


그림 12-3 양측 폐이식 수술을 위한 절개

우측 폐동맥, 폐정맥, 기관지(bronchus)를 자름으로써 우측 폐를 먼저 절제한다(그림 12-4). 흉강에 젖은 패드를 대고 얼음을 넣은 후 기증된 한 쪽 폐를 넣는다. 기관지를 단단문합(end-to-end anastomosis)한 후 폐동맥을 문합하기 전 차가운 생리식염수를 이용하여 공기가 새는지 확인한다. 폐동맥과 폐정맥을 차례로 문합한다(그림 12-5).

우측 폐의 이식을 마치면 좌측 폐를 절제하고 기증된 폐를 이식한다(우측 폐 이식 절차와 동일). 좌측과 우측의 수술 순서는 바뀔 수도 있다. 흉관을 삽입하고 수술상처를 봉합한다.

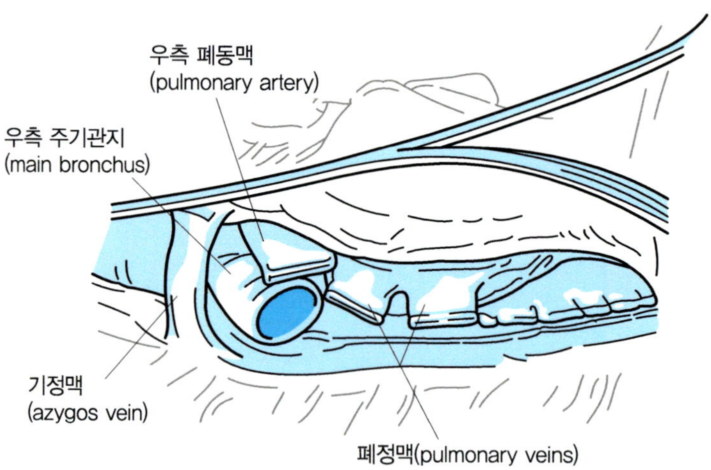


그림 12-4 오른쪽 폐 절제

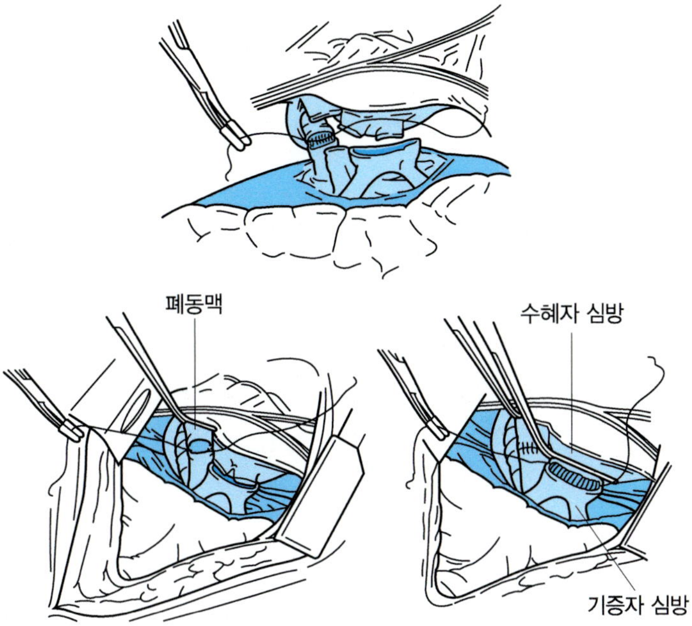


그림 12-5 기관지, 폐동맥, 폐정맥의 문합

### 3) 심·폐 동시이식

흉골절개로 가슴을 열고 체외순환을 시작한다. 근위부 상행대동맥, 상대정맥과 하대정맥을 절제함으로써 수혜자의 병든 심장을 제거한 후 기관(양측 폐이식의 경우)을 절제하여 폐를 제거한다. 수혜자 기관 아래쪽 끝부분을 기증자 기관의 윗쪽 끝부분에 문합한 후, 기증자와 수혜자의 대동맥과 상하대정맥(혹은 우심방커프)을 서로 연결한다. 문합을 마치면 교차차단을 풀고 심장과 폐를 재관류한 후 새는 곳이나 출혈이 있는지 살핀다.

## 5 폐이식 수혜자 중환자실 관리

폐이식 수술 후 수혜자는 수술실에서 중환자실로 이동하며 약 1~2주 간 중환자실에서 수술 후 경과를 관찰한다. 중환자실에서 심폐상태의 안정, 생명을 위협하는 문제의 조기 인식 및 대처, 합병증 예방을 위한 집중 치료를 위해서는 다학제간 협력이 매우 중요하다.

### 1) 심혈관계 간호

활력징후는 1시간마다 측정한다. 심전도상의 박동수, 리듬의 변화가 있는지 확인하고, 혈역학적 기준에 따라 이상변화가 있는지 주의 깊게 확인한다. 혈압과 평균동맥압(mean arterial pressure, MAP)은 최소 65 mmHg 이상 유지한다. 그 외에도 폐혈관저항(pulmonary vascular resistance, PVR), 전신혈관저항(systemic vascular resistance, SVR), 심박출량(cardiac output, CO), 심계수(cardiac index, CI), 폐동맥 압력(pulmonary artery pressure, PAP), 폐동맥 쐐기압(pulmory artery wedge pressure, PAWP)을 모니터링한다. 적절한 MAP와 CO를 유지하기 위해 강심제, 혈관수축제, 혈관확장제(vasodilators)를 사용한다. PVR을 감소시키기 위해 nitroprusside, nitroglycerin, iNO 를 사용하여 PAWP는 15~20 mmHg, PVR은 5 wood's unit 미만을 유지한다. 소변량이 시간당 30 mL 이상의 경우, 수액 주입량에 따른 섭취량과 배설량 비율을 1시간마다 측정해야 한다. 최근에는 비침습적인 혈류학적 모니터링을 하기도 한다.

### 2) 호흡기계 간호

수술 문합부위인 기관지 유착(bronchial wound adhesion) 혹은 열개(dehiscence)의 증상을 모니터링한다. 호흡부전이 증가되는지, 삽입된 흉관으로 누출되는 공기가 있는지, 피하기종이나 기흉이 발생하는지, 객혈 혹은 패혈증의 증상이 있는지를 확인한다. 문합부위의 상처 치유를 촉진시키기 위해 적절한 영양을 공급한다. 만약 수술부위의 열개가 의심되면 기관지내시경을 준비하고 응급수술에 대비한다.

호흡기능을 평가하는 변수인 호흡수, SaO2, PAP, Vt, 최대흡기압(peak inspiration pressure, PIP), Cdyn, MV, Auto peep, ABGA, lung sound, chest tube drain의 양상과 공기누출(air leak) 등을 모니터링한다. 환자의 기도를 유지하고 호흡분비물을 효과적으로 제거하며 그 양상을 관찰한다. 폐하부의 분비물은 체위배액이나 흉부 물리요법을 통하여 제거한다. 인공호흡기 설정을 적절히 하여 흉부 X-선상 침윤이 없도록 관리한다. 인공호흡기 설정기준은 다음과 같다(표 12-7).

**표 12-7 인공호흡기 설정기준**

- 완전 환기(full support) : 일회 호흡량(tidal volume, Vt) 6 ~ 8 ml/kg
- 호기말 양압(positive end expiratory pressure, PEEP) : 5 ~ 10 $cmH_2O$.
- 호흡수(Respiratory rate) : 10 ~ 14 회/분
- 흡입산소농도($FiO_2$) : 100%
- 모니터링(monitoring : $FiO_2 < 0.6$ 유지, $SaO_2 > 92$ %, meanPAP < 15, Cdyn = 50~80 ml/$cmH_2O$, MV = 5~10 L/min

감염예방을 위한 집중적인 호흡기 간호가 필요하다. 기관지 분비물의 제거를 위해 체위배액, 흉부물리요법, 심호흡과 기침 격려, 폐의 자정(pulmonary toilet), 흡인 등을 시행한다. 호흡기 분비물 배출과 허혈성 손상 관찰을 위해 수술 후 2~3일간 치료적 기관지 내시경을 시행할 수도 있고, 경과에 따라 시행여부 결정하기도 한다. 인공호흡기 이탈기준(weaning and extubation criteria)은 다음과 같다(표 12-8).

**표 12-8 인공호흡기 이탈기준**

- 명료한 의식 상태
- 자발적인 움직임(voluntary movement)
- 출혈 징후가 없을 경우
- 혈역학적 안정성
- 인공호흡기를 통한 원활한 산소공급
- RR < 25회, Vt > 5 ml/kg, f/Vt < 105, MIP <- 20, VC=10~15 ml/kg, PEEP 5 $cmH_2O$
- ABGA : $PaO_2 > 70$ mmHg(on $FiO_2 < 0.5$), $PaCO_2$ 35~45 mmHg, pH 7.35 ~ 7.45

## 3) 신경계 간호

동공반응으로 동공 크기 및 대칭성, 빛에 대한 반응을 평가한다. 의식수준을 사정하기 위한 객관적인 도구로 Glasgow Coma Scale (GCS)을 이용하여 눈뜨기(eye opening), 운동반응(motor response), 언어반응(verbal response)의 세 가지 영역 점수들의 총점을 계산하여 평가한다. 섬망이 잘 발생하므로 CAM (confusion assessment method)-ICU 같은 도구들을 사용해서 상시감시를 잘 해야 된다.

## 4) 신장계 간호

수술 전 신기능 장애나 폐동맥 고혈압 또는 저심박출 상태가 있었던 환자는 이식 수술을 거치면서 혈청 크레아티닌이 상승한다. 면역억제제(특히 cyclosporin)와 수술 중 심폐우회(cardiopulmonary bypass, CPB) 사용은 신기능을 악화시킬 수 있다. 수술 전 크레아티닌이 1.5 mg/dL 이상인 경우 수술 직후 cyclosporin을 중단하고 관찰한다. 크레아티닌 수치에 따라 면역억제제 용량을 적절히 조절한다. 이뇨제는 일반적으로 사용하여 체액량 과부하증을 제거한다.

## 5) 상처와 배액관 관리

수술 후 중환자실로 전실 시 확인해야 하는 중요한 사항 중 하나이다. 배액관의 배액양상을 관찰하고, 수술 부위에서 출혈이 있는지, 흡인 시 출혈이 있는지 분비물 양상을 관찰한다. 또한 혈액검사(Hb, Hct, platelet, aPTT 등) 결과를 확인하여 출혈 위험이 있는지 확인한다. Hb 8 g/dL 이상, Hct 24% 이상 유지하고 필요 시 수혈을 빠른 시간 내에 시행한다. 수혈을 할 때는 백혈구 제거 혈액제제를 사용한다.

매 시간 흉관의 기능을 확인하고 배액양상을 확인하고, 흉관으로 100 mL/hr 이상 배액 시 출혈을 의심할 수 있다. 흉관은 일반적으로 하루 배액량이 100 mL 이하가 될 때 환자의 흉부 X-선 촬영 결과의 호전에 따라 순차적으로 제거한다. 배액관(Jackson Pratt drain)의 배액양상 및 배액량을 확인한다.

## 6) 통증 관리

통증을 사정하고, 처방된 진통제 투여 후 효과를 평가한다. 수술부위 상처 지지를 위해 chest-bind를 이용한다.

## 7) 호흡 재활

기침과 심호흡을 격려하고, 인공호흡기 이탈 후 유발폐활량계를 적용하며 가능하면 조기에 단계별 호흡 재활을 적용한다.

# 6 폐이식 수혜자 병동 관리

폐이식 후 재원기간은 이식 후 초기 상태와 임상적인 심각성 등 여러 변화에 따라 영향을 받는다. 수술 후 중환자실에서 초기 치료 후 병동으로 전동을 오게 되면, 퇴원 시까지 평균 3~4 주간 병동에서 관리한다.

## 1) 격리

수술 후 중환자실의 격리병실에서 초기집중치료 후 병동으로 전동을 오게 되면, 퇴원 시까지 1인실 격리병실(양압실 또는 1인실)에서 생활하게 된다. 일반적으로 중환자실에서 병동격리병실로 전동이 결정되기 전에 미리 보호자 면담을 통해 보호자나 간병인의 검사의 필요성에 대해 교육하고 검사를 시행해두는 것이 필요하다. 검사항목은 흉부 X-선 촬영, B형 간염 항원 및 항체, 매독과 같은 성매개감염 검사를 시행하고 검사결과를 확인 후 격리방을 출입하도록 한다. 격리병실에서 환자와 보호자가 생활하는 동안은 감염예방을 위한 관리교육이 중요하다. 손위생을 철저히 하고, 의료진은 무균술 원칙을 준수하고, 1인실 사용 시 보호주의를 적용한다.

## 2) 투약

이식 후 면역억제제의 용량 조절은 혈중 농도를 기준으로, 이식 후 기간이 경과되면서 선택하여 용량을 조절한다. 폐이식 후 스테로이드는 기관지 접합부 문합의 치유를 위해 스테로이드 처방용량은 특별히 유의해야 한다. WBC 3500/mm$^3$ 이상이 되도록 유지하여, 골수 억제 현상이 심하면 면역억제제의 종류를 변경하여 사용해야 한다.

### (1) 면역억제제

이식팀의 프로토콜에 따라 약제 선택의 차이가 있으나 3제 요법(triple therapy)의 3가지 약물이 면역억제 유지를 위해 동시에 사용한다. 칼시뉴린 억제제(cyclosporin 또는 tacrolimus), T 세포 증식 억제제(inhibitor of T cell proliferation), 당질코르티코이드(glucocorticoid)의 3종 면역억제제 요법이 일반적이다. 스테로이드의 경우는 일반적으로

methylprednisolone (Methyl PD) 125 mg을 수술장에서 1회 주입 이후 8시간 간격으로 2회 주입 후, 60 mg 감량하여 12시간 간격으로 2일간 주고, 이후 3일간은 0.5 mg/kg로 사용하고 이후에는 3일에 5 mg씩 줄여 0.4 mg/kg/day까지 줄여서 사용하는 것을 권장한다. Methyl PD 0.4 mg/kg/day으로 이식 후 6개월까지 유지하고, 이후 매달 5 mg씩 감량하여 0.2 mg/kg/day까지 감량하는 것이 좋다. 그 이후, 즉 이식 후 1년 이후에는 0.2 mg/kg qod로 유지하여 복용하도록 한다.

Mycophenolate mofetil (Cellcept, Myconol, Myrept) 사용의 경우는 백혈구 수치(4000/mm$^3$ 이상 유지)를 관찰하면서 주의 깊게 투약하는 것이 필요하다. 약물 혈중농도(mycophenolate acid level)를 주기적으로 검사하여 1~3 μg/mL 의 적정 수치 용량을 유지한다. 일반적으로 0.25 g ~ 1.0 g 용량을 하루 두 번 복용하게 된다.

Cyclosporin (Sandimun, Implamta, Cipol-N)은 신장기능이 안정화된 수술 2일 후부터 사용을 권장하는데 이식 후 초기 3개월 동안은 약물 혈중농도목표를 300~350 ng/mL으로 하여 신장독성이 나타나지 않는지 같이 모니터링하면서 사용한다. cyclosporin의 경우 voriconazole(Vfend)과 약물 상호작용으로 면역억제제 혈중농도를 증가시키므로, 치료약물농도감시(therapeutic drug monitoring, TDM)결과에 따라 감량하면서 용량을 조절한다.

### (2) 항균제

예방적 항균제(antibacterial prophylaxis)는 기증자와 수혜자에서 시행된 감시배양검사(surveillance culture) 결과와 수혜자의 이전 3개월 내 객담배양 검사결과에 따라 결정하고, 수술당일 수술장으로 입실하기 전 투여하기 시작하여 수술후 5일까지 사용한다. 이식 후 환자의 상태에 따라 사용기간 및 항생제 종류는 조정이 가능하다. 사용시에는 사구체여과율에 따라 적절하게 용량을 조절해야 하는데, 배양검사 결과에 따른 항균제 사용의 예시는 다음과 같다(표 12-9).

**표 12-9 객담배양검사결과에 따른 항균제 사용의 예**

| 객담배양검사결과 | 항생제 명칭과 사용량, 주기 |
|---|---|
| 메치실린 내성 황색포도상구균(methicilline resistance *Staphylococcus aureus*, MRSA) | vancomycin 1g IV q12hrs |
| 베타락탐 분해효소(extended-spectrum beta-lactamase, ESBL) 생성균주 또는 3세대 cephalosporin 내성균주 | meropenem 1g IV q8hrs |

| | |
|---|---|
| 카바페넴 내성 아시네토박터(carbapenem resistant-*Acinetobacter Baumannii*, CRAB) 또는 카바페넴 내성 녹농균(carbapenem resistant *Pseudomonas aeruginosa*, CRPA) | colistin IV 2.5mg/kg IV q12hrs |
| 배양된 균이 없는 경우 | cefepime 2g IV q8hrs |

출처: 서울아산병원 장기이식센터. (2018). 서울아산병원 장기이식센터 업무지침서. 서울: 서울아산병원.

Piperacillin/tazobactam, ampicillin, ampicillin/sulbactam은 galactomannan 검사 결과에 영향을 주어 위양성(false positivity)을 보일 수 있다.

#### (3) 항진균제

항진균제 사용은 폐이식 후 좋은 예후를 위해 예방적으로 투여하는 것이 일반적인 권고사항이다. amphotericin B (Fungizone) 흡입제를 주기적으로 사용하고, voriconazole은 혈중농도를 모니터링하면서 복용량을 조절한다.

#### (4) 항바이러스제

항바이러스제 사용은 폐이식 후 좋은 예후를 위해 예방적으로 투여하는 것이 일반적인 권고사항이다. ganciclovir 주사제를 이식 수술 후 입원기간 동안 투여하고, 퇴원을 고려할 때 먹는 약인 valganciclovir로 변경하여 3개월까지 복용하도록 한다. 폐이식에서 예방적으로 항바이러스제를 사용해도 cytomegalovirus (CMV) 감염이 생기므로 면밀한 검사가 필요하다.

#### (5) 항생제

폐포자충 폐렴(*Pneumocystis jirovecii pneumonia*, PCP)을 예방하기 위해 이식 후 3주 후부터 평생 복용하는 것을 권장한다. trimethoprim/sulfamethoxazole (TMP/SMX)를 2알씩 격일 또는 1알씩 매일 복용한다.

#### (6) 잠복결핵 치료

폐이식을 최초로 고려한 시점에 선별검사를 시행하고 치료 대상의 기준에 맞으면 바로 잠복 결핵에 대한 치료를 시작한다.

## 3) 검사

페이식 후 주기적인 혈액 및 흉부 X-선 촬영, 기관지내시경 검사 등을 통하여 거부반응을 조기에 발견하고 치료하는 것이 중요하다.

### (1) 혈액검사

페이식 후 혈액검사 항목으로는 complete blood count, coagulation battery, chemical battery, blood urea nitrogen, C-reactive protein, lactate, ABGA 등이 있다. 수혜자의 상태에 따라 주기적으로 검사를 시행한다.

### (2) 면역억제제 약물농도 검사

면역억제제의 종류에 따라 치료적 약물농도를 모니터링하는 것은 이식 후 매우 중요하다. 일반적으로 수술 후 1~2일부터 시작하고 약물 복용 후 1일 후부터 치료적 약물농도를 관찰한다. 치료적 약물농도를 위한 혈액검체 채집은 약물 복용 30~60분 전에 시행한다. 일반적으로 퇴원 전까지 자주 검사하는 것을 권장하고, 치료적 유지 용량에 따른 처방량을 각 이식 센터별로 수정 보완하여 관리한다.

### (3) 기관지 내시경

페이식 수술 후 기관지 내시경 검사(bronchofibroscopy, BFS)를 통해 거부반응을 진단하는데 유용하게 이용될 수 있다. 보통 이식 후 매주 시행하는 것이 좋다. 퇴원 후에도 이식 후 6개월까지는 월 1회, 이식 수술 후 6개월 이후에는 6개월마다 기관지폐포세정(bronchoalveolar lavage, BAL)과 경기관지 폐생검(transbronchial lung biopsy, TBLB)을 시행한다. 치료 후에는 1달 후 재검사를 하고, 그 외 이상 소견이 생길 때 추가검사를 시행가능하나 센터마다 프로프콜에 따라 시행한다. TBLB는 이상 소견이 있는 경우에 투시하여 이상부위를 중심으로 조직을 채취한다. 정기검사에서는 이식폐의 하엽부터 최소 5군데 이상을 채취한다. HB 염색, silver 염색(*Pneumocystis jiroveci*, 진균감염증 감별) 등을 한다. BAL은 그람염색, 항진균염색, silver 염색과 배양검사를 통해 감염증의 배제 진단으로 중요하게 활용될 수 있다. ISHLT의 거부반응 진단기준은 아래와 같다. 혈관을 표적으로 하는 경우 급성과 만성으로 각각 A와 D로, 기도를 표적으로 하는 경우 각각 B와 C 로 분류한다(표 12-10).

표 12-10 거부반응 진단기준

| | |
|---|---|
| **A. 급성거부반응(Acute rejection)** | |
| A0(Grade 0) : | 특이 이상소견 없음 |
| A1(Grade 1) : minimal | 혈관주위의 단핵구침윤이 산재 |
| A2(Grade 2) : mild | 혈관내피에도 침윤이 관찰(endothelialitis). 폐포중격이나 기강으로의 침윤이 명확하지 않음 |
| A3(Grade 3) : moderate | 소혈관주위에 중층의 단핵구세포가 명확하고 전반적으로 혈관내피에 침윤을 동반. 혈관이나 세기관지 주위의 폐포중격이나 폐포강에도 침윤이 퍼짐 |
| A4(Grade 4) : severe | 미만성의 혈관주의, 간질, 기강에의 단핵구침윤이 보이고 폐포세포도 장해를 받음파괴세포, 대식세포(macrophage), 유리질막(hyaline membrane), 호중구 침윤이 보임 |
| **B. 기도염증-림프구성기관지염/세기관지염(Airway inflammation-lymphocytic bronchitis/bronchiolitis)** | |
| B0 : | 기도에 염증이 없음 |
| B1 : minimal | 기관지/세기관지(bronchi/bronchiole)의 점막에 단핵구 침윤이 산재 |
| B2 : mild | 기관지/세기관지(bronchi/bronchiole)의 점막에 단핵구 침윤이 층상으로 보임 |
| B3 : moderate | 상피층 |
| B4 : severe | |
| BX : 평가불능 | |
| **C. 만성기도거부반응-폐색성 세기관지염(Chronic airway rejection-bronchiolitis oblierans)** | |
| 연골성분이 없는 호흡세기관지에 한정함. 두꺼운 호산선초자섬유성분의 침착이 점막하에 보이고 내강을 부분적으로 또는 완전히 메우고 있음. 세기관지내 또는 주위의 단핵구 침윤의 유무에 따라 분류함 | |
| 활동성 | |
| 비활동성 | |
| **D. 만성 혈관거부반응-이식된 혈관의 경화증상 가속화(Chronic vascular rejection-accelerated graft vascular sclerosis)** | |
| 동정맥의 섬유성 내막비후 | |

출처: Revision of the 1996 working formulation for the standardization of nomenclature in the diagnosis of lung rejection, Stewart, S., Fishbein, M. C., Snell, G. I.(2007). J Heart Lung Transplant. 26(12): 1229-42.

### (4) 흉부 X-선 촬영

수술 후 2주까지는 매일 검사하고, 수술 후 3주부터 4주까지는 주 2~3회 검사를 하는 것을 권장한다. 수술 4주 후부터는 매주 검사하여 비교한다. 심 · 폐 이식의 경우 주기적으로 심장초음파검사를 시행한다.

## 4) 상처 관리

흉관, 유치도뇨관 등의 침습적인 처치는 병동에 전동되기 전 혹은 전동 후에 가급적 조기에 제거하는 것을 권장한다.

## 5) 식이 관리

폐이식 후 충분한 영양 공급을 통하여 신체의 회복을 도모한다. 적절한 영양 공급이 중요하나, 무엇보다 감염의 위험이 없는 위생적으로 관리된 음식재료, 익힌 음식의 섭취가 바람직하다. 유제품의 경우 특히 청결한지, 유효기간이 지나지 않았는지, 통조림음식의 경우 찌그러지거나 녹이 슨 곳은 없는지 확인한다.

폐이식 후 발생하는 소화기계 합병증은 면역억제제의 불안정한 흡수를 유발하여 혈중 농도 조절의 어려움이나, 영양 부족을 초래할 수 있다. 위식도역류질환의 경우는 폐쇄성 세기관지염 증후군을 유발하는 큰 위험인자로도 알려져 있으므로, 이식 후 수혜자의 적절한 영양 공급은 폐이식 후 환자들의 생존율 증가와도 관련성이 크다. 이식 후 소화기계 증상의 유발시 심각한 이차 합병증이 발생하지 않도록 내시경을 통하여 조기에 진단하여 적절하게 치료한다.

## 6) 운동과 재활

중환자실에서 격리병동으로 전실하게 되면, 병실 내에서 실내 화장실을 사용하며 일상생활을 스스로 할 수 있도록 하며, 병동 내에서 보행하면서 재활에 점차적으로 적응하여 회복을 도모한다. 흉부사진 촬영을 위해 영상의학과 검사실로 직접 내려가 촬영을 할 수 있으나, 이동시에는 마스크를 착용하도록 한다. 무기폐 예방과 호흡기능의 개선을 위해 호흡물리요법을 시행한다. 통상적인 개흉술에 준하여, 흉골과 늑골에 무리가 가지 않는 활동을 권장한다.

## 7) 이식거부반응 관리

### (1) 초급성 거부반응

① 항체매개성 거부반응

항체매개성 면역반응에 의해 수술 직후 또는 이식 후 1시간 내 발생하는 것을 말한다. 동종 항원에 대해 형성된 항체가 혈관내피세포에 결합해 보체를 활성화하고, 응고연쇄반응(coagulation cascade)이 나타난다. 이는 이전의 임신, 수혈, 선행이식과 관련성이 있으며 최근에는 이식 전 PRA 등 검사를 통해 발생률이 감소하였다. 임상증상으로는 발과 손가락까지 허혈성 손상이 급작스럽게 진행되는 조직 저산소증, 이식된 폐로부터 선홍색의 거품나는 분비물(pink frothy secretion) 배출, 흉부 X-선상 폐침윤, 혈역학적 불안정, 응고 장애 등이 나타난다. 기관지 내시경을 통한 폐생검과 HLA X-M을 통해 기증자 특이 항체(donor specific anti-HLA antibody )를 확인하여 급성거부반응을 진단할 수 있다.

치료법으로는 혈장분리교환술(plasmapheresis), 약물(antithymocyte globulin, cyclophosphamide) 치료가 있다.

② 이식편 기능소실

이식편 기능소실(primary lung graft dysfunction, PGD)은 흔히 관류 손상(reperfusion injury), 또는 이식 반응(implantation response)으로 알려져 있다. 이식 후 72시간 내에 발생하고, 이는 이식 초기 사망률의 가장 큰 원인이 된다. 급성호흡부전(acute respiratory distress syndrome, ARDS)과는 비교된다. 원인으로는 이식된 폐조직의 모세혈관 투과율의 증가, 장기 적출 수술시의 절제수술의 지연과 구득된 폐의 저장 및 운반시간 지연 등에 의한 문제, 이식 수술과정과 심폐기사용과 관련된 림프배액의 방해, 긴 허혈시간으로 인한 부종, 수액의 과부하 등이다.

감별진단으로는 이식편 소실(primary graft failure), 폐부종(pulmonary edema), 흡인성 폐렴(aspiration pneumonia), 감염성 폐렴(infectious pneumonia), 정맥 봉합부 합병증(venous anastomotic complications)이 있다.

### (2) 급성 거부반응

급성 거부반응(acute rejection)은 이식 후 1년 이내에 나타나는 거부반응으로 세포성 거부반응 또는 항체매개성 거부반응으로 나타난다.

① 세포성 거부반응

세포성 거부반응(cellular rejection)은 T 세포 매개 혹은 기관지 단세포염증이 폐이식 후 1년 이내 50% 이상 영향을 미친다. 이식 후 5일에서 1년 이내에 발생하는 것으로 임상증상은 비특이적이며, 감염과 유사하게 나타난다. 임상증상은 열, 불쾌감, 피로, 기침, 호흡곤란, 폐기능의 감소, 비특이적 흉부 방사선 사진 소견(하엽 주변 폐렴 침윤, 흉수 등), CT소견(septal thickening, ground-grass attenuation)이 나타난다. 3개월 이후에 나타나는 급성 거부반응은 무증상, 폐기능이 안정화된 수개월 이후 폐기능상 $FEV_1$, FVC의 10% 이상 감소되는 현상을 보인다.

이러한 급성 거부반응은 기관지내시경 생검(bronchoscopic lung biopsy)으로 확진할 수 있고, 치료는 고용량 스테로이드 요법을 시행한다. 치료의 목적은 급성 이식편손상(acute graft damage)과 만성 거부반응으로의 진행을 막기 위함이다. 생검결과 high grade, symptomatic rejection이 있으면 methylprednisolone (Solumedrol) pulse therapy (daily dose 10~15 mg/kg: 500~1000 mg)를 3일 동안 적용하고, 이후 점차 감량한다. Asymptomatic grade의 경우는 high dose oral prednisone (80~100 mg/day)을 약 10일에서 2주 가량 사용한 후 감량하게 된다.

거부반응 재발 소견시 2차적으로 solumedrol pulse therapy, lympholytic therapy로 IV ATGAM, thymoglobulin이나 OKT3 면역억제제를 증량하거나 대체한다(예 : cyclosporin 대신 tacrolimus, azathioprine대신 mycophenolate). 기도 폐쇄(airway obstruction)가 진행되는 상황에서는 azathioprine, mycophenolate 대신 sirolimus 사용하고, photopheresis, plasmapheresis, azithromycin, methotrexate 사용을 고려한다. 거부반응이 생긴 경우는 약물 반응을 평가하기 위해 3~6주 간격으로 기관지내시경 생검을 시행하는 것을 권장한다.

② 항체매개성 거부반응

폐이식 후 항체매개성 거부반응에 대해서는 분류되어 있지 않고, 정의, 진단, 면역학적 검사 등에 대한 의견의 일치가 아직 이루어지지 않았다.

## (3) 만성 거부반응

### ① 폐쇄성 세기관지염 증후군

폐쇄성 세기관지염 증후군(bronchiolitis obliterans syndrome, BOS)은 이식 후 예후에 가장 큰 영향을 줄 수 있는 것으로, 만성거부반응의 하나이다. 진행하는 기도폐쇄와 폐쇄성세기관지염이 발생할 수 있고, 이식 후 1년 이상 경과한 환자에게서 흔히 나타날 수 있는 합병증의 하나로 장기 생존율에 가장 큰 영향을 미친다. 원인으로는 이식된 폐에 발생하는 면역반응에 의한 손상의 반복적인 결과, 급만성의 거부반응, 세균 혹은 진균감염의 하나, 특히 CMV에 의한 것으로 보고 있다. 따라서, CMV 감염의 예방을 위한 ganciclovir의 사용이 BOS를 예방할 수 있는 중요한 치료법으로 이용되고 있다. 진단법으로는 기관지 내시경, 기관지폐포세척, 흉부전산화단층촬영, 폐기능 검사가 있다. BO의 확실한 진단은 폐조직검사이나, 폐에 산발적으로 생기기 때문에 TBLB는 민감도가 떨어진다. 따라서 ISHLT지침에서는 폐기능 검사로 BO를 진단하도록 권고하고 있다.

다만 폐기능 검사로 진단하는 경우는 폐쇄성 세기관지염을 조직학적으로 진단한 것이 아니라, 진단명 뒤에 증후군을 추가해서 폐쇄성 세기관지염 증후군(BOS)이라고 명명한다. BOS의 중증도 분류는 다음과 같다(표 12-11).

**표 12-11 폐쇄성 세기관지염 증후군의 분류기준**

| | |
|---|---|
| BOS 0 | $FEV_1$ > 90% of baseline and $FEF_{25\%\sim75\%}$ > 75% of baseline |
| BOS 0p | $FEV_1$ 81%~90% of baseline and/or $FEF_{25\%\sim75\%}$ ≤ 75% of baseline |
| BOS 1 | $FEV_1$ 66% ~ 80% of baseline |
| BOS 2 | $FEV_1$ 51% ~ 65% of baseline |
| 이식 후 적어도 3주 간격 이상으로 두 번 이상 검사한 $FEV_1$ 최고치의 평균을 기저값으로 함 | |

출처: An international ISHLT/ATS/ERS clinical practice guideline: diagnosis and management of bronchiolitis obliterans syndrome (Guideline) European Respiratory Journal 2014. 44: 1479-1503. TABLE 3 Grading (staging) of bronchiolitis obliterans syndrome (BOS) P.1483.

### ② 만성 폐이식편 기능장애

만성 폐이식편 기능장애(chronic lung allograft dysfunction, CLAD)라는 용어는 2010년에 처음 소개되었는데, 이식편 기능장애의 모든 형태를 CLAD라고 표현한다. CLAD의 정의는 제한된 이식편증후군(restrictive allograft syndrome, RAS)으로도 기술한다.

## 8) 합병증 관리

### (1) 감염

이식 후 감염을 예방하기 위해 수술 전부터 예방적 항생제를 사용하는 것이 중요하고, 상기도 감염에 특히 유의해야 한다. 감염원으로 크게 2가지로 나눌 수 있는데, 이식환자가 수술 전부터 가지고 있는 감염증의 재발이나, 상재균(비강, 인두, 소화관 등)에 의한 기회감염이 있고, 다른 한 가지는 이식된 폐나 혈액제에 존재하는 병원체에 의한 감염일 수 있다. 병원체에 의한 감염증은 세균(E. coli, Klebsiela, streptococcus etc), 진균(aspergillus, candida, cryprococcus etc), 바이러스(HSV, HZV, CMV, EBV, RSV etc), 원충(pneumocystis, toxoplasma etc) 등 다양하나 폐이식 수술 1개월 이내의 감염증은 대부분 세균성이 많고, 기회감염, CMV 등에 대한 감염을 들 수 있다. 그래서 이식 후 적게는 1개월, 길게는 3~6개월 가량 감염 예방 약제를 복용하는 것을 권장하고 있다.

### (2) 폐색성 세기관지염

폐이식 후 BOS는 이식 후 1년 이상 환자에게 흔히 나타나는 합병증으로 5년 이내에 약 48%, 10년 후 76%까지 발생한다고 보고되고 있다. 이는 폐이식 후 장기적인 성적에 가장 큰 장애물이다. 면역억제제 변경, 항생제(azithromycin) 복용, 체외광선요법(extracorporeal photopheresis, ECP)이 일부 좋은 반응을 보일 수 있다고 보고되는데, BOS의 특정 위험인자와 예방 및 치료에 대해서는 더 많은 연구가 필요한 현실이다.

# 7 폐이식 수혜자 외래 관리

폐이식 후 상태가 호전되면 퇴원하여 정기적으로 외래를 방문하여 관리하도록 한다. 정기적인 외래방문 목적은 이식된 폐의 기능을 평가하고 문제 발견시 조기치료, 면역억제제 복용과 기타 합병증 발생을 최소화하여 생존율을 높이는데 있다. 퇴원 후에 발생할 수 있는 응급상황시의 대처, 약물복용, 외래 진료시 검사일정 등에 대한 정보를 정확히 환자나 보호자에게 제공한다. 소형의 폐기능검사용 기계의 구매 및 대여가 가능하면 자택에서도 폐기능평가를 할 수 있다.

### 1) 퇴원 후 병원 방문

퇴원 후 첫 3개월 동안은 1~2주일마다 병원을 방문하고, 이후부터는 이식 후 1년이 될 때까지 매달 방문하도록 권고한다. 퇴원 후 외래 방문 시에는 면역억제제 농도검사가 포함된 혈액검사를 시행하고 흉부 X-선 촬영, 주기적인 폐기능검사를 시행한다. 폐이식 후 1년이 경과하면, 환자상태에 따라 이후 검사일정이나 외래 통원 일정이 늘어나며 달라질 수 있다. 외래 진료 전 시행하는 혈액검사에는 면역억제제 혈중농도 검사가 포함되어 있기 때문에 채혈 당일 아침에는 면역억제제를 복용하지 않고 채혈을 해야 하고, 최대한 전날 저녁 먹은 면역억제제를 복용시간 12시간 이후 간격을 유지하는 것이 필요하다. 면역억제제 최대 농도(peak level) 측정을 하는 경우에는 면역억제제 복용 후 2시간 후 채혈을 다시 시행한다.

### 2) 상처 관리

폐이식 수술 초기에는 상처 부위에 약간의 가려움증, 발적, 무감각 또는 통증을 느낄수 있는데, 수술 후 2주 이내에 봉합사 또는 철침을 제거 한 후 상처 부위는 2~3일 간격으로 소독하여 상처 부위 가피가 떨어지는 4주 정도까지는 로션, 연고 등을 바르지 않도록 한다. 상처 부위에 고정 테이프가 붙어있는 경우에는 따로 실밥을 제거할 필요가 없으며, 간단한 샤워는 염증 소견이 없는 경우 일반적으로 봉합사 제거 후 만 48시간 정도 지나면 가능하다. 상처부위가 벌어지거나 분비물이나 부종, 발적, 열감이 있는 경우는 병원을 방문하도록 한다.

### 3) 감염 예방

폐이식 후 퇴원을 하더라도, 이식 후 1년까지는 면역억제제 고용량 사용으로 인해 감염성 질환에 대한 저항이 감소되어, 감염의 위험성이 높으므로 이식환자들은 가정에서도 개인위생을 철저히 하며 감염성 질환에 주의를 기울여야 한다. 퇴원 후 상주할 자택의 감염관리가 중요하므로 퇴원일 직전에 철저하게 소독청소를 하는 것이 필요하다. 이식 후 초기에는 외출 시에 가급적 마스크를 하도록 권장하고, 항상 휴대하도록 한다. 복용하는 면역억제제 복용량의 감소에 따라 가급적 사람 많은 곳을 피하고, 불가피할 경우는 마스크 착용을 필수로 교육한다. 이식 후 6개월, 1년 미만의 초기에는 손씻기, 가글링(최소 3개월 이상)을 격려하고 가능한 애완동물과의 생활은 제한하도록 한다. 흔히 감기나 인플루엔자에 걸리기 쉽고,

이것은 이차감염으로 폐렴으로 진행될 수 있기 때문에 이식 후 1년 이후로 매년 10월경에는 인플루엔자 예방접종을 하는 것을 권장한다. 보호자도 매년 독감백신(influenza vaccination)을 접종하는 것을 권장한다.

## 4) 투약

폐이식 후 면역억제제의 복용은 매우 중요하다. 면역억제제는 이식 후 기간의 경과에 따라 용량이 줄어들 수 있지만 평생 복용해야 하므로, 복용하는 약물에 대한 이해가 필요하다. 이식 수혜자는 본인이 복용해야 하는 약물의 이름, 용량, 부작용을 알고 있어야 한다. 그리고 폐이식은 타 장기와 달리 감염예방을 위해 폐렴예방 약제를 사용하여 장기간 또는 평생 복용하는 것을 권고하고 있다. 이식 후 초기부터 약물의 이행습관을 규칙적으로 정확히 하는 습관을 가지는 것이 필요하다. 간혹 약물의 복용을 잊은 경우는 생각 났을 때 즉시 복용한다.

## 5) 일상생활 관리

이식 수술 후 초기 3개월 동안은 고용량의 면역억제제를 복용하여 감염발생의 우려가 높으므로 야외 활동을 해야 하는 경우, 특히 사람이 많은 장소를 방문할 때에는 마스크를 착용한다. 이식 후 1년 이내 병원을 방문할 경우는 마스크 착용을 해야 한다. 면역억제제로 인하여 피부암 발생의 위험도 있으므로 야외 활동시 모자나 긴팔 옷, 자외선 차단제(SPF 30 이상)를 바르는 것이 필요하다.

## 6) 영양 관리

정상 체중을 유지하도록 식사는 규칙적으로 제 때에 알맞게 먹는 것이 좋다. 이식수술 후 퇴원하여 가정에서 음식을 조리할 때 반드시 손씻기를 먼저 하고, 주방 조리대와 도마, 행주, 수세미 등도 정기적으로 삶거나 소독제를 이용하여 청결을 유지하는 것을 권장한다. 일반적으로 야채나 과일의 경우는 신선하고 깨끗한 것으로 가능한 껍질은 먹지 않거나 흐르는 물에 씻어서 먹도록 한다. 수술 후 1년 까지는 익히지 않은 고기, 회, 조개류 등의 섭취는 제한하고, 계란, 육류, 해산물 등은 굽거나 삶거나 끓여서 완전히 익혀서 섭취하는 것을 권장한다.

### 7) 운동과 재활

신체적 활력의 회복이 중요하나, 갑작스러운 운동은 금물이다. 나의 몸에 맞는 운동을 선택하여 이식수술 후 3개월, 6개월, 1년 이내 점차적으로 운동량을 증가시키는 것이 필요하다. 특히 수술 후 초기 6개월 이내에는 실내에서 하는 운동을 권장하며, 이후에는 개개인의 신체상태 및 회복에 따라 강도 및 활동량을 증가시키는 것이 필요하다.

### 8) 성생활과 임신

수술 후 1개월이 지나면 폐이식 수술과 약물복용 자체가 부부생활에 영향을 미치지는 않는 것으로 특별한 제한은 없다. 다만 가임기 여성의 경우는 최소 이식 후 2년간은 임신을 피하고, 필요한 경우는 주치의와 상의하여 약물을 조절하는 것이 필요하다.

### 9) 응급상황 대처

급성 거부반응 또는 감염 등을 의심할 수 있는 증상이 있는 경우는 병원 진료를 받도록 한다. 감기증상, 발열이나 폐기능의 감소($FEV_1$ 10% 이상 저하)가 있는 경우, 이유 없는 극도의 피로감과 무기력감, 지속되는 오심, 구토, 설사 등은 감염의 증상일 수 있다. 이상 반응이 있을 경우는 예정된 진료일이 아니더라도, 병원을 방문하여 적절한 진료를 받는 것을 권장한다.

## 8 폐이식을 위한 뇌사자 관리

뇌사자가 장기기증을 하는 경우, 폐를 기증하는 경우는 가장 낮아 대기자에 비해 기증자가 부족한 것은 전세계적인 문제이다. 뇌사자의 인공호흡기 사용에 따른 감염의 우려로 기증자의 선택의 제한이 많다. 이에 따라 미국, 일본 등에서는 이러한 뇌사자의 제한에 따른 생체 폐이식도 하나의 대안으로 시행되고 있다. 국내에서는 2017년 10월 서울아산병원에서 최초로 생체 폐이식이 진행된 후, 2018년 10월 「장기등 이식에 관한 법률 시행령」이 개정되어, 생체 폐이식도 말기폐질환 대상자들에게 하나의 방법이 되었다. 뇌사자 폐장의 기증 기준은 KONOS에서 다음과 같이 제시하고 있다(표 12-12).

전신감염 및 호흡기 감염이 있거나, 다른 장기의 비가역적인 현저한 기능저하(간, 신장, 심한 당뇨, 악성종양, 심한 말초혈관 질환자 등)가 있는 경우, 심한 흉곽 유착 및 폐동맥 고혈압이 심한 경우는 흉곽장기의 금기사항으로 분류하고 있다. 제한된 뇌사자에서 적합한 기증자의 선택기준은 성공적인 폐이식의 중요한 요인으로 미국장기이식관리센터(United Network for Organ Sharing, UNOS)에서는 잠재된 폐기증자 관리에 대한 가이드라인을 다음과 같이 제시하고 있다(표 12-13).

**표 12-12 폐장의 기증 기준(국내 기준)**

- 나이는 45세 이하를 원칙으로 하나 담당의사의 판단에 따라 연장될 수 있다.
- 폐, 흉부 손상 등 외상의 기왕력이 없어야 한다.
- 폐결핵, 천식, 폐기종 등 폐질환의 기왕력이 없어야 한다.
- 원칙적으로 흡연력이 없어야 한다.
- 객담검사의 Gram stain 상 균주나 백혈구가 없어야 한다.
- 기관지경 검사 상 기관지가 해부학적으로 정상이어야 한다.
- 기증자와 이식대상자의 폐의 크기 차이는 20%~30% 이내를 권장한다.
- 기증자의 산소농도는 40%, 산소흡입시 $PO_2$ 가 100 torr 이상이거나 100% 산소흡입시 350 torr 이상이어야 한다.
- 폐의 compliance는 호흡수가 10 ~ 14인 범위 내에서 Tidal Volume 15 ml/kg 일때 PIP가 20 $cmH_2O$ 이하이어야 하며 $PCO_2$는 40 torr 이하이어야 한다.

출처: 질병관리본부 장기이식관리센터. (2016). 2016년 장기이식관리 업무안내. 서울: 질병관리본부.

**표 12-13 폐장의 기증 기준(해외 기준)**

- 나이는 55세 이하의 일반적으로 젊은 경우
- 영상 폐사진상 깨끗한 결과(clear chest), 인공호흡기 관리를 통해 무기폐를 호전시킬 수 있음
- $FiO_2$ 100 %에서 호기말양압(positive end-expiratory pressure, PEEP) 5$cmH_2O$, 5분 후 $PaO_2$가 300 mmHg 이상의 정상적인 동맥혈액가스분압(arterial blood gas analysis, ABGA)
- 흉부수술력, 폐좌상, 흉부외상이 없는 경우
- 흡인(aspiration)의 근거가 없는 경우
- 기관지 내시경에서 기도가 깨끗해야 한다. 화농성의 가래나, 흡인의 이물질이 없어야 하고, 객담검사는 음성으로 감염이 없는 경우
- 흡연력은 20갑/년 이하
- 전염성 질환이 없는 경우
- 만약 사후 기증자의 폐를 고려한다면, 수술장에서 직접 폐를 관찰하여 상기의 범주에 따라 결정함
- 일부 이식프로그램에서는 기증자의 조건(나이 55세 이상, 폐사진상 침윤(infiltrate), 흡연력 20갑/년 이상, 객담배양검사 양성, 기관지내시경상 분비물)을 고려하여 확장범주 기증자(extended criteria lung donor, ECLD)로 결정하여 진행함

출처: Cupples, S., Lerrt. S, McCalmount. V., Ohler, L. (2016). Core curriculum for transplant nurse (2nd ed.) Philadelphia; Wolters Kluwer, p.470.

다음과 같이 연령, 기증자병력, 흡연력, 흉부영상 결과, 기관지내시경, 산소분압 결과 점수에 따라 6점 이하를 이상적인 기증폐(ideal donor), 8점 이하를 한계 기증폐(marginal donor)로 나누어 폐의 기증여부를 결정하기도 한다(표 12-14).

**표 12-14 뇌사 폐기증자 채점 시스템(donor scoring system)**

| Category | Stratification | Score | Donor |
|---|---|---|---|
| 연령(년) | < 45 | 1 | |
| | 45 ~ 54 | 1 | |
| | 55 ~ 59 | 2 | |
| | ≧ 60 | 3 | |
| 기증자 병력 | 유(패혈증, 약물 남용, 종양, 수막염, 양성바이러스) | 4 | |
| | 무 | 1 | |
| 흡연력 | 유 | 2 | |
| | 무 | 1 | |
| | 해당없음 | 1 | |
| 흉부 X-선 | 정상(clear) | 1 | |
| | 부종(edema) | 1 | |
| | 음영(shadow) | 2 | |
| | 무기폐(atelectasis) | 1 | |
| | 경화(consolidation) | 2 | |
| | 해당없음 | 1 | |
| 기관지내시경 | 깨끗함(clear) | 1 | |
| | 비화농성(nonpurulent) | 1 | |
| | 화농성(purulent) | 2 | |
| | 염증(inflamation) | 3 | |
| | 보여지는 종양(Visualized tumor) | 5 | |
| | 해당없음 | 1 | |

| | | | |
|---|---|---|---|
| FiO$_2$ 100%에서의 산소분압 (PaO$_2$/FiO$_2$) | > 450 | 1 | |
| | 351 ~ 450 | 1 | |
| | 301 ~ 350 | 2 | |
| | ≦ 300 | 3 | |
| | NA | 2 | |
| Total | | | |

출처: Smits JM et al,, Defining an extended criteria donor lung: an empirical approach based on the Eurotransplant experience. Transplant. 2011;24:393-400.

## [참고문헌]


가천의과대학교부속 길병원 심장센터. (1999). 심폐이식 지침서. 인천: 가천의과대학교부속 길병원.

김용순. (1997). 장기이식-원리와 실제-. 서울: 현문사.

박광옥. 김명숙, 유은숙, 이향우, 이숙자, 김미경 등. (2008). 수술간호의 실제. 서울: 현문사.

서울아산병원 간호부. (2018). 흉부외과수술간호 지침서. 서울: 서울아산병원.

서울아산병원 흉부외과 수술 procedure manual.

이두연. (2005). 폐이식 수술. 대한흉부외과학회지, 38, 91–100.

Advanced critical care nursing. (2009). Saunders Elsevier, AACN.

Baran, D. A. (2014). The courage to push: donors and recipients. The Journal of Heart and Lung Transplantation. 33(2), 139–140.

Columbia University Lung Transplant Protocol, 2005.

Cupples, S., Lerret, S., McCalmont, V., & Ohler, L. (2017). Core curriculum for transplant nurses. 2nd ed. Philadelphia: Wolters Kluwer.

Moreno, P., Alvarez, A., Santos, F., Vaquero, J. M., Baamonde, C., Redel, J., et al. (2014). Extended recipients but not extended donors are associated with poor outcomes following lung transplantation. European Journal of Cardio–Thoracic Surgery. 45(6), 1040–1047.

Orens, J. B., Estenne, M., Arcasoy, S., Conte, J. V., Corris, P., Egan, J. J., et al. (2006). International guidelines for the selection of lung transplant candidates: 2006 update--a consensus report from the Pulmonary Scientific Council of the International Society for Heart and Lung Transplantation. The Journal of Heart and Lung Transplantation. 25(7), 745–755.

Smits, J. M., van der Bij, W., Van Raemdonck, D., de Vries, E., Rahmel, A., Laufer, G., et al. (2011). Defining an extended criteria donor lung: an empirical approach based on the Eurotransplant experience. Transplant International. 24(4), 393–400.

Snell, G. I., & Westall, G. P. (2011). Selection and management of the lung donor. Clinical in Chest Medicine. 32(2), 223–232.

Vigneswaran, W. T., & Garrity, E. R. (2010). Lung transplantation. Lung biopsy in health and disease. London: Informa Healthcare.

http://en.wikipedia.org/wiki

http://www.uptodate.com/ Lung transplantation: procedure and postoperative management, 2016

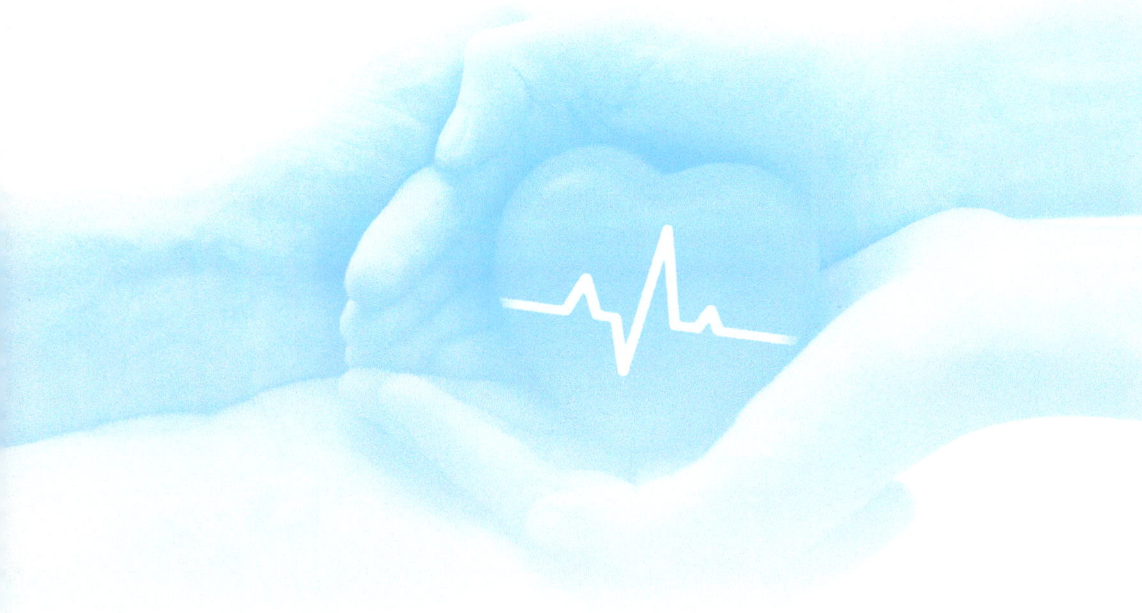

# 제3부 전문직 간호



3

# 제13장 교육과 상담

장기이식은 신체장기가 비가역적인 질환에 노출되었을 때나 말기장기부전 상태일 때 필요하다. 희망이 없다고 판정받은 말기장기부전 대상자들도 장기를 이식받을 경우 더 오래 살 수 있기 때문이다. 하지만 장기이식을 통해 새로운 삶의 기회를 얻은 후 수일 만에 건강해져서 정상적인 일상생활로 되돌아가는 것은 아니다. 오히려 거부반응, 감염 등의 문제가 발생하지 않도록 장기이식 수혜자는 정확한 지식을 얻고 치료지시에 따라 면역억제제를 복용해야 하며, 거부반응과 감염을 예방하기 위한 활동 및 합병증 관리를 위해 각별히 노력해야 한다. 말기장기부전 환자는 이식을 권유 받은 시점에서부터 장기이식코디네이터를 통하여 장기이식에 관한 교육과 상담을 받고 장기이식을 준비하게 되며, 현재 장기이식을 시행하는 센터들은 장기이식 후에도 지속적인 교육과 상담을 제공하고 있다. 그러나 아직 체계적인 장기이식 전후 교육 시스템은 부족한 현실이다. 따라서 장기이식 전후 교육과 상담기법, 교육방법, 환자교육 프로그램의 원칙과 더불어 사례를 제시하고자 한다.

## 1 장기이식 교육과 상담

장기이식 수혜자가 장기이식 관련 지식을 획득하고 스스로 잘 관리하기 위해서는 장기이식 전부터 교육이 필요하고, 장기이식 후에도 지속적인 교육과 관리가 필요하다고 할 수 있다. 선행연구에서도 장기이식 전에 시행한 교육(치료 과정, 투약, 식이, 자가관리, 감염예방, 혈당 관리 등)이 이식 후 지식향상에 기여한다고 보고된 바 있다. 따라서 장기이식 수술 전과 후 교육과 상담은 매우 중요하다.

## 1) 장기이식 수술 전 교육과 상담

장기이식 기술과 면역억제제의 효과가 향상되면서, 적절한 시기에 장기이식을 받는 것이 장기이식 후 생존율과 삶의 질 향상을 위해 매우 중요한 요소가 되었다. 장기이식 수혜자와 기증자가 순조롭게 준비하여 장기이식을 성공하려면 충분한 지식과 정보가 필요한데, 이는 여러 경로를 통해 습득할 수 있으나 가장 바람직한 방법은 숙련된 장기이식코디네이터로부터 체계적인 교육을 통해 정확한 교육과 상담을 받는 것이라 할 수 있다. 일반적으로 장기이식은 말기장기부전 환자에게 새로운 삶을 제공해 주는 것으로 알려져 있지만, 장기이식 수술을 받는다고 모든 문제가 일시에 해결되는 것은 아니며 장기이식 수술 후에도 끊임없는 추후 관리가 필요하기 때문에 자가간호에 대한 부담을 가지게 된다.

현재 한국에서 가장 많은 장기이식을 시행하고 있는 서울아산병원 장기이식센터에서 질 향상 프로그램으로 간이식 전 교육 요구도를 조사한 내부자료에 의하면, 간이식 전 대기자에서의 교육 요구도는 장애복지 혜택, 이식비용 및 보험적용, 간이식 후 증상 관리, 합병증 관리, 간이식 후 임신 등의 순으로 나타났다. 기증자들은 기증하기 전에 간 기증 후의 증상 관리, 간 기증 비용 및 보험 적용, 간 기증자의 수술 전후 일정, 간이식의 대상 및 종류, 기증 후 상처관리 등의 순으로 교육 요구도가 있었다. 간이식 수혜자의 교육 요구도는 간이식 후 기본 관리, 합병증 관리, 간이식 비용 및 보험적용, 장애등록 및 복지혜택, 간이식 후 약물복용 등의 순으로 나타났다.

이식한 장기에 따라 다르지만 대개 동일한 팀원들이 처음 의뢰받은 시점부터 남은 일생 동안 대상자를 관리하게 된다. 특히 간호사는 이식을 기다리는 중이거나 이식받은 대상자를 직접적으로 간호하면서 장기이식 기증자와 수혜자의 관리에 핵심적인 역할을 한다. 수술 전 간호사가 제공하는 장기이식과 관련된 전반적인 교육과 상담을 통해 대상자들은 장기이식에 대해 정확한 정보를 제공받게 되고, 이식 후의 감염예방법과 예방접종, 영양과 혈당조절, 운동, 면역억제제를 포함한 투약 이행도 향상 등 대상자가 스스로 건강을 관리하도록 역량을 높일 수 있을 것이다.

### 2) 장기이식 수술 후 교육과 상담

장기이식 수술을 받은 수혜자의 관리를 위해 장기이식팀 여러 구성원들간의 긴밀한 협조가 요구된다. 대상자는 장기이식팀과 활발히 교류하면서 신체활동과 휴식의 균형을 이루고, 식이요법을 준수하며, 주기적으로 외래를 방문하여 관리받아야 하고, 일반적인 건강관리 뿐 아니라 응급상황에도 대처해야 한다. 이러한 치료지시의 정확한 이행은 장기이식 후 이식된 장기의 생존율을 높일 수 있다. 그러므로 장기이식 수술을 받은 환자나 보호자에게 합병증 예방을 위한 지속적이고 다양한 교육과 상담이 절대적으로 필요하다. 특히 식이요법, 투약 계획, 신체활동과 일상의 건강유지를 위한 교육과 상담이 중점적으로 이루어져야 한다.

장기이식 후 모든 수혜자들은 이식된 장기의 비가역적인 거부반응 예방을 위해 면역억제제를 투여하지만 면역억제제는 대상자의 면역체계를 변화시키므로 잠재적으로 외부의 침입에 대한 대응능력을 방해하게 되어 면역 결핍이 초래되고 감염에 취약하게 된다. 따라서 면역억제제의 목적은 저항하기 어려운 감염을 예방할 정도의 면역상태를 유지하는 한편, 이식된 장기의 거부반응이 일어나지 않도록 적절히 면역반응을 억제하는 것이다. 또한 면역억제를 위해 투여되는 약물들은 각각 예상하지 못했던 다른 부작용을 일으킬 수 있으므로, 이를 최소화시키기 위한 노력으로 각별히 약이름, 먹는 방법(일회 용량과 횟수), 작용과 부작용 등을 주의하여야 한다.

이러한 교육과 상담이 효과적으로 이루어지려면 숙련된 장기이식코디네이터가 장기이식 기증자나 수혜자들이 실제 생활에서 필요로 하는 교육 요구도에 따라 교육을 진행해야 교육 효과의 향상뿐 아니라 만족도를 증가시킬 수 있을 것이다. 교육 요구도에 대한 선행연구에서는 감염예방법, 식사, 응급상황, 약물, 일상활동, 재활, 직장복귀, 정서적 대응, 질병, 식이, 약물, 일상 및 사회활동, 상처 관리에 대한 교육 요구도가 상대적으로 높은 것으로 나타났다. 서울아산병원 장기이식센터에서 조사한 내부자료에 따르면, 간 기증자의 기증 후 교육 요구도는 간 기증 비용 및 보험 적용, 간 기증자의 유급휴가 지원, 간 기증 후의 합병증 관리, 기증 후 상처관리, 운동 및 활동 등의 순으로 나타났다.

### 3) 뇌사자 가족을 위한 상담

뇌사자인 경우 장기기증에 대한 결정을 하는 가족은 장기이식의 발전에 있어서 숨은 공로자라고 할 수 있다. 그들의 결정이 없었다면 현재 장기이식의 발전은 불가능하였을 것이다.

선행연구들에 따르면 장기기증을 하게 된 이유는 가족의 일부가 어딘가에 살아 있다는 느낌을 갖기 위하여, 기증자의 죽음이 헛되지 않다는 것을 통해 위안을 얻으려고, 누군가가 더 나은 삶을 살 수 있도록 도움을 주기 위하여, 기증자가 생전에 장기기증 의사를 밝혔었기 때문이었다. 그러나 아직까지 뇌사자의 장기기증을 결정한 가족에 대하여 세심한 배려나 이해가 부족한 상황이다. 따라서 간호사는 기증자 가족의 경험을 이해하고 위기를 잘 극복하도록 도와줌으로써 가족들이 슬픔을 이기고 장기기증에 동의할 수 있도록 도움을 주어야 할 것이다. 뇌사자 가족과 상담할 때 적용할 수 있는 치료적 의사소통술은 다음과 같다(표 13-1).

**표 13-1 뇌사자 가족 상담을 위한 치료적 의사소통술**

| | |
|---|---|
| 적극적 경청 | 반응보다는 상대의 생각이나 기분의 이해, 말의 내용은 물론 그 내면에 깔린 동기나 정서에 집중하여 뇌사자 가족에게 피드백을 주는 과정 |
| 공감 | 자신이 직접 경험하지 않고도 뇌사자 가족의 감정, 태도 및 신념을 거의 같은 내용과 수준으로 이해하는 것 |
| 명료화 | 뇌사자 가족이 말하고자 하는 의미를 상담자가 생각하고 이 생각한 바를 다시 뇌사자 가족에게 말해줌 |
| 직면 | 뇌사자 가족의 자기 이해를 돕기 위하여 상담자의 눈에 비친 뇌사자 가족의 행동특성 혹은 사고방식의 스타일을 얘기해주어서 순수하게 그리고 갑작스럽게 상담자나 외부에 비친 자기 모습을 되돌아보고 통찰의 순간을 경험하도록 하는 직접적이고 모험적인 자기 대면의 방법 |
| 긍정적 수용 | 비판적인 태도가 아닌 무조건적으로 수용, 존중하는 태도를 보여주는 것 |
| 수용 | 뇌사자 가족의 생각과 감정을 존중, 부모의 가치를 가지면서 부모와 같은 마음으로 뇌사자 가족의 입장에서 이해하는 것 |
| 진실성 | 상담자를 신뢰하게 해서 자기 내면을 드러내게 함 |
| 공감적 이해 | 자신을 유지하면서 뇌사자 가족의 세계에 들어가 뇌사자 가족과 같이 느끼고 생각해보는 것 |

뇌사자 가족은 초기 단계(충격의 단계), 뇌사인정 단계, 장기기증결정 단계, 이별과 회복 단계의 과정을 경험한다. 각 단계별로 뇌사자 가족의 요구를 살펴보면 다음과 같다(표 13-2).

**표 13-2 뇌사자 가족의 경험단계와 요구**

| 경험단계 | 뇌사자 가족의 요구 |
|---|---|
| 초기 단계(충격의 단계) | • 환자의 상태에 관한 정확한 정보 |
| 뇌사인정 단계 | • 뇌사판정에 관한 정보<br>• 병원과 장기 적출팀의 감정이입<br>• 가족의 사망을 받아들이기 위한 시간<br>• 가족과 이별하기 위한 시간<br>• 종교적인 지지 |
| 장기기증결정 단계 | • 장기기증 결정에 대한 지지 |
| 이별과 회복 단계 | • 장기기증 결과 및 수혜자에 관한 정보<br>• 장기기증 후 이별에 대한 지지 |

뇌사자 가족에게 제공될 간호내용을 단계별로 살펴보면 다음과 같다.

### (1) 초기 단계(충격의 단계)

가족이 뇌사상태가 되면서 죽음에 대한 두려움으로 정서적 충격, 공포, 불안, 감각이상, 혼란과 불신 등을 경험한다. 현실을 부정하고 격한 감정을 나타내면서 신체증상(흉통, 복통, 목이 조이는 느낌 등)까지 나타날 수 있다. 간호사는 뇌사자 가족에 대한 이해를 바탕으로 이러한 현실 상황을 받아들일 수 있도록 아래와 같이 간호를 제공한다.

① 환자의 상태와 예후에 관한 정보 제공
② 정서적 지지
③ 감정을 말로 표현하도록 함
④ 사건의 경위에 관하여 경청
⑤ 친척이나 친구 등을 만나도록 함
⑥ 가능한 면회를 자주 할 수 있도록 배려

### (2) 뇌사인정 단계

담당의사로부터 뇌사진단을 받게 되면 살아날 수 있다는 희망이 깨지게 된다. 이러한 가족들을 위한 구체적인 간호는 다음과 같다.

① 정보는 분명하고 직접적으로 제공

② 감정이입을 통하여 가족의 슬픔과 고통을 경감시키도록 노력

③ 개인적, 사회적, 종교적 요구를 파악하여 적절히 도움을 줌

④ 장기기증에 반대할 수 있는 권리 존중

⑤ 가족들이 뇌사를 사망으로 인정하고 장기기증을 결정하는데 도움을 주기 위한 방법을 사용

- 필요 시 사회사업사가 기증자 가족과 함께 기증자의 입장에서 의사나 간호사에게 기본적인 질문을 함으로써 가족들을 지지
- 뇌사판정을 위한 모든 검사 시행에 가족이 입회하도록 하며 특히 무호흡검사와 같이 눈으로 확인이 가능한 검사는 직접 가족이 확인하도록 하는 것도 도움이 됨

### (3) 장기기증결정 단계

가족들이 뇌사상태를 인정하게 되면 장기기증을 권유받게 되는데 이 과정에서 갈등을 겪게 된다. 따라서 담당의사, 장기이식코디네이터, 정신과 의사, 사회사업사, 종교인 등의 정서적 지지가 필요하다. 이러한 지지를 통해 가족들은 장기기증을 결정하고 장기기증에 동의를 하게 된다. 또한 장기기증 절차, 수술 담당의사, 수술소요시간, 장기기증 후 절차, 부검이 필요한지, 누가 장기를 이식받게 되는지, 장례 절차, 시신을 다시 볼 수 있는지 등에 대해 문서화된 정보를 제공하는 것이 도움이 된다. 이 시기에 가족들을 위한 구체적인 가족간호는 다음과 같다.

① 정서적 지지

② 장기기증 권유: 장기기증결정을 함으로써 고통이 경감될 수도 있음

- 뇌사와 연관지어 장기기증을 권유하여서는 안됨
- 조심스럽게 긍정적인 태도로 권유
- 강압적이어서는 안됨

③ 장기기증 결정 후 이에 대한 지지

④ 장례 절차에 관한 안내

### (4) 이별과 회복 단계

장기기증 후 시신을 대하면서 이별이 시작되는데 이는 죽음을 현실적으로 받아들이고 슬픔을 극복하는데 도움이 된다. 이 시기 간호의 목표는 기증자 가족의 슬픔과 연관된 위험을 최소화하는 것이다. 외국의 경우 장기기증 후 가족 간호를 담당하는 전문가 및 기증자 가족의

슬픔을 개인적으로 상담해주는 단체가 있으며, 문서화된 자료들이나 기증자 가족 지지프로그램들이 운영되기도 한다. 장기기증 후 가족들을 위한 구체적인 가족간호는 다음과 같다.

① 장기기증 결과에 관한 정보 제공
- 수혜자에 관한 자세한 정보는 제공하지 않는 것이 원칙

② 장기기증 후 이별에 대한 지지

③ 전화 방문
- 장기기증 2~3주 후
- 장기기증 1년 후
- 정기적인 연락

④ 이식 수혜자로부터의 감사 편지: 기증자 가족의 의사에 따름

⑤ 장기이식센터나 병원 관계자로부터의 감사 편지

⑥ 기증자 가족끼리의 모임

⑦ 소식지

⑧ 필요시 장제비 보조

⑨ 기증자 기념 사업
- 체계화된 형식으로 기증자 가족의 슬픔을 나누며 기증자의 죽음이 개인적 차원을 넘어 사회적으로 의미있는 일이라는 것을 기념
- 위령탑, 분향소 마련

⑩ 기증자 직계 가족이 이식 대상자일 경우 우선권 제공

장기이식은 눈부신 발전을 거듭하고 있다. 그러나 뇌사자 가족들의 장기기증 결정이 없으면 장기이식은 불가능하다. 이러한 뇌사자 가족의 숭고한 이웃사랑 정신이 간과되어서는 안되며 그들의 희생은 기억되어야 할 것이다. 그렇지만 아직 뇌사자 가족이 경험하는 사회심리적인 측면에 관하여는 세심한 배려가 부족한 실정이다. 기증자 가족의 공통적인 경험과 요구를 이해하고, 그에 따른 체계적이고 세심한 팀접근으로 장기를 기증하는 뇌사자 가족이 장기기증으로 인하여 상처를 받지 않고 슬픔을 잘 승화시키며 원래의 생활에 잘 적응하도록 간호를 제공해야 할 것이다.

# 2 교육방법의 유형

간호사는 현재 활용되는 교육방법의 특성이나 장단점을 알고 교육대상자의 특성을 고려하여 성인학습의 원리에 따라 적절한 교육방법을 선택함으로써 효과적인 교육과 상담이 이루어지도록 해야 한다. 현재 장기이식 환자를 대상으로 시행하는 교육으로는 개별 상담, 개별 교육, 집단 교육, 대형강의 등 다양하게 이루어지고 있다. 교육현장에서 적용되고 있거나 이용 가능한 교육방법에는 전통적인 강의, 시범, 토의 등이 있다.

## 1) 강의

강의법은 가장 전통적인 교육방법으로 강의자가 지식이나 술기를 설명을 통해 학습자에게 전달하고 이해시키는 교수법이다. 강의법은 교육목적상 어떠한 특정한 태도나 가치를 고취하기 위하여 설득력 있는 웅변형의 수업이 필요할 때 효과적이다. 논쟁의 여지가 없는 사실적 정보나 개념을 논리적이며 객관적으로 분명하게 짧은 시간에 효율적으로 전달하고자 할 때 혹은 아직 논리적으로 정리되어 있지 않은 새로운 정보나 지식, 또는 아주 복잡하기 때문에 차근차근 요소를 풀어서 설명해야 할 내용을 체계적으로 정리하여 전달할 때 좋다. 학습자의 특성을 살펴보았을 때 언제나 강의자가 명확하게 설명해 주면 심리적으로 편안함을 느끼는 대상자, 경직되고 융통성이 없으며 걱정이 많은 대상자, 맹종형 또는 순응형 대상자에게 효과적이고 적절하다.

### (1) 강의법의 장점

① 정해진 시간 내에 다양한 지식을 많은 학습자에게 교육할 수 있다.

② 교육 내용을 강의자 재량으로 보충, 첨가, 삭제할 수 있다.

③ 상황이 적절하고 강의자가 달변일 경우 짧은 시간에 학습자의 동기를 높이기 쉽다.

④ 강의자의 설명력이 뛰어날 경우 다른 보조자료 없이도 사건이나 사실을 눈으로 보는 것처럼 설명할 수 있다.

⑤ 학습자가 강의자의 설명에 집중할 수 있는 조건이라면 장소에 크게 구애를 받지 않고 야외나 버스 등과 같은 여러 가지 장소에서 수업할 수 있다.

#### (2) 강의법의 단점

① 교육의 질이 강의자의 능력과 준비에 따라 많이 달라진다.
② 설명이 지루할 경우 학습자의 주의집중과 동기가 떨어진다.
③ 준비가 덜 되었거나 능력이 낮은 학습자에게는 불리하다.
④ 주의가 산만한 학습자는 요점을 파악하기 힘든 경우가 많다.
⑤ 일방적 전달 때문에 학습결과의 개별화나 사회화가 어렵다.
⑥ 학습 동기유발이 어렵고 수동적 학습자가 되기 쉽다.

### 2) 시범

시범이란 기능에 관련된 학습목표의 도달을 위해 강의자가 바람직한 행동양식이나 절차를 보여 주면서 강의하는 방법이다. 시범은 새로운 과정이나 기구 등을 소개하고 나서 그 사용법을 가르치거나, 학습자가 어떤 조작을 쉽게 할 수 있다는 자신감을 심어 주고자 할 때 사용할 수 있다. 예를 들어, 장기이식 후 상처간호에 대해서는 시범이 필요하다.

#### (1) 시범의 장단점

① 말이나 글에 비해 직접 보여 주기 때문에 학습이 효과적이다. 하지만 시범활동을 하기 위한 장소와 설비를 갖추어야 하는 문제가 있다.
② 기능의 수행을 위한 장소와 설비를 갖추어야 하는 문제가 있다.
③ 추상적인 것을 가르치기가 어려워 실제 보여줄 수 있는 것만 가르칠 수 있다.
④ 시범이 끝난 후 학습자가 바로 실습을 해 볼 수 있어서 즉각적인 피드백이 가능하다. 하지만 학습자가 혼자서 하고자 할 때에는 시설이 없어서 곤란한 경우가 많다.
⑤ 학습자가 관찰과 함께 직접 해 보고 느낌의 공유와 성찰을 할 경우 폭넓은 체험이 가능하다. 단, 강의자가 시범을 할 수 없을 때에는 유능한 조교나 다른 전문가를 구해야 한다.

#### (2) 시범을 보일 때 유의해야 할 사항

① 강의자는 시범 전에 시범 사실, 활동, 자료에 대해 분명한 이해를 갖고 있어야 한다.
② 강의자는 시범 전에 필요한 기구나 자료가 잘 작동하는지, 안전한지, 학습자의 실습이나 연습에 충분한 질과 양을 갖추고 있는지 확인한다.

③ 시작 전에 학습자에게 시범의 목적과 내용을 명확하게 인식시킨다.
④ 학습자가 모두 정확히 관찰할 수 있는 조건하에서 시범을 보인다.
⑤ 시범 도중에는 학습자의 반응, 문제점, 개선점 등을 관찰한다.
⑥ 시범 후에는 학습자가 연습할 수 있도록 돕고 피드백을 주어야 한다.
⑦ 학습자가 충분한 피드백을 받은 후에는 스스로 충분히 연습할 수 있는 시간과 여건을 만들어 준다.

## 3) 토의

토의는 학습자의 참여를 유도하고, 학습문제를 비판적으로 분석하며, 창의적인 능력과 협동적인 기술을 개발하는 한편, 특정 문제 상황에 대한 해결책을 탐색하거나 태도 변화를 유도하기 위해 이용된다. 토의에 참여한 인원이나 목적에 따라 원탁토의, 배심토의(panel), 공개토의(forum), 단상토의(symposium), 대담토의(colloquy), 세미나(seminar), 버즈토의(buzz discussion) 등 다양한 방식을 취할 수 있다. 어떤 유형이든 토의에 참여한 모두가 협력하여 주어진 문제에 대해 최선의 해답을 찾는다.

### (1) 토의의 장점

① 사회적 기능 및 태도를 형성시킬 수 있다.
② 집단의식과 공유능력을 향상시킨다.
③ 학습자의 선입견과 편견은 집단구성원의 비판적 탐색에 의해 수정될 수 있다.
④ 학습자의 자율성을 향상시킬 수 있다.

### (2) 토의의 단점

① 시간이 많이 소요된다.
② 철저한 사전준비와 체계적인 관리에도 불구하고 예측하지 못한 상황이 발생할 수 있다.
③ 자유롭고 허용적인 특성이 있어 학습자의 이탈을 자극할 수 있다.
④ 알려지지 않거나 어느 정도 완전하게 이해하지 못한 사실과 개념에는 효과적이지 않다.

# 3 환자교육 프로그램

임상현장에서는 다양한 프로그램의 운영을 통해 교육이 이루어진다. 특히 환자를 대상으로 교육할 때 어떤 방법을 선택하든지 지켜야 할 원칙이 있다. 즉, 목표에 맞는 교육프로그램 계획, 환자의 학습요구에 기초하여 정보를 조직화, 환자가 알아듣고 이해하기 쉬운 말로 정보 제공, 적절한 교육자료 활용, 교육프로그램 효과의 주 · 객관적인 평가를 포함한다.

이러한 원칙을 지키기 위해서는 교수설계가 필요하다. 교수설계란 교수자, 교육내용, 학습자 등 교육에 필요한 구성요소의 상호작용을 통하여 학습자가 의도한 학습목표를 최대한 성취할 수 있도록 교수, 학습의 과정을 투입–과정–산출로 이어지도록 일련의 순환적 과정으로 구성하는 수업의 청사진, 즉 학습지도안을 작성하는 것이다.

## 1) 체계적인 교수설계-ADDIE 모형

교수설계는 수업의 효과를 증진시킬 수 있는 최적의 교수방법을 처방해주는 조직적인 절차로, 체계적인 교수설계를 위해 Seels와 Richey(1994)의 정교화된 ADDIE 모형을 대표적으로 소개하려고 한다. 이 모형은 분석(Analysis), 설계(Design), 개발(Development), 실행(Implementation), 평가(Evaluation)의 5단계로 구성되며, 각 단계를 나타내는 영어단어의 첫글자를 따서 ADDIE라고 부른다. 이 5개의 단계가 선형적으로 이루어지기도 하고, 순환적으로 이루어지기도 한다. 한 사이클을 돌아 나온 평가 결과를 기반으로 다시 다음 사이클의 분석에 넣어 개선을 하면서 나선형으로 발전시켜 나갈 수도 있다. 각 단계는 피드백과 수정의 과정들이 복잡하게 얽혀 있다.

### (1) 분석단계

학습과 관련된 요인들을 분석하는 것으로, 학습에 들어가기 전에 반드시 선행되어야 한다. 학습자가 누구인지 현재 어느 수준인지 학습자의 특성을 파악하고, 학습자가 필요로 하는 것과 기대되는 것이 무엇인지 학습자의 요구를 분석한다. 현재 상태(what it is)와 바람직한 상태(what should be) 간의 차이인 요구를 분석함으로써, 현재 학습자의 문제를 진단할 수 있고 이러한 문제해결에 무엇이 필요한지를 파악할 수 있다. 교육 실제에 사용할 수 있는 물적 자원과 학습공간의 물리적 환경을 분석하며, 교수자가 목표 달성을 위하여 필요로 하는 지식, 기능, 태도들을 파악하고 분석한다.

### (2) 설계

분석과정에서 나온 결과를 토대로 교육 제반 사항에 대해 설계하는 것이다. 학습이 어떤 방법으로 수행될 것인가를 결정하는 과정으로, 수행목표를 행동적인 용어로 명확히 하며, 그 목표가 제대로 이루어지는지 평가도구를 선정한다. 학습자에게 효율적인 프로그램이 되도록 계열화(어려운 것→쉬운 것, 선형적/나선형/그물망, 전체→부분...)하며 어떻게 가르칠 것인지 교수전략을 수립한다. 또한 학습활동을 촉진시킬 수 있는 적절한 교수매체를 선정한다.

### (3) 개발

분석과 설계 단계에서 결정된 교수 목표를 성취하기 위한 학습자료를 제작해내는 과정으로, 수업 청사진에 수업에 사용될 교수자료를 실제로 개발하고 제작한다. 개발과정에는 먼저 교수자료의 초안이나 프로그램 운영안을 개발하여 형성평가를 실시하고(pilot), 프로그램을 수정한 뒤에 마지막으로 최종 산출물인 교재를 제작하는 일이 포함된다.

### (4) 실행

설계되고 개발된 교육프로그램을 실제의 현장에 사용하고 이를 교육과정에 설치하며 계속적으로 유지하고 변화 관리하는 활동이 포함된다.

### (5) 평가

실행과정에서의 모든 결과를 총괄적으로 평가하는 것이다. 설계, 개발한 교수자료와 프로그램, 교수매체의 적합성과 효율성, 그 과정을 계속 이어나가도 될지에 대한 지속성 여부, 문제점이 발생했다면 어떻게 수정해서 재적용할 것인지에 대한 수정 및 보완사항 등을 평가한다.

ADDIE 모형에 따른 교수설계 과정을 도식화하면 다음과 같다(그림 13-1).

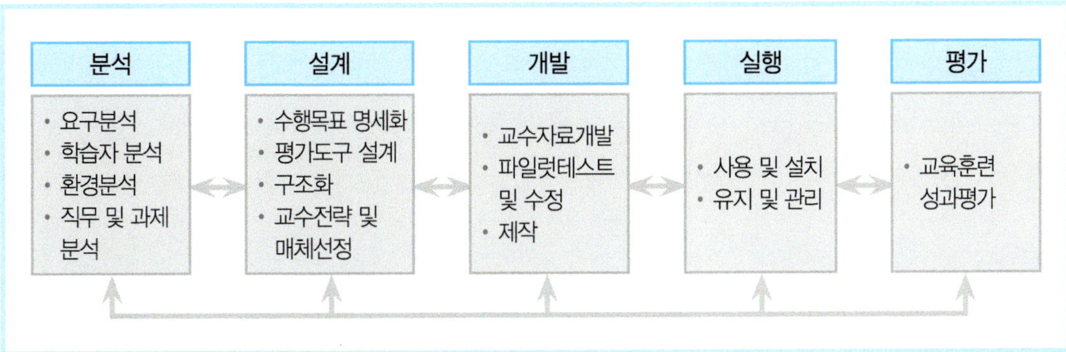


그림 13-1 ADDIE 모형에 따른 교수설계 과정

## 2) 합리적인 교육과정 개발-Tyler 모형

타일러(Ralph W. Tyler, 1949)는 교육과정이나 수업계획을 편성할 때 합리적인 교육과정 개발을 위해 4가지 사항(교육목표 설정, 학습경험 선정, 학습경험 조직, 학습성과 평가)을 반드시 고려하도록 제시하였다. 따라서 환자교육 프로그램의 주차별 내용은 간호학과 패러다임인 '신체 · 심리 · 사회적 인간', '안전과 환경', '건강증진과 유지', '전문직 간호'를 바탕으로 Tyler가 제시한 학습경험을 효과적으로 조직하는 준거인 계열성(sequence), 계속성(continuity), 통합성(integration)의 원리에 근거하여 배치한다.

### (1) 계열성

시간적 계열성을 고려하여 학습자의 지식, 기술, 태도의 수준이 주차별 내용이 진행됨에 따라 단계적으로 깊고 폭넓게 학습되도록 기초 단계, 심화 및 통합 단계로 조직하는 것을 말한다. 또한 개념적 계열성을 고려하여, 개념의 지식, 기술, 태도 수준을 단순한 내용에서부터 복잡한 내용까지 조직한다.

### (2) 계속성

계속성의 원리에 따라 학습자의 성취수준 단계를 달리하면서 계속적으로 제시되도록 교육내용을 구성한다. 기초단계 수준에서는 이론 강의를 통해 개념을 이해하도록 하고, 심화 및 통합 단계에서 보다 복합적인 상황 예시를 통해 지식을 적용하며, 분석할 수 있도록 구성한다.

### (3) 통합성

통합성의 원리에 근거하여 학습한 교육내용을 학습자가 일상의 자기돌봄에 통합하여 적용할 수 있도록 교육내용을 구성한다.

## 4 사 례

이 사례는 교육운영 모형을 적용하여 개발하지는 않았으나 실제로 서울아산병원 장기이식센터에서 간이식 환자와 기증자의 교육 요구도에 따라 개발하였고, 다학제적 팀(간이식 담당의사, 코디네이터, 전문간호사, 전담간호사, 약사, 영양사, 사회복지사 등) 접근으로 교육 내용을 구성하여 2시간 동안 진행하는 간이식 교육 프로그램이다. 간이식 전과 후로 나누어 진행된다. 간이식 전 교육 프로그램은 다음과 같다(표 13-3).

표 13-3 간이식 전 교육 프로그램

| 구분 \ 내용 | 교육 내용 | | 강의자 |
|---|---|---|---|
| | 제목 | 내용 | |
| 주제 1 | 간이식 소개 | • 간이식 역사, 현황<br>• 간이식 준비, 과정<br>• 뇌사 간이식 대기자 등록<br>• 간이식 비용 및 보험 적용<br>• 간이식 후 관리 외래관리 : 외래진료, 원인질환 재발예방, 투약, 식사, 활동과 운동, 일상 건강관리, 성생활과 임신, 응급상황 대처<br>• 간이식인 자조모임 소개 | 간이식 전담(전문) 간호사 |

| | | | |
|---|---|---|---|
| 주제 2 | 간이식 수술 | • 간의 구조 및 기능<br>• 간이식 적응증<br>• 간이식 수술방법<br>• 재이식<br>• 혈액형부적합 간이식<br>• 간이식 후 합병증 | 간이식외과 의사 |
| 주제 3 | 간이식 전, 후 관리 | • 간이식 대기자 준비 절차<br>• 간이식 기증자 준비 절차<br>• 간이식 전, 후 일정<br>• 간 기증 후 관리 | 간이식 전문간호사 |
| 주제 4 | 생체간이식 승인 절차 및 사회복지 정보 | • 생체간이식 승인절차 개요<br>• 장기이식에 관한 법률<br>• 생체간이식 선정 승인<br>• 생체기증자 확인 절차<br>• 사회복지 정보 | 사회복지사 |

출처: 서울아산병원 장기이식센터. (2018). 간이식 준비교육. 서울: 서울아산병원.

간이식 후 교육 프로그램은 다음과 같다(표 13-4).

**표 13-4 간이식 후 교육 프로그램**

| 구분 \ 내용 | 교육 내용 | | 강의자 |
|---|---|---|---|
| | 제목 | 내용 | |
| 주제 1 | 간이식 수혜자 퇴원 후 관리 I | • 간이식 역사, 현황<br>• 이식 후 외래 관리 : 외래진료, 원인질환 재발예방, 활동과 운동, 일상 건강관리, 성생활과 임신, 응급상황 대처<br>• 간이식 비용 및 보험 적용<br>• 간이식인 자조모임 소개 | 간이식 전담(전문)간호사 |
| 주제 2 | 간이식 수혜자 퇴원 후 관리 II | • 간이식 후 기본적인 관리<br>• 간이식 후 합병증 관리<br>• 상처 및 배액관 관리<br>• 퇴원 시 필요한 물품 | 간이식 전문간호사 |

| | | | |
|---|---|---|---|
| 주제 3 | 간이식 수혜자 투약 관리 | • 약물복용의 목표<br>• 면역억제제, 감염예방약<br>• 기타 약물, 간염치료제<br>• 약의 복용기간<br>• 예방접종<br>• 자주하는 질문 | 약사 |
| 주제 4 | 간이식 후 영양 관리 | • 간과 영양<br>• 간 수혜자의 영양 관리<br>• 간 기증자의 영양 관리<br>• 자주하는 질문 | 영양사 |
| 주제 5 | 간이식 수혜자 사회 복지 | • 장애인 등록<br>• 국민연금<br>• 장애연금<br>• 공적부조<br>• 의료비 지원사업 | 사회복지사 |
| 주제 6 | 간 기증자 관리 | • 수술 후 회복과정<br>• 수술 상처 관리<br>• 간 기증 후 일상생활 관리<br>• 간 기증 후 외래 관리<br>• 간 기증 후 복지혜택 | 간이식 전담간호사 |

출처: 서울아산병원 장기이식센터. (2018). 간이식 퇴원교육. 서울: 서울아산병원.

## 5 결 론

장기이식 전후 환자와 기증자가 성공적으로 장기이식을 받고 건강한 삶을 유지하려면 장기이식과 이식 후 관리 내용에 관한 충분한 지식과 정보가 필요하며, 이를 위하여 장기이식 관련 의료진으로부터 체계적인 교육과 상담을 받는 것이 필수적이다. 이러한 장기이식 후 자가관리가 잘 이루어지도록 하기 위하여 대상자가 실제적으로 필요로 하는 내용에 따라 교육 내용을 구성하여 교육 및 상담을 시행함으로써 교육 효과와 교육 만족도를 향상시키고, 나아가 장기이식 환자와 기증자의 건강증진에 기여할 수 있을 것이다.

## [참고문헌]


강석재 등. (2009). 장기구득 코디네이터 업무 교육, 한국장기기증원.

김금순 등. (2016). 성인간호학. 서울: 수문사.

김성덕. (2012). 장기등기증자 차별·불이익 현황 및 개선 방안. 질병관리본부.

김용순. (1998). 장기이식 -원리와 실제-. 서울: 현문사.

백영균 등. (2015). 스마트 시대의 교육 방법 및 교육공학. 서울: 학지사.

변수자, 김희경, 김애리, 하희선, & 전경옥. (2003). 장기이식전문간호사의 직무분석. 대한간호학회지, 33(2), 179-188.

윤은자 등. (2019). 성인간호학. 서울: 수문사.

이성흠 등. (2009). 교육방법 및 교육공학 : 의사소통, 교수설계 그리고 매체활용. 서울: 학지사.

이영선. (1997). 신장이식 환자의 수술 후 치료지시 이행과 삶의 질 정도. 가톨릭대학교 대학원 간호학 석사학위논문.

이영휘 등. (2017). 성인간호학. 서울: 학지사메디컬.

차지은 & 이명선. (2012). 장기이식 대기자와 수혜자의 불안, 우울 및 삶의 질 비교. 성인간호학회지, 24(3), 284-293.

황옥남 등. (2017). 성인간호학. 서울: 현문사.

American Nurses Association. (2016). Transplantation nursing-scope and standards of practice. 2nd ed. MA: Silver Spring.

Arenas-González, F.M., Padín-López, S., & González-Escobosa, A. C. (2012). Effects of a pre-transplant educational program on the improvement of knowledge at hospital discharge after a liver transplant. Enrermeria Clinica, 22(2), 83-90. doi: 10.1016/j.enfcli.2011.08.001.

Bartucci, M. R. (1987). Organ donation: a study of the donor family perspective. Journal of Neuroscience Nursing. 19(6), 305-309.

Cooke, L., Grant, M., & Gemmill, R. (2012). Patient-initiated Discharge needs of allogeneic transplant patients. Clinical Journal of Oncology Nursing, 16(4), E142-149.

Haspeslagh, A., De Bondt, K., Kuypers, D., Naesens, M., Breunig, C., & Dobbels, F. (2013). Completeness and satisfaction with the education and information received by patients immediately after kidney transplant: a mixed-models study. Progress in Transplantation, 23(1), 12-22. doi: 10.7182/pit2013249.

Murphy, F. (2007). The role of the nurse post-renal transplantation. British Journal of Nursing, 16(11), 667-675.

Savaria, D. T., Rovell, M. A., & Schweizer, R. T. (1990). Donor family surveys provide useful information for organ procurement. Transplant Proceedings, 22(2), 316–317.

Seels, B. B., & Richey, R. C. (1994). Instructional technology: The definition and domains of the field. Bloomington, IN: Association for educational communications and tchnology, Washington DC.

Sim, M. K., & Son, S. Y. (2012). The effects of an individual educational program on self-care knowledge and self-care behavior in kidney transplantation patients. Journal of East-West Nursing Research, 18(1), 9–17.

Yilmaz, T. U. (2011). Importance of education in organ donation. Experimental and Clincical Transplantation, 9(6), 370–375.

http://www.konos.go.kr/konosis/common/bizlogic.jsp

# 제14장 이식수혜자의 스트레스 관리와 삶의 질

## 1 이식수혜자의 스트레스

장기이식은 말기 장기기능부전 환자의 합병증과 사망률을 감소시키고, 이식수혜자가 새로운 삶을 영위하게 할 수 있는 최첨단 치료방법이다. 하지만, 말기 장기기능부전 환자가 장기이식을 받는 것은 쉬운 일이 아니며, 이식 후 이식장기의 기능을 유지하기 위해서는 지속적인 추후관리가 필요하게 되는데, 이로 인해 이식수혜자는 다양한 스트레스를 경험한다.

### 1) 스트레스 요인

이식대상자들은 이식수술 전 · 중 · 후로 다양한 스트레스를 경험한다. 이식대상자들은 대부분 말기 장기기능부전 환자로, 간이식 또는 심장이식 대상자의 경우 장기이식을 받지 않으면 곧 사망할 수 있는 상황에서 이식여부를 결정한다. 이식대상자들은 장기이식 여부에 대한 고민을 시작하면서 스트레스를 경험한다. 이식을 받기로 결정을 하고 난 이후에도 다양한 심리적 스트레스를 경험한다. 예를 들면, 뇌사자가 적절한 시기에 나타나서 이식을 받을 수 있을지, 이식 후 건강과 삶의 질이 잘 유지될지, 이식 후 불편감이 증가하지 않을지에 대한 불확실성에 직면한다. 입원해서 죽어가는 말기 장기기능부전 환자들을 보면서 느끼게 되는 죽음에 대한 공포와 이식기회를 놓친 경우 이에 대한 실망 그리고 장기이식을 받기 위해서 누군가의 죽음을 기다리고 있다는 죄의식 뿐만 아니라 이식 후 가족의 짐이 될 수 있다는 불안감과 경제적인 문제 등이 모두 스트레스 요인이 될 수 있다. 이와 같이 이식대상자는 스트레스가 발생할 가능성이 높은 상황에 처해 있으므로 이를 관리하는 것은 매우 중요하다.

### (1) 이식수술 전

이식대상자는 장기별로 이식 전의 건강상태가 다를 수 있다. 심장이식이나 간이식은 응급도에 따라 뇌사자 장기이식순서가 결정되기 때문에 이식 전 병원에 입원해 있는 경우가 대부분이다. 신장이식의 경우 대기기간에 따라 장기이식순서가 결정되기 때문에 대부분 뇌사자가 나타날 때까지 투석을 하면서 집에서 기다린다. 이식대기자들은 뇌사자가 언제 나타날 것인가에 대한 불확실성에 직면한다. 병원에 입원해 있는 경우 입원으로 인해 가족과 분리되고, 소음, 사생활 침해, 수면 방해 그리고 재원기간에 대한 불확실성 등의 스트레스를 경험한다. 가족 역시 보호자로서의 부담감과 환자를 지켜내야 한다는 믿음 등의 스트레스를 받을 수 있다.

의료진은 이식대기자의 스트레스원을 파악하여 이에 대한 정확한 정보와 심리적 지지를 제공하는 것이 필요하다. 이식대기자의 건강상태가 급격히 악화되어 이식이 갑자기 진행되는 경우 환자와 가족에게 이식 후 건강상태와 건강관리에 대하여 충분한 정보가 제공되지 않고 진행될 수 있다. 이럴 경우 환자와 가족은 이식 후 적응에 많은 어려움을 겪을 수 있으므로, 이식 전 환자와 가족에게 이식과 관련된 사항에 대하여 충분한 정보를 제공할 수 있도록 의료진의 노력이 필요하다. 예를 들면, 환자에게 이식 후 자가관리(약물 복용, 체중측정, 섭취량과 배설량 모니터링 등)와 관련된 부분에 대하여 이식 전에 미리 정보를 제공해야 한다.

### (2) 이식수술 직후

수술 후 이식수혜자는 익숙하지 않은 병원에서 최첨단 치료를 받는 것, 이식 성공에 대한 걱정, 수술부위의 통증, 중환자실 입원, 약물 부작용, 스테로이드 사용과 관련된 감정변화, 이식 초기 건강상태에 대한 걱정, 감염과 거부반응을 포함한 심각한 합병증 그리고 중환자실에서 병동으로 옮기면서 적절한 간호가 이루어질 것인가에 대한 염려 등 다양한 부분에서 스트레스를 경험한다. 가족 역시 이식수혜자가 경험하는 스트레스와 유사한 부분에 대하여 스트레스를 느낄 수 있다.

### (3) 퇴원~수술 후 1년까지

이식수혜자는 퇴원 후 집으로 돌아왔을 때 불안을 경험한다. 이식수혜자는 수술 후 1년 이내에는 극적인 회복기를 갖는다. 1년 후 생존율은 다양해서 높은 삶의 질을 유지하는 경우도 있고, 그렇지 않은 경우도 있다. 이식으로 생명이 연장되고 신체적 기능도 향상되지만, 이식된 장기를 유지하기 위하여 지속적으로 건강관리를 하는 것은 또 다른 스트레스가 될 수 있다. 이식거부반응과 약물부작용으로 인한 신체적 · 심리적 스트레스뿐만 아니라 면역억제제를 규칙적으로 복용하고, 감염에 안전한 식이를 섭취하며, 감염병에 걸리지 않도록 일상생활을 제한해야 하는 것 때문에 스트레스를 경험한다. 이식수혜자는 새로운 장기에 신체적 · 심리적으로 적응하면서, 한편으로 심리적 스트레스와 건강에 대한 불확실성에 직면한다. 이식수혜자는 감염과 거부반응의 가능성, 면역억제제 복용으로 인한 신체적 · 심리적 부작용, 변화된 신체 이미지, 가족과 친척간의 관계 변화, 예상된 대로 신체적 기능이 향상되지 못할 때의 실망감, 새로운 건강문제에 대한 두려움, 병원 재입원과 잦은 병원 방문으로 인한 스트레스를 경험한다. 가족 역시 이식수혜자들이 이전처럼 아프지는 않지만, 이식 후에도 지속적 건강관리가 필요하다는 것에 대한 스트레스를 경험한다. 가족 역시 이식수혜자가 건강문제와 관련된 증상을 늦게 얘기하는 것, 이식수혜자의 재입원, 이식수혜자가 이식 후 자기관리를 소홀히 하는 것 그리고 돌봄제공자라는 스트레스를 경험한다.

### (4) 수술 후 1년 이후

일부 이식수혜자는 오랜기간 면역억제제를 사용하면서 발생한 합병증에 대한 치료 때문에 소진을 경험하는 경우가 있다. 정규적인 외래방문으로 인한 의료비 지출, 성적능력 감소 그리고 동료 이식수혜자 중에서 아프거나 죽는 경우가 있으면 '나도 그렇게 될 수 있다'는 불안 등의 스트레스도 경험한다. 이식 후 1년 즈음 대부분의 이식수혜자는 사회복귀를 시도하게 되는데 이식환자에 대한 주위의 무관심과 오해 때문에 오히려 스트레스를 경험하기도 한다. 일부 이식수혜자는 주위 사람들과 가족의 관심이 감소하여 수술 후 지속적인 건강관리가 어려운 것에 대한 스트레스를 경험한다. 가족은 이식거부반응이 발생하거나 이식수혜자의 건강상태가 이식 전으로 점차 감소하는 것을 지켜보면서 스트레스를 경험한다.

이식수혜자 중에는 이식 후 합병증 발생, 평생 면역억제제와 기타 약물에 의존하여 살아야 한다는 것 때문에 독립성 상실을 느끼며, 비관적 사고양상과 부정적 정서 상태인 우울을 보이는 경우도 있다. 우울, 외상 후 스트레스 장애, 불안, 독립성 상실로 인한 불안, 죄의식 그리고 경제적인 스트레스 등을 경험할 수 있다. 이식수혜자 중에는 이식 후 추후 관리를 하는 과정에서 이식을 받으면 모든 건강문제가 해결될 것이라는 기대감이 깨지는 것을 경험하기도 한다. 면역억제제 투여에 따른 부작용으로 인한 신체적 건강문제와 거부반응이 나타날 수도 있다는 미래에 대한 불확실성과 공포, 경제적인 어려움과 사회 구성원과 어울리지 못하는 격리된 느낌 등으로 심리적 갈등과 좌절을 경험하는 스트레스를 겪는 경우도 있다. 청소년 장기이식 수혜자 중 일부는 외상 후 스트레스 장애를 경험하기도 한다.

## 2) 스트레스 관리

이식수혜자의 스트레스에 대한 대처전략은 개인별로 다양하게 나타날 수 있다. 이식수혜자들은 스트레스를 있는 그대로 수용하기, 긍정적으로 생각하기, 삶의 목표 정하기, 삶의 우선순위 바꾸기, 가족이나 의료진으로부터 사회적지지 찾기, 신앙생활 등의 긍정적인 대처전략을 사용한다. 또한, 스트레스를 부정하거나 회피하기, 남과 비교하거나 탓하는 등의 부정적인 대처전략을 사용하기도 하는데, 부정적인 대처전략이라 하더라도 상황에 따라 긍정적 영향을 미칠 수도 있다. 즉, 문제해결이 필요한 상황에서 부정하기, 회피하기, 단념하기, 받아들이기 등의 대처행동은 삶에 부정적인 영향을 미친다. 그러나, 통제할 수 없는 상황에서는 부정하기, 회피하기, 단념하기, 받아들이기 등의 대처행동은 스트레스 상황으로 인한 긴장감이나 불안감을 완화시켜 정서적 안정감을 줌으로써 오히려 삶에 긍정적인 영향을 미치는 대처행동이 될 수도 있다. 이식수혜자들은 이식 후 그 무엇과도 바꿀 수 없는 새 생명을 얻었기에 지금 겪고 있는 어려움을 있는 그대로 받아들이고, 새로 얻은 인생을 나와 가족을 위해 다시 시작해보도록 노력하는 것으로 나타났다. 언제 죽을지 모르는 불안 때문에 자신의 건강만 챙기기보다는 지금 겪고 있는 신체적 · 심리적 어려움을 '평생 함께 같이 가는 친구'로 받아들이려고 노력하는 모습을 보이는 경우도 있다.

가족 중 배우자는 이식수혜자의 건강과 삶의 질 그리고 안정화에 매우 중요한 영향을 미친다. 가족의 지지가 높을수록 환자의 불안은 감소하고, 심리적 안정감은 증가하므로 가족은 이식수혜자의 스트레스를 감소시키기 위하여 지속적인 신체적 · 심리적 간호를 제공하는 것이 필요하다. 의료진 역시 이식수혜자의 심리적 안정화에 중요한 영향을 미치므로 이식수혜자와 가족의 심리적 스트레스 요인을 감시하면서 필요한 요구를 파악하는 것이 중요하다. 가족의 대처능력이 환자의 스트레스를 감소시킬 수 있도록 의료진의 노력이 필요하다.

# 2 이식수혜자의 삶의 질

## 1) 이식수혜자의 삶의 질

삶의 질이란 개인이 일상생활에서 느끼는 전반적인 삶에 대한 주관적인 평가로 신체적 · 정신적 · 사회적 · 경제적 그리고 영적 영역에서 각 개인이 지각하는 주관적 안녕을 의미한다. 장기이식의 발달로 이식수혜자의 생존율이 증가하면서 건강과 관련된 삶의 질은 향상되었다. 또한, 이식수혜자가 사회나 직업으로 복귀하는 것이 가능해지고, 경제적 부담이 적어지면서 가정과 사회의 일원으로 역할을 할 수 있게 되고, 이식수혜자의 삶의 질은 점차 향상되고 있다.

이식수혜자와 이식대기자의 삶의 질을 비교한 연구는 지속적으로 이루어지고 있다. 선행연구결과에서, 신장이식 수혜자는 투석환자 보다 신체적 증상이 감소하고, 건강관련 삶의 질이 향상되며, 이식 후 건강상태에 대한 만족도가 증가하는 것으로 나타났다. 신장이식 수혜자는 혈액투석환자보다 신체적 증상, 삶에 대한 태도, 정서상태, 가족관계와 경제상태, 사회적 활동, 건강에 대한 인식 등 모든 영역에서 삶이 질이 높았다. 삶의 질 중 신체적 기능, 신체적 역할제한, 통증, 일반적 건강인지, 활력, 사회적 기능, 감정적 역할제한, 정신건강의 8개 모든 영역에서 이식수혜자는 이식대기자 보다 삶의 질이 높았다. 이식시기별로 삶의 질을 살펴보면 2년 이내 이식수혜자군이 1년 이내 이식수혜자군과 이식대기자군보다 신체적 역할제한과 사회적 기능의 삶의 질이 높고, 2년 이내 이식수혜자군이 이식대기자군보다 감정적 역할제한의 삶의 질이 높았다. 이식 후 경과기간이 1년 이상인 이식수혜자들의 삶의 질이 1년 미만인 이식수혜자보다 높았다. 이식 후 2년간의 종단적 연구에서 이식 후 3개월 된 이식수혜자들의 삶의 질은 이식 전보다 향상되었고 이식 후 24개월이 가장 높은 것으로 나타났다.

이식수혜자의 삶의 질에 영향을 미치는 요소는 다양한데 일반적으로 이식수혜자의 삶의 질은 연령이 낮고, 직업이 있고, 기혼 그리고 경제적 여건이 좋을수록, 사회적 지지가 높고, 자기효능감과 자아존중감이 높을수록 높은 것으로 나타났다. 이식 후 1년 이내에 거부반응이 발생한 경우 이식된 신장의 기능 악화, 거부반응 치료로 인한 부작용, 심각한 좌절 그리고 신체적 증상 등이 삶의 질에 부정적인 영향을 주어 삶의 질이 현저히 감소하는 것으로 나타났다. 삶의 질에 부정적인 영향을 미치는 심리적 요소로 불안, 우울 그리고 스트레스 등이 있다. 이식수혜자의 스트레스 정도가 높으면 삶의 질이 저하되어, 이식수혜자의 삶의 질을 예측하는 주요요인이 스트레스인 것으로 나타났다. 이식수혜자의 우울은 자아존중감을 낮추고, 스스로에 대한 열등감 또는 불확실성을 갖게 하여 실패를 두려워하고 문제해결을 회피하려는 성향을 보이게 하므로 이식수혜자의 삶의 질을 낮아지게 한다. 이식수혜자의 불안은 삶의 질에 영향을 미치는 주요한 변수로 이식 후에 불안이 지속되는 것으로 나타났다. 따라서 이식수혜자의 삶의 질을 높이기 위해서 신체적 불편감 뿐만 아니라 불안, 스트레스 그리고 우울과 같은 심리적 문제를 해결하는 것이 필요할 것으로 생각된다.

## 2) 이식수혜자의 삶의 질을 높이기 위한 노력

장기이식은 말기 장기부전 환자의 평균 생존율과 삶의 질을 향상시키고 있으나, 면역억제제 사용에 따른 식욕증가, 집중력 감퇴, 다모, 감염, 종양 그리고 심혈관질환 발생 위험의 증가 등은 이식 후 삶의 질에 부정적인 영향을 미친다. 고가의 이식수술 비용, 수술 후 관리를 위한 경제적 부담, 수술 후 지속적인 관리를 하는 것에 대한 어려움 역시 이식 후 삶의 질에 부정적인 영향을 미칠 수 있다. 이식수혜자의 삶의 질을 높이기 위해서는 취업, 재활 등을 통해 사회복귀와 적응이 원활하게 이루어져야 한다.

### (1) 취업

이식 후 취업여부는 개인의 건강이 회복되어 사회적응과 복귀가 가능해졌는지를 판단할 수 있는 중요한 지표이다. 하지만, 아직도 일부 의료진들이 이식 후 사회적응과 복귀에 무관심하거나 잘못된 인식을 가지고 있어, 이식수혜자들의 사회복귀가 늦어지거나 사회로부터 격리되는 양상을 보이고 있어 이에 대한 관심이 필요하다.

사회복귀와 취업률과 관련된 연구에 의하면 신장이식은 심장 또는 간이식에 비하여 사회복귀율이 높으며, 투석에 비해서도 사회복귀율이 높은 것으로 알려져 있다. 2008년부터 2012년까지 스위스 이식센터에서 코호트 연구를 통해서 규명한 자료에 의하면 신장이식 전·후 취업률은 거의 유사하여, 신장이식이 취업을 유지하는데 도움을 주는 것으로 나타났다. 2014년 트베타노프(Tzvetanov) 등이 미국 UNOS (United Network for Organ Sharing) 데이터를 분석한 자료에서 2004년부터 2011년까지 신장이식을 받은 100,521명의 취업률은 23%이었다. 이식할 때 직업이 있는 경우 이식 후 1년, 3년, 5년 추적 관찰 시 취업률은 47%, 44%, 43%, 이식 시 직업이 없는 경우 취업률은 5.3%, 5.6%, 6.2%로 이식

시 취업여부가 이식 후 취업여부를 결정하는 가장 중요한 인자로 조사되었다. 국내에서 조원현 등(2017)은 신장이식수혜자의 직장 복귀율은 53%, 그 중 활발히 직장활동을 하는 비율은 32%로 신장이식수혜자의 사회 복귀율을 높일 수 있는 다각적인 노력이 필요하다고 하였다.

이식수혜자가 취업을 하고 있지 않는 이유는 건강상태가 아직 회복되지 않았거나, 취업의지는 있으나 원하는 직업을 찾지 못한 경우, 직업을 갖게 되면 의료보호 등의 혜택을 받지 못해서 의료비를 감당하기 어려워 일부러 취업을 안 하는 경우 등이 있었다. 이식 후 잦은 외래방문, 감염에 취약한 건강상태 등도 취업을 하기 어려운 이유 중에 하나였다. 연령, 당뇨 같은 기저질환은 이식 후 취업에 부정적인 영향을 미치는 요소였다. 또한, 이식수혜자는 이식 후 직업을 찾을 수 있도록 도와줄 수 있는 맞춤형 취업프로그램이 운영되기를 희망하였다. 이식수혜자의 구직활동을 도울 수 있는 구직프로그램(이력서 작성, 면접교육, 구직업체 소개 등)이 개발된다면 많은 도움이 될 것이다. 이식 후 구직활동을 위한 상담프로그램을 시행하여 사회복귀기간을 단축시키고, 취업률을 증가시킨 연구도 보고되어 있다. 일반인과 비교해서 이식수혜자의 취업률이 아직은 낮다. 이식 후 취업여부는 장기 생존률과 관련이 있는 중요한 요소이며, 취업과 경제력은 삶의 질을 높일 수 있는 매우 중요한 변수이므로 이식수혜자의 사회복귀를 높일 수 있는 프로그램 개발이 필요하다.

### (2) 재활

이식수혜자가 이식 후 사회복귀와 적응을 하기 위해서 목표량의 신체활동을 할 수 있도록 이식 후 재활치료를 가능하면 빨리 시작하는 것이 바람직하다. 일부 이식수혜자 중에는 이식수술 후 운동에 대해 막연한 두려움이 있거나, 운동이 이식된 장기에 나쁜 영향을 미치며, 운동을 하게 되면 이식된 장기의 혈관문합에 문제가 생길 거라는 생각을 하는 경우도 있다. 이식 후 재활운동이 필요하고 각종 스포츠활동에 참여하는 것은 건강한 삶을 유지하는데 도움이 된다. 일부 이식수혜자는 이식거부반응이 발생해서 갑자기 죽을 수 있다는 두려움 때문에 '건강의 노예'가 되어 항상 본인이 건강하지 못하다는 생각을 하는 경우가 있다. 면역억제제 사용으로 외모가 변화하여 심리적으로 위축되는 경우도 있다. 이식수혜자가 자신의 건강상태를 바르게 인지하고 심리적 자존감을 높일 수 있는 프로그램도 필요하다.

심장재활프로그램은 운동능력과 삶의 질을 증가시켜 실제로 심장수술 후 사회복귀 기간을 단축시키는 좋은 프로그램이다. 이를 모델로 삶아 이식환자재활 프로그램을 개발할 수 있을 것이다.

## [참고문헌]


김귀현. (2004). 장기이식 수혜자와 대기자의 건강관련 삶의 질에 관한 연구: 장기이식수혜자와 대기자의 건강관련 삶의 질 비교를 중심으로. 서울대학교, 서울.

박지현. (2008). 간·신장 이식 수혜자의 삶의 질과 의미. 고려대학교, 서울.

오숙희. (2006). 신장이식환자와 혈액투석환자의 삶의 질 비교. 한양대학교 행정·자치대학원 석사학위논문, 서울.

유혜진 & 김금순. (2013). 생체 간이식 수혜자의 스트레스와 삶의 질과의 상관관계 연구. 임상간호연구, 19(3), 395–406.

조원현, 김형태, 박의준, 박우영, 유진숙, 윤익진 등. (2017). 이식수혜자의 재활과 이식인 체육대회의 중요성. 대한이식학회지, 31(1), 6–15.

차지은. (2011). 장기이식 대기자와 수혜자의 불안, 우울 및 삶의 질 비교. 서울대학교, 서울.

최지영. (2004). 신장이식인의 스트레스가 우울에 미치는 영향. 서울여자대학교, 서울.

황영옥. (2005). 심장이식 수혜자의 대처행동 연구–스트레스, 대처행동, 삶의 질과의 관계 중심으로–. 이화여자대학교, 서울.

Amro, A., Waldum–Grevbo, B., von der Lippe, N., Brekke, F. B., Miaskowski, C., & Os, I. (2016). Symptom clusters from dialysis to renal transplantation: a five–year longitudinal study. Journal of Pain Symptom Management, 51(3), 512–519.

Cupples, S., Lerret, S., McCalmont, V., & Ohler, L. (2017). Core curriculum for transplant nurses. 2nd ed. Philadelphia: Wolters Kluwer.

Danuser, B., Simcox, A., Studer, R., Koller, M. & Wild, P. (2017). Employment 12 months after kidney transplantation: An in–depth bio–psycho–social analysis of the Swiss Transplant Cohort. PLoS One, 12(4), e0175161.

Dew, M. A., Rosenberger, E. M., Myaskovsky, L., DiMartini, A. F., DeVito Dabbs, A. J., Posluszny, D. M., et al. (2015). Depression and anxiety as risk factors for morbidity and mortality after organ transplantation: a systematic review and meta–analysis. Transplantation, 100(5), 988–1003.

James, M. M. (2011). Nursing care of the pancreas transplant recipient. Critical care Nursing Clinics, 23(3), 425–441.

Muehrer, R. J. (2009). Sexuality, an important component of the quality of life of the kidney transplant recipient. Transplantation Reviews (Orlando). 23(4), 214–223.

Tzvetanov, I., D'Amico, G., Walczak, D., Jeon, H., Garcia–Roca, R., Oberholzer, J., et al. (2014). High rate of unemployment after kidney transplantation: analysis of the United network for organ sharing database. Transplantion proceeding, 46(5), 1290–1294.

# 제15장 전문직 발전

## 1 장기이식에서의 질 관리

보건의료에서의 질 관리는 복잡한 과정이고, 제공하는 의료서비스가 원하는 건강 결과를 도출할 수 있는 가능성을 증대시키는 과정이므로 질 관리는 최신의 전문지식에 근거하여야 한다.

미국의 경우 2013년 8월 이후 공적 의료보험(Center for Medicare and Medicaid, CMS)이 장기이식의 질 표준화에 초점을 맞추기 시작하였고, 2014년에 의료질 평가와 향상(quality assessment and performance improvement, QAPI)에 초점을 둔 조사를 실시하였다. 조사 결과 임상가나 관리자들이 질 관리에 대하여 정규 훈련을 받지 못한 경우가 대부분이었고, 이식 프로그램에 필요한 충분한 수의 훈련된 직원들이 부족함을 발견하였다. 이후 미국장기이식협회(United Network for Organ Sharing, UNOS)와 CMS에 제공하는 이식관련 자료의 정확성을 향상시키고 장기이식 프로그램의 질 관리를 위하여 질 관리 관련 연수과정들이 학회나 세미나 등을 통하여 지속적으로 제공되고 있다.

보건의료에서의 질 관리는 6가지 차원으로 규명이 되는데, 보건의료는 반드시 안전하고(safe), 효과적이며(effective), 환자 중심이고(patient centered), 적시에 제공되고(timely), 효율적이고(efficient), 공평(형평)해야(equitable) 한다.

미국에서 발간된 세 종류 보고서("The Urgent Need to Improve Healthcare Quality", "To Err is Human", "Crossing the Quality Chasm")는 보건의료에서 질관련 근거를 제

공하며 임상실무자에게 앞으로의 방향을 제시하고 있다.

장기이식 프로그램의 QAPI를 위해서는 장기이식 프로그램의 결과와 질에 대하여 병원행정 책임자가 인식하고 있는 것이 중요하다. 장기이식 QAPI 계획에 대하여 병원행정 책임자의 승인이 필요하고 이것이 QAPI 계획에 언급되어 있어야 한다. 장기이식 프로그램의 QAPI를 위한 필수요소는 다음과 같다.

### 1) 설계와 범위선정

이 단계에서는 병원 QAPI 계획과 이식 QAPI 계획의 통합 절차와 의사소통 방법, 직원에 대한 결과(outcome) 의사소통, 장기이식 케어의 연속성을 위한 활동, 장기기증 활동, 정규적인 결과보고에 대한 규정, 질 관리 회의 주기, 위원회 구성, 각 회의 책임자의 역할 등이 포함된다.

### 2) 피드백과 자료 운영체계 구성

QAPI 계획에서 자료수집 방법, 적시에 자료를 수집하기 위한 자원, 직원 교육, 리더십의 역할, 일선 직원에 대한 의사소통 체계, 자료 보관과 보고 등을 포함한다.

### 3) 분석

자료가 어떻게 수집되고 분석되는지, 분석에 사용하는 도구, 질 향상과 유지를 위하여 자료가 어떻게 사용되고 확인되는지가 포함된다.

### 4) 성과 향상을 위한 중재

이 계획 단계에서는 고위험, 다빈도, 문제 영역의 성과 향상에 집중하기 위한 결정이 어떻게 이루어지는지 그리고 성과 향상을 위한 프로젝트의 구성, 이행, 확인, 분석, 보고 방법이 포함되어야 한다.

국내에서도 병원 차원에서 그리고 장기이식센터에서 QAPI를 위한 활동들이 많이 수행되고 있다. A종합병원의 연도별 QAPI의 사례는 표와 같은데(표 15-1), 이중 2014년에 수행된 간이식환자 요구에 따른 교육프로그램 개선활동의 사례를 구체적으로 살펴보고자 한다(표 15-2).

**표 15-1 A종합병원 장기이식센터 질 관리 주제**

| 시기(년) | 제 목 |
|---|---|
| 2004~2010 | 장기이식 표준지침 구축(critical pathway) |
| | 간이식환자의 효과적인 치료지시이행을 위한 퇴원교육 개발 |
| | 간이식수술준비환자의 효율적인 교육을 위한 업무개선 활동 |
| | 신, 췌장이식대기자 검체보관알림서비스를 위한 정보화 구축 |
| 2011~2017 | 뇌사자 장기이식과 관련된 이송비 관리 개선활동 |
| | 간이식 수술전후 프로세스 개선 |
| | 간이식환자 요구에 따른 교육프로그램 개선활동 |
| | 임상이식환자 관리 프로그램 재정립 및 치료목표 공유 프로세스 구축 |
| | 신장 · 췌장이식환자의 요구에 따든 교육프로그램 개선활동 |
| | 뇌사이식대기자(신장, 췌장, 심장, 폐장)의 HLA 교차검사를 위한 검체 관리 개선지침 구축 |

**표 15-2 A병원의 간이식환자 요구에 따른 교육프로그램 개선을 위한 질 관리 사례**

| 단 계 | 내 용 |
|---|---|
| 문제개요 | • 간이식교육은 개별상담 및 교육과 함께 단체교육(준비교육, 퇴원교육)으로 진행중. 단체교육의 경우 간이식 담당 의사, 코디네이터, 전문간호사, 사회복지사 등으로 강사진이 구성되어 유료 교육으로 진행되며, 교육 내용은 환자의 요구보다는 의료진이 필요하다고 판단한 내용 위주로 구성<br>• 간이식 교육 자료와 환자에게 제공되는 교육 자료가 일치하지 않아 교육의 만족도 저하<br>• 교육대상자 요구에 맞추어 다학제적 접근의 간이식 교육프로그램과 콘텐츠 개발 필요성 있음 |
| 활동목적 | • 간이식 환자와 기증자의 요구에 따른 구조화된 교육프로그램 개발<br>• 교육 효과 향상과 교육 만족도 증가 및 자가 관리 능력의 배양<br>• 간이식 환자와 기증자의 건강증진에 기여 |
| 핵심지표 | • 간이식 교육 개선 활동 전, 후 설문을 통한 교육 만족도 |

| | |
|---|---|
| 자료분석 및 해석 | • 간이식 교육 프로그램 흐름도 분석<br>• 어골도(fishbone diagram)를 이용한 근본원인 분석 |
| 개선활동 | • 교육요구도 및 만족도 설문지 내용 점검 및 제작 완료<br>• 교육요구도 설문조사 시행, 설문지 결과분석<br>• 다학제간 교육자료 콘텐츠 구성<br>• 개선활동 전 교육만족도 설문조사<br>• 설문지 분석 및 환자의 요구도에 근거한 교육/강의 자료 제작<br>• 환자요구도에 따라 개선된 교육자료 제작, 배부와 프로그램 운영<br>• 개선활동 후 환자 만족도 조사 |
| 결과 분석 | • 간이식준비교육 요구도 조사(대기자, 기증자)<br>• 간이식퇴원교육 요구도 조사(대기자, 기증자)<br>• 간이식준비교육 개선활동 전후 만족도 조사결과 비교<br>• 간이식퇴원교육 개선활동 전후 만족도 조사결과 비교 |
| 결론 및 제언 | • 교육요구도 조사를 통하여 다학제적 접근의 간이식 교육프로그램과 내용 개발의 필요성을 확인하였고, 개선된 환자 교육자료의 개발과 수행으로 교육만족도 향상 |
| 향후 지속관리 | • 주기적인 교육요구도와 만족도 조사 실시<br>• 학회지에 논문으로 발표 |

## 2 장기이식에서의 연구와 근거기반실무

장기이식의 성과 향상과 관련하여 장기이식 관련 연구와 근거기반실무에 대한 관심은 중요하다. 근거기반실무를 위하여 다양한 관련 문헌을 검색하고 고찰해야 하는데, 체계적 고찰, 메타분석, 다기관 전향적 연구결과 등이 중요한 자료로 사용된다. 이러한 자료들은 장기이식관련 성과(재원기간, 재입원율 등) 결과를 측정하는데 근거를 제공한다. 성과 결과를 비교하는 경우에는 국내 병원들의 평균 성과가 아니라 최선의 실무를 제공하는 병원들의 임상실무 과정을 평가하고, 이 실무가 자신들의 병원에 적용이 가능한지를 평가하여야 한다.

임상에서 적용가능한 근거기반실무의 단계를 좀 더 자세하게 살펴보고자 한다. 근거기반실무의 단계는 일반적으로 1단계: 임상질문, 2단계: 근거 검색, 3단계: 비평적 평가, 4단계:

실무에의 적용, 5단계: 과정 및 결과평가 등의 5단계로 구분한다.

## 1) 임상질문

임상질문은 실무에서 부딪치는 의문을 질문의 형태로 작성하는 것이다. 적절한 임상질문을 하는 것은 실무 중에 제기된 질문에 대하여 타당하고 분명한 답을 찾기 위한 필수적인 과정이다. 적절한 임상질문을 작성하려면 실무에서 문제가 무엇인지를 파악하는 것이 우선이다. 임상질문은 PICO (Patient, Intervention, Comparison, Outcome)를 이용한 형식으로 작성한다. PICO 요소의 각각에 대하여 무엇을 나타내는지 정의하는 것이 필수적이다. Patient (P)는 문제가 되는 환자 또는 대상자, 질환을 가진 군 등으로 임상질문의 주요 대상자가 누구인지를 제시한다. 다음으로 Intervention (I)는 간호사가 관심을 가지고 대상자에게 적용하고자 하는 최선의 중재나 검사법, 또는 위험에의 노출 등을 말한다. Comparison (C)는 관심중재와 대비하여 비교가 되는 중재나 검사법 등이다. Outcome (O)는 중재를 시행하였을 때 나타날 것으로 기대되는 결과나 예상하지 못한 부작용, 환자의 만족도 등 긍정적이거나 부정적인 결과이다. 중재를 시행하여 결과가 나타나기까지 일정 시간이 소요될 경우 시간(T)을 함께 설정할 수도 있다.

## 2) 근거 검색

PICO에 대한 답을 찾기 위하여 근거를 검색해야 한다. 근거에는 임상실무지침, 연구논문, 메타분석이나 체계적 고찰 연구, 전문가 의견, 학회발표 자료 등 다양한 문헌이 해당된다. 검색전략을 수립하기 위하여 문헌 포함 및 배제기준 설정이 선행되어야 한다. 근거의 검색과정은 검색어 선정, 검색 데이터베이스 선정, 검색 수행, 검색된 문헌들 중 적절한 문헌선정 과정으로 수행된다(표 15-3).

**표 15-3 장기이식 근거기반실무를 위한 검색 데이터베이스**

| | |
|---|---|
| 국외 | PubMed (www.pubmed.gov): 국내외 연구논문 |
| | Cochrane Database of Systematic Reviews. The Cochrane Library (www.cochrane.org): 체계적 고찰 연구(메타분석 포함) |

<table>
<tr><td rowspan="1">국외</td><td>The Agency for Healthcare Research and Quality (wwww.ahrq.gov): 근거기반임상실무지침, 메타분석 연구결과<br>장기이식관련 기관: 환자와 대기자, 수혜자를 위한 장기별 임상실무지침 제공<br>• International Society of Heart and Lung Transplantation (www.ISHLT.org): 국제심장 · 폐이식학회<br>• Kidney Disease Improving Global Outcomes (www.kdigo.org): 국제신장질환결과증진<br>• American Association for the Study of Liver Diseases (www.aasld.org): 미국간질환연구협회<br>• European Society of Organ Transplantation (www.esot.org): 유럽장기이식학회<br>• International Liver Transplantation Society (ILTS, ilts.org): 국제간이식학회<br>• The Transplantation Society (TTS, www.tts.org): 이식학회<br>• Asian Society of Transplantation (AST, txasia.org): 아시아이식학회<br>• International Transplant Nurses Society (ITNS, www.itns.org): 국제이식간호사학회<br>• The Organization for Transplant Professionals (NATCO, www.natco1.org/home/index.asp): 이식전문가연합</td></tr>
<tr><td rowspan="2">국내</td><td>임상실무지침 제공: 보건의료와 관련된 임상실무지침 검색<br>• 한국보건의료연구원 연구지식정보 (www.neca.re.kr/center/paper/search_list.jsp)<br>• 임상진료지침정보센터(KOMGI) (www.guideline.or.kr)</td></tr>
<tr><td>장기이식관련 학회나 기관: 연구논문, 장기이식관련 자료와 문헌 검색<br>• 대한이식학회 (www.mykst.org)<br>• 한국장기이식연구단 (Korean Organ Transplantation Registry, www.kotry.org)<br>• 질병관리본부 장기이식관리센터 (KONOS, http://konos.go.kr/konosis/index.jsp)</td></tr>
</table>

### 3) 비평적 평가

임상질문에 대해 최상의 근거를 도출하기 위해 관련 문헌을 검색해 보았다면 근거기반실무의 다음 단계에서 해야 하는 것이 이들 문헌에 대한 비평적 평가(critical appraisal)이다. 비평적 평가 과정에서는 크게 연구의 질평가(타당도와 신뢰도 평가)와 적용가능성 평가가 이루어진다. 연구의 질평가에서는 우선 연구설계에 초점을 두고 평가하게 되며, 연구결과의 타당성을 손상시키는 비뚤림이 어느 정도인가를 확인한다. 즉, 선택된 문헌의 연구설계 분류, 연구설계에 적합한 평가도구 결정, 비뚤림 위험 평가 순으로 진행된다. 연구결과가 타당하고 신뢰성이 있다고 판단되면 다음 단계로 연구결과가 임상적 상황이나 대상자에게 적용할 수 있을지를 결정한다.

### 4) 실무에의 적용

비평적 평가를 통해 도출된 PICO에 대한 권고안을 실무에 시범적으로 적용해 보는 단계이다. 기관 전체에서 실무변화를 시작하기 전에 시범적용을 해 보면서 변화의 효과를 확인할 수 있다. 실무적용을 위한 인력을 구성하고, 실무적용을 위한 전략개발, 시범적용, 실무적용을 위한 동기유발과 에너지 유지 등의 내용이 수행된다.

### 5) 과정 및 결과평가

근거기반실무 프로젝트의 시범적용 후 변화가 실무에 채택하기에 적절한지를 알기 위하여 근거기반실무 프로젝트에 대한 평가를 계획해야 한다. 이러한 과정은 근거기반실무의 마지막 단계로 근거기반실무 프로젝트의 시범적용 후 해당 프로젝트가 성공적이었는지 그리고 변화된 실무를 확대하여 적용할 것인지, 수정보완해야 하는지 또는 철회해야 하는지를 결정하는 단계이다.

#### [참고문헌]

구미옥, 조용애, 은영. 정인숙, 이선희 & 서현주. (2016). 근거기반간호 입문. 서울: 포널스 출판사.

윤지선, 임경춘, 정재심, 하희선, 홍정자, 이순행 등. (2017). 간이식 환자를 위한 퇴원 전 집단교육 프로그램 개발. 대한이식학회지, 31(1), 34-42.

Cupples, S., Lerret, S., McCalmont, V., & Ohler, L. (2017). Core curriculum for transplant nurses. 2nd ed. Philadelphia: Wolters Kluwer.

# 찾아보기

## ㄱ

ㅎ

## A



## B



## C



## D



## E

**장기이식과 간호** 값 27,000원

2019년 11월 15일 제1판 인쇄
2019년 11월 20일 제1판 발행

공저자 : 하희선 · 김명숙 · 김인옥 · 윤지선 · 이순행
임경춘 · 정영선 · 정재심 · 홍정자 · 황영희
발행인 : 주 영 일
발행처 : **계 축 문 화 사**

판권소유

서울특별시 종로구 통일로12길 16-17
우편번호 : 03029
TEL : 735-2257 · 738-9746
FAX : 723-9025
E-mail : gyechuk@hanmail.net
홈페이지 : http://gyechuk.co.kr
1973. 10. 31 등록번호 제300-1973-8호
ISBN 978-89-5629-573-2 93510